全国中医药行业高等教育"十四五"创新教材

中医适宜技术

（供军队卫生人员使用）

主 编 霍江涛 关 玲

全国百佳图书出版单位
中国中医药出版社
·北京·

图书在版编目（CIP）数据

中医适宜技术 / 霍江涛，关玲主编 . -- 北京：中
国中医药出版社，2024.5（2024.12重印）

全国中医药行业高等教育"十四五"创新教材

ISBN 978 - 7 - 5132 - 8784 - 5

Ⅰ.①中… Ⅱ.①霍… ②关… Ⅲ.①中医学—中医
学院—教材 Ⅳ.① R2

中国国家版本馆 CIP 数据核字（2024）第 097828 号

免费使用本书数字资源步骤说明

本书为融合出版物，相关数字化资源在全国中医药行业教育云平台"医开讲"发布。

资源访问说明

扫描二维码下载"医开讲"APP 或到"医开讲网站"（www.e-lesson.cn）注册登录，在搜索框内输入书名，点击"立即购买"，选择"全部"，点击"选择支付"（0.00 元），显示支付成功。

点击 APP 首页下方"书架""我的订单"，找到本书，即可阅读并使用数字资源。

中国中医药出版社出版

北京经济技术开发区科创十三街 31 号院二区 8 号楼

邮政编码 100176

传真 010-64405721

三河市同力彩印有限公司印刷

各地新华书店经销

开本 787×1092 1/16 印张 18.75 字数 427 千字

2024 年 5 月第 1 版 2024 年 12 月第 2 次印刷

书号 ISBN 978 - 7 - 5132 - 8784 - 5

定价 79.00 元

网址 www.cptcm.com

服 务 热 线 010-64405510

购 书 热 线 010-89535836

维 权 打 假 010-64405753

微信服务号 zgzyycbs

微商城网址 https://kdt.im/LIdUGr

官 方 微 博 http://e.weibo.com/cptcm

天猫旗舰店网址 https://zgzyycbs.tmall.com

如有印装质量问题请与本社出版部联系（010-64405510）

全国中医药行业高等教育"十四五"创新教材

《中医适宜技术》编委会

编写说明

　　《中医适宜技术》是陆军军医大学精品教材建设项目之一，是由中国中医药出版社出版的全国中医药行业高等教育"十四五"创新教材，主要供军队卫生人员、中医类专业职业技术教育学生、基层医疗机构从事中医技术的人员和进修生使用。本教材由军地长期从事中医临床诊疗的资深专家、学者及有基层工作经验的中医技术人员参与编写，编写团队中医基础理论功底深厚、临床经验丰富，了解基层卫生机构的实际需求。本教材编写的宗旨在于落实习近平总书记关于中医"传承经典、守正创新"的重要指示，即传承中医文化与夯实基础理论相结合、技术操作实践与临床辨证施治相结合，突出中医专业学生职业素养的培塑、职业技能的培养，使学习者学会从中医角度入手，认识疾病、掌握技术、灵活应用，从技术的综合应用效果验证理论，有效提升学生的理论自信，真正做到把中医技术继承好、发展好、弘扬好。

　　《中医适宜技术》源于陆军军医大学士官学校内部教材，通过符合中医思维特色和基层卫生机构人员认知规律的"理－实－用"一体化中医技术训练方法，培养和强化学习者基层常用中医技术的操作实践与诊疗思维的培塑。作为基层卫生工作者的任职岗位课程指定教材，受到同行专家及广大师生的一致好评，经过多年教学实践，《中医适宜技术》不断在基层卫生机构推广使用，得到了基层用人单位的高度认可。

　　本教材编写分工如下：霍江涛、关玲负责顶层设计、工作统筹、质量把控；第一章由顾伟、高阳、李新伟编写；第二章由许彦来、周宁编写；第三章第一节由陈英英、王琼、白丽君编写，第二节至第九节由倪振洪、常鹏飞、孙思思编写，第十节由尤艳利编写，第十一至第十四节张杰、马红阳编写；第四章由王磊、李英、梁媛媛、叶俊才、郑浩泽编写。在编写试用过程中，主编组织过多轮专家论证与修改校订。

　　本教材所用图片均为自主绘制，其中经络腧穴部分在绘制过程中参考张伯礼教授《针灸学》（世界中医学专业核心课程教材），梁繁荣教授《针灸学》（全国中医药行业高等教育"十四五"规划教材），许能贵教授《经络腧穴学》（国家卫生健康委员会"十四五"规划教材、全国高等中医药教育教材）。

由于编写水平有限，难免存在一些不足与疏漏，恳请读者在使用过程中提出宝贵意见，以便今后修订完善。

《中医适宜技术》编委会

2024 年 4 月

目 录

扫一扫，查阅
本书数字资源

第一章 概 述

第一节 中医学的学科属性和理论体系

中医学发源于中国，有着数千年的悠久历史，是中华民族传统文化的重要组成部分，是中华民族在长期的生产、生活和医疗实践中，认识生命、维护健康、防治疾病宝贵经验的积累和总结，是历代传承并发展创新的原创性医学，为中华民族的繁衍昌盛作出了巨大的贡献。中医学传播到世界各地，对全人类的健康守护和疾病防治，产生了重要的影响和促进作用。

一、中医学的学科属性

中医学，是以中医药理论与实践经验为主体，研究人类生命活动中健康与疾病转化的规律及其预防、诊断、治疗、康复和保健的综合性科学。

中医学的学科属性是以自然科学知识为主体，与人文社会科学等多学科知识相交融的综合性医学科学知识体系。

（一）中医学具有自然科学的属性

自然科学是研究自然界各种物质的形态、运动、变化和发展规律或本质的学科，包括数学、物理学、化学、生命科学、地球科学、天文学等。

自然科学门类下的生命科学是研究有机体的构成、生命现象发生发展规律的科学。中医学作为生命科学的组成部分，其研究对象是人，包括健康人、亚健康人和病人，主要是探讨人体的形态结构、生理机能、生长壮老已的生命规律、病理变化及疾病的防治规律等，因而具有自然科学的属性。

（二）中医学具有社会科学的属性

社会科学是用科学的方法，研究人类社会的种种现象的各学科总体或其中任一学科，主要包括经济学、政治学、法学、伦理学、历史学、社会学、心理学、教育学、管理学、人类学等。

中医学以人－自然（环境）－社会（心理）为医学模式，强调"以人为本"，不仅注重人的自然物质（生物）的属性，还重视人的社会属性。人生活在社会中，必然受到社会环境的影响，由此引起一系列有关健康和疾病的医学问题。社会环境的变更，人的社会地位、经济条件、文化因素、人际关系等的变化，对人体的身心健康及疾病的产生具有较大影响。因而中医学具有明显的社会科学属性，是融入人文社会科学知识的自然科学。

（三）中医学受到中国古代哲学的深刻影响

哲学是关于自然、社会和思维共同规律的科学。任何一门自然学科的发展都离不开哲学的作用。中医学蕴含着中国传统文化的丰富内涵，充分体现出中国传统文化的背景和特点，特别是受到中国古代哲学思想的深刻影响，运用精气、阴阳、五行等学说，阐述关于生命、健康、疾病等的一系列医学问题，构建了自己独特的医学理论体系。

（四）中医学是多学科交互渗透的知识体系

中医学理论体系的形成与发展不仅受到古代哲学思想的影响，还受到古代的天文学、地理学、气象学、历算学、物候学、生物学、矿物学、植物学、农学、军事学、数学、酿酒技术、冶炼技术等的影响。这些先进的科学技术对中医学的渗透和影响，为中医学理论体系的形成奠定了科学基础。如气象学知识促进了六淫病因学说的产生；对四时物候变化的认识促成了"天人相应"思想的建立；兵法知识奠定了中医学治则治法的确定等。现代中医学的研究更加注重吸收多学科先进的理念、知识和技术，促进了学术发展与创新。

二、中医学理论体系的形成与发展

中医学理论体系是以中国古代哲学的精气学说和阴阳五行学说为思维模式，以整体观念为主导思想，以脏腑经络和精气血津液的生理病理为基础，以辨证论治为诊疗特点的医学理论体系。中医学理论体系遵循"天人合一"的系统整体观，是包括理、法、方、药在内的中医学基本概念、基本原理和基本方法的科学知识体系。

（一）中医学理论体系的形成

中医学理论体系形成于战国至两汉时期。《黄帝内经》《难经》《伤寒杂病论》《神农本草经》等医学专著的问世，标志着中医学理论体系的形成。

1. 中医学理论体系形成的条件

中医学理论体系的形成，经历了一个漫长的历史时期。从春秋战国时期（前770—前221）到秦汉之际（前221—220），社会的变革和学术的百家争鸣，为中医学理论体系的形成奠定了社会文化基础。此时，自然科学迅速发展，为中医学理论体系的形成奠定了科学技术基础。古代医家在医学实践与解剖学成就的基础上，以古代哲学的精气、阴阳、五行学说作为思维方法，创立藏象、经络、精气血津液神等学说，并在探讨人与自然关系的过程中创立六淫致病学说，以阐释人体的生理和病理，指导疾病的诊断和防治，为中医学理论体系的形成奠定了科学理论与医药实践的基础。

（1）社会文化基础　战国时期是中国社会大变革的时期。在哲学思想方面出现了

"诸子蜂起，百家争鸣"的繁荣景象，形成了道、儒、法、墨、兵、阴阳等诸家。各种学术流派的相继产生、学术争鸣与交流，为中医学理论体系的形成奠定了坚实的社会文化基础。如中医学生命理论深受道家关于世界本原与生命起始认识的影响；医者的修身与医德的形成深受儒家"自强不息，厚德载物"的道德观念与进取精神的影响等。

（2）科学技术基础　战国时期天文、地理、气象、历算、物候、农学、植物学、矿物学、冶炼、酿造技术有诸多创新，为中医学理论体系的构建奠定了科学技术基础，是中医学理论体系形成发展的内在动力。如天文学的宇宙观为天地人相关整体医学模式的建立奠定了基础；农业生产的进步促进了中药学的形成和发展；气象学、地理学的相关知识融入了中医学对生命活动、疾病认识的理论和实践。

（3）医药实践基础　从原始社会医药的起源，到战国时期这一漫长的历史过程中，中国古代医药学家通过长期的医疗实践，积累了丰富的医药学知识，并将其总结、升华，为中医学理论体系的构建奠定了医药实践的基础。如殷商时期，药物已相当丰富，并且在医疗实践中将"毒药"应用于治病；西周时期，医家不仅为疾病确立了专门病名，还提出发病和药物治病等理论；春秋时代，秦国医家提出"六气致病"学说，开创了中医病因理论的先河；战国时期，扁鹊、仓公等专业医生的大量出现，确立了部分疾病的诊断方法，医学知识的传播更加广泛。如《史记·扁鹊仓公列传》记载扁鹊诊病已能"切脉、望色、听声、写形，言病之所在"，说明"四诊"方法已基本形成。除应用药物、针灸、导引等治病方法外，还出现利用情绪变化治病的疗法，如《吕氏春秋》记载的文贽用激怒的方法治愈齐闵王的忧思病。长沙马王堆汉墓出土的一批医学资料中，《五十二病方》记载了103个病名，涉及内、外、妇、儿、五官等范围，并记载247个药名、283个药方，说明战国时期的医药水平已有很大提高。

（4）古代哲学思想对医学的渗透　中医学理论体系的形成具有深远的哲学渊源，尤其是精气、阴阳、五行各学说，作为思维方法渗透到中医学，对中医学理论体系的形成提供重要的思维方法。如精气学说的万物本原论思想，为中医学整体观的建立奠定了思想基础；阴阳学说和五行学说的辩证法思想，对中医学方法学体系的建立产生了促进作用。

医药学知识的大量积累，客观上需要整理总结，使之系统化、理论化，加之社会的发展为此提供了有利的条件，古代的哲学思想提供了思维方法，因而在众多医学家的共同努力下，编撰《黄帝内经》《难经》《伤寒杂病论》《神农本草经》等经典著作，标志着中医学理论体系的形成。

2. 中医学理论体系形成的方法

古人为了探求人体生命的奥秘及生命活动与自然环境的关系，构建藏象、经络、病因等中医学的核心理论，"近取诸身，远取诸物"（《周易·系辞下》），先后采用了两种不同的观察方法，即直接观察法和整体观察法。

（1）直接观察法　是采用解剖方法直接观察人体的一种方法。随着人类知识的发展以及治疗疾病的需要，人们对人体内脏的观察逐渐变为比较自觉的认识活动，把解剖尸体作为认识人体的一条重要途径。如《灵枢·经水》就有"其死可解剖而视之"的记载。通过尸体解剖，人们不但了解了某些脏器的形态，而且还认识了它们的某些功能。如通过对整个消化道的解剖观察，不但了解了整个消化道的长度、容量，而且在一定程度上认识了胃肠道的消化功能及其对机体生命活动的意义。如"有胃气则生""无胃气则死"等。在解剖方法的帮助下，《黄帝内经》提出了"心主身之血脉"的见解。通过解剖还发现了肺、脾、肝、肾、膀胱、胆、脑、女子胞等脏器及其各自所处的位置、相互连接的情况和与外在器官的联系，如认识到肺主呼吸，外通于喉、鼻等。通过解剖还发现了脉、筋等形体结构，这是经络概念产生的形态学基础。

尽管我国当时的解剖知识居世界领先地位，但只靠直观的解剖方法得到的知识，显然远不能解释当时医疗实践积累起来的宝贵经验，也不可能对更为复杂的生命现象如思维、情绪等作出明确的说明，更不可能将经验上升为指导临床实践的理论。人们只得寻找另外的方法认识人体，这就是整体观察法。

（2）整体观察法　是把活着的人作为一个整体进行观察，通过分析人体对不同的环境条件和外界刺激的不同反应，结合已有的解剖知识，并运用精气、阴阳、五行学说进行比类推理，从而认识人体生命活动规律的一种方法。

人体是一个内外统一的整体，体内脏腑的生理病理变化可反映于外，即所谓"有诸内，必形诸外"（《孟子·告子下》），而观察人体外在的生理病理征象，则可推知体内脏腑的变化，即所谓"视其外应，以知其内脏"（《灵枢·本脏》）。古人将经长期观察和自身体验获得的有关人体的复杂生理机能的认识，分别赋予相关的脏腑，将理性认识与脏腑形态结构融为一体，逐渐确立了心主神志、肾主生殖、脾主运化等藏象理论。在此基础上，经过反复观察和推理，又确立了内在脏腑与外在形体官窍之间的联系，逐渐形成了以五脏为中心的藏象理论。

通过对人体生命现象的整体观察，古人逐渐建立了人体中精、气、血、津液等概念。如对生殖之精的观察和体悟，产生了人体之精的概念；对呼吸之气和人体活动时散发之热气的观察和推理，形成了人体之气的概念等。在古代哲学精气学说和阴阳学说的渗透和影响下，又逐渐认识了人体之精、气、血、津液各自的生理机能和相互之间的关系，并以它们的不同作用和代谢过程解说脏腑的生理机能和病理变化，阐释脏腑之间的生理病理联系，于是构建了以功能联系为主导的藏象理论体系。

古人运用直接观察法发现了人体内的脉、筋等形体结构，在针刺治病过程中逐渐发现了针感传导路线，将这一经整体观察获得的信息感受传导的理性认识赋予脉、筋等形体结构，就产生了经络的概念。随着古人对针感方向和循行路线的整体观察及藏象理论的确立，人们便认为脏腑之间、脏腑与体表及官窍之间必有一定的联系通道，于是把已发现的针刺感传路线与内在脏腑一一联系，构成了十二经脉的循行。其后，随着认识的不断深入，关于奇经八脉、十二经别、十二经筋、十二皮部、十五别络的认识也先后产生，经络学说便逐渐形成。经络学说的形成，对认识脏腑之间、脏腑与体表及官窍之间的联系起到了很大的推动作用，加深了对人体自身整体性的认识。

春秋战国时期，由于农业的发展和生产力的提高，人们对四时气候变化有了较深刻的认识。在采用以人为中心的整体观察的基础上，人们认识到四时气候的变化，不但对自然界万物的生长变化有影响，而且对人体的生理机能和病理变化也有一定影响。自然界气候变化剧烈，超过了人体的适应能力，则成为致病因素。人们还认识到社会、经济地位的改变有时可成为某些疾病发生的原因，于是便产生了人与自然环境息息相关及人与社会环境相统一的观点。由此加深了对人体生理病理的认识，从宏观上把握了人体的生命活动规律和疾病的发生及变化规律。

3. 中医学理论体系形成的标志

中医学理论体系形成的标志是《黄帝内经》《难经》《伤寒杂病论》《神农本草经》等四部医学经典著作的问世。

（1）《黄帝内经》 该书包括《素问》和《灵枢》两部分，共18卷162篇。约成书于战国至秦汉时期，东汉至隋唐仍有修订和补充。《黄帝内经》非一人一时之作，是集众多医学家的医学理论和临床经验编纂而成，是对先秦至西汉医学成就的整理和总结。书中全面运用精气、阴阳、五行学说等哲学思想，深刻探讨当时哲学领域中气的概念、天人关系、形神关系等重大命题，阐明中医学对生命的认识以及养生的原则和方法；研究人体的结构、生理、病理、病因、病机、疾病的诊断、治疗与康复等问题，不但为中医学理论体系的建立奠定了基础，也是中医学理论与实践继续发展的基石。《黄帝内经》建立了"天地人三才"一体的整体医学模式，以指导维护健康、养生防病，以及明确疾病的病因、病机、诊断、防治等；构建了藏象经络理论，并结合当时的解剖知识，较详细地描述了脏腑的生理机能，将人体呼吸、循环、消化、排泄、生殖、精神等生理机能分属于五脏，建立以五脏为中心的功能系统；创立了经络理论及其对机体的网络调节作用，并以精、气、血、津液、神的作用维系和调节着脏腑形体官窍的生理机能，从而奠定了藏象经络理论的基础；在疾病的防治上提出"治未病"的观点，对发病、病因、病机及疾病的诊断、治疗等进行了系统的阐述，对临床实践具有重要的指导意义。总之，《黄帝内经》构建了中医学理论体系的基本框架，是中医学理论体系形成的基础与源泉。

（2）《难经》 原名《黄帝八十一难经》，以问答解释疑难的形式编撰而成，约成书于东汉，传说为秦越人所作。《难经》所述以基础理论为主，涉及生理、病理、诊断、病证、治疗等各个方面。对脉学特别是"寸口脉诊"有较详细而系统的论述和创见，对经络学说以及藏象学说中命门、三焦的论述，则在《黄帝内经》的基础上有所阐扬和发展，从而丰富发展了中医学理论体系。该书内容简要，辨析精微，故在中医学典籍中常与《黄帝内经》并提，同为后世指导临床实践的重要理论性著作。

（3）《伤寒杂病论》 该书为张机（字仲景）所著，成书于东汉。后世经晋·王叔和整理，分为《伤寒论》与《金匮要略》两部分。《伤寒杂病论》是中医学第一部辨证论治的专著，《伤寒论》创造性提出"六经辨证"理论，对外感热病的发病因素、临床表现、诊断治疗及预后康复等，进行了系统而全面的分析论述；《金匮要略》以脏腑论内伤杂病，对以内科为主兼及妇、外科的40多种疾病的病因、病机、诊断、处方、用药等都有详细记载。《伤寒杂病论》总结了东汉以前的医学成就，将中医学的基本理论与临床实践密切结合起来，创立了外感、内伤疾病的辨证纲领和有效方剂，故世代医家多尊之为"医方之祖"，为后世临床医学的发展奠定了坚实的基础。

（4）《神农本草经》　简称《本草经》或《本经》，成书于东汉。《神农本草经》集秦汉时期众多医家搜集、整理、总结药物学经验成果的精华，为中国现存最早的中药学专著。全书载药 365 种，根据养生、治病和药物毒性分为上、中、下三品，上品之药无毒，主益气；中品之药或有毒或无毒，主治病、补虚；下品之药有毒，主除病邪、破积聚。根据功效将中药分为寒、凉、温、热四性，以及酸、苦、甘、辛、咸五味，为中药学"四气五味"的药性理论的确立奠定了基础。书中明确"治寒以热药，治热以寒药"的用药原则，使药理学与病机学密切结合，使中医学理论体系更加充实。同时，该书提出单行、相须、相使、相畏、相恶、相反、相杀等"七情和合"的药物配伍理论，为中药组方提供了重要的理论依据。

综上所述，从战国至秦汉时期问世的《黄帝内经》《难经》《伤寒杂病论》《神农本草经》等医学典籍所载的内容来看，当时的医家们不但已构筑起中医学的理论框架，而且能够有效地运用药物、针灸等治病技术，善于理论联系实践，在实践中不断修正和完善理论体系，形成了中医学的理、法、方、药为一体的独特医学理论体系。

（二）中医学理论体系的发展

中医学理论体系的建立，促进了医学在理论与实践方面的发展。随着社会的发展与科学技术的进步，医学理论不断创新，治疗技术不断提高。中医学在汉代以后进入了全面发展时期。

1. 魏晋隋唐时期（220—960）

魏晋南北朝、隋唐至五代，是中国医学发展史上承前启后的重要时期，中医学学科分化日趋成熟，医学理论与技术随着这一时期政治、经济、文化的发展而有新的提高，出现了众多名医名著，推动了中医学理论体系的发展。

（1）《脉经》　晋·王叔和著，成书于 3 世纪，是中医学第一部脉学专著。该书第一次系统全面论述浮、芤、洪、滑、数、促、弦、紧等 24 种病脉的脉象形态及其所主病证；提出浮与芤、弦与紧、革与实、滑与数、沉与伏、微与涩、软与弱、迟与缓八组相类脉的脉象鉴别；提倡"寸口诊法"，明确左寸主心与小肠，左关主肝胆，右寸主肺与大肠，右关主脾胃，两尺主肾与膀胱的三部脉位；推动了寸口脉诊法的普遍应用。

（2）《针灸甲乙经》　晋·皇甫谧著，成书于 259 年，是中医学第一部针灸学专著。全书系统阐述了藏象、经络、腧穴、九针、刺法、诊法、病证、治法等内容，还对针灸用针之形状制作、针灸之禁忌、针灸经络与孔穴部位之考订、针灸的临床适应证与操作方法及临床经验的总结等进行了详尽的论述。

（3）《诸病源候论》　隋·巢元方著，成书于 610 年，是中医学第一部病因病机证候学专著。全书以 1729 论分述内、外、妇、儿、五官、皮肤等诸科病证的病因、病机和症状，尤重于病源的研究，如指出疥疮是由疥虫所致；"漆疮"的发生与体质有关；某些传染病是由自然界的"乖戾之气"引起。并在诸证之末多附导引法，对疾病的诊断与辨证论治起到推动作用。

（4）《备急千金要方》与《千金翼方》　唐·孙思邈著，成书于 652 年和 682 年，是中医学最早的医学百科全书。两书关于脏腑之论、针灸之法、脉证之辨、食治之宜、养生之术、备急之方、病证诊治等内容，代表了盛唐的医学发展水平；提出"大医精诚"为医学道德准则和所要达到的境界，开创了中国医学伦理学之先河。

2. 宋金元时期（960—1368）

宋金元时期是中国医学发展迅速、流派纷呈、建树颇多的时期，对后世医学的发展影响很大。这一时期中药学、方剂学、针灸学、临床各学科等发展迅速，医药著作大量刊行，开始有国家组织编撰刊行的中医药学著作，并开始研究处方、成药、经络腧穴的规范化。

南宋·陈言（字无择）著《三因极一病证方论》（简称《三因方》），据张仲景"千般疢难，不越三条"的论点，结合临床实践与《黄帝内经》有关论述，将病因归纳为三大类：外感六淫为外因；七情内伤为内因；而饮食所伤、叫呼伤气、虫兽所伤、跌打损伤、中毒、金疮等为不内外因。该书以病因与病证相结合的方法，系统阐述了三因理论，对后世病因学的发展，影响极为深远。

金元时期的刘完素、张从正、李杲、朱震亨，后人尊称为"金元四大家"，对中医理论和实践有突破性创新，为中医学的发展起到里程碑的作用。

刘完素，字守真，河北河间人，故后人尊称刘河间。刘完素力倡火热论，主张"六气皆从火化"，六气化热化火是外感病的主要病机，而内伤病中"五志过极皆能生火"，故在治疗中多用寒凉药，后人称其为"寒凉派"。代表作为《素问玄机原病式》（1182）。

张从正，字子和，号戴人。张从正力倡攻邪论，主张"病由邪生"，邪去正自安，故在治疗中多用汗、吐、下三法，以攻邪为主，后人称其为"攻邪派"。代表作为《儒门事亲》（1224）。

李杲，字明之，号东垣老人，后人尊称李东垣。李杲师从易水学派的创始人张元素，力倡脾胃论。主张"内伤脾胃，百病由生"，善用温补脾胃之法，后人称其为"补土派"。代表作为《脾胃论》（1249）。

朱震亨，字彦修，世居浙江义乌丹溪，后人尊称朱丹溪。朱震亨力倡相火论，主张"阳常有余，阴常不足"，治疗上善用"滋阴降火"，后人称其为"滋阴派"。代表作为《格致余论》（1347）。

3. 明清时期（1368—1911）

明清时期，是中医学理论的综合汇通和深化发展阶段。标志性成果是命门学说的发展、温病学说的创新，以及大量的医学全书、丛书和类书的编撰集成，丰富和发展了中医学理论体系。

明代关于命门学说的发展，为中医学的藏象理论增添了新的内容。张介宾（字景岳）、赵献可（字养葵）等医家，重视命门学说，创新对命门的概念及其功能的认识。张介宾提出了"阳非有余""真阴不足"的见解，强调温补肾阳和滋养肾阴在养生康复与防治疾病中的重要性。赵献可认为命门为人身之主，注重"命门之火"在养生、防病中的重要意义。命门学说对中医学理论和临床各科的发展产生了较大影响，至今仍有重要的指导意义。

温病是感受温邪所引起的一类外感急性热病的总称。温病理论源自《黄帝内经》，至明清臻于成熟，明代的吴有性及清代的叶桂、薛雪、吴瑭等对温病理论和实践的创新作出了卓越的贡献。

吴有性，字又可，著《温疫论》，创"戾气"学说。主张瘟疫病的病因为"戾气"，而非一般的六淫病邪；戾气多"从口鼻而入"，往往递相传染，形成地域性流行，症状、病程多类似；不同的疫病有不同的发病季节；人与禽畜皆有疫病，但各不相同又有一定联系。

叶桂，字天士，号香岩，著《温热论》，创温热病的卫气营血辨证理论。阐明温热病发生发展的规律是卫、气、营、血四个阶段的顺传，以及"温邪上受，首先犯肺，逆传心包"的逆传，对清代温病学说的发展起着承前启后的作用。

薛雪，字生白，著《湿热条辨》，创新温病学说的湿热病因理论。阐明湿热病的病因、症状、传变规律、治则治法等，对温病学说的发展作出一定贡献。

吴瑭，字鞠通，著《温病条辨》，创立温热病的三焦辨证理论。主张"凡病温者，始于上焦，在手太阴""上焦病不治则传中焦，胃与脾也""中焦病不治，即传下焦，肝与肾也"。使温病学说得到进一步发展，逐渐走向系统与完善。

明清时期，在整理已有的医药学成就和临证经验基础上，编撰了门类繁多的医学全书、类书、丛书及经典医籍的注释等。如明·李时珍著《本草纲目》（1578），载中药1892种，分为16部60类，为驰名中外的中药学巨著。明·徐春甫著《古今医统大全》（1556），辑录230余部医籍，为著名中医学全书。明·王肯堂著《证治准绳》（1602），以临床内、外、妇、儿等各科疾病方证为主，为著名中医学临床医学丛书。清·陈梦雷等著《古今图书集成医部全录》（1723），分类编排文献注释、基础理论、分科证治、医家传略、艺文记事等，为著名中医学类书。清·吴谦等著《医宗金鉴》（1742），临床各科理法方药歌诀具备，为太医院的中医学教科书。另外，清·王清任著《医林改错》，改正了古医籍中在人体解剖方面的某些错误，肯定了"灵机记性不在心在脑"；发展了瘀血理论，创立了多首治疗瘀血病证的有效方剂，对中医学气血理论的发展作出了一定贡献。

4. 近代与现代（1840—1949）

近代，随着社会制度的变更、西方科技和文化的传入、中西方文化出现的碰撞与交融，中医学理论的发展呈现出新旧并存的趋势：一是继续整理和汇总前人的学术成果，如20世纪30年代曹炳章主编的《中国医学大成》，是一部集古今中医学大成的巨著；二是以唐宗海、朱沛文、恽铁樵、张锡纯为代表的中西汇通学派，提出既要坚持中医学之所长，又要学习西医学先进之处，从理论到临床汇通中西医的观点，如唐宗海著《中西汇通医经精义》、张锡纯著《医学衷中参西录》，即是中西汇通的代表作。

现代，中医学坚持以人为本、预防为主，在继承和发扬中医药优势特色的基础上，充分利用现代科学技术，以满足时代发展和民众日益增长的医疗保健需求为出发点，为人民健康和社会主义现代化建设服务，发展成绩斐然。东西方医学优势互补、相互融合的趋势已经出现；多学科交叉相互渗透，创建中医学新理论、新技术、新方法，认识生命和疾病现象已成热点；中医药在世界范围的传播与影响日益扩大，中医药医疗、教育、科研和产品开始全面走向国际；以"继承与创新并重，中医中药协调发展，现代化与国际化相互促进，多学科结合"为基本原则，推动了中医药传承与创新的发展。

（三）中医学理论的继承与创新

中医学理论的继承和创新是永恒的主题。继承是创新的基础，创新是继承的目的。只有重视继承，才能将中医学的传统理论传承，为发展和创新奠定基础；创新是中医学继续发展的需求，是中医学新理论、新观点产生的源泉，也是中医学的生命之源。

1. 继承是创新发展的基础和前提

从中医学的发展历程可以看出，医学理论的进步与临床诊治技能的提高，是在社会生产力发展、人们对自然界和生命认识水平不断提高的基础上发展起来的；是后世医家在继承前贤理论、经验和教训的前提下，结合自己的医疗实践，不断创新、丰富和完善起来的。因此，继承是中医学科学研究的基础，也是创新和发展的前提。

藏象、经络、精气血津液神、体质、病因、发病、病机、防治等理论，是中医学的基本理论。对中医学的基本理论进行系统的研究，明确相关基本概念、基本知识、基本规律，提高学术水平，是中医基础理论的继承性研究应达到的基本目标，也是中医学理论体系发展、创新和现代化、国际化的重大需求。

2. 创新发展是中医学的生命之源

中医学理论的创新发展是丰富完善自身理论体系建设的重要任务，也是时代赋予中医学界的重大使命。中医学理论体系的创新发展必须以中医药理论的系统研究为出发点，在整理分析以往研究成果的基础上，充分应用现代科学成果和多学科方法，深入阐明其独特有效的系统思维模式及其知识体系，阐明其基本理论的概念内涵、生理观、病理观和治疗观的现代生物学基础及其逻辑关系，人与自然和谐的医疗养生保健理论等，揭示中医药学认识自然、人体、生命、疾病现象及其相互关系的规律（《中医药创新发展规划纲要（2006—2020 年）》）。

中医学理论体系蕴含中国传统文化的精华，其创新发展必须从高度的文化自觉和文化自信出发，倍加珍惜和感悟中医药文化及其原创性思维，继续增强和提高对中医学创新发展的自信心和自豪感，大胆吸收一切有利于中医学理论体系创新发展的先进技术和优秀成果，实现中医学理论体系在新的时代背景下的进一步繁荣兴盛。

三、中医学理论体系的主要特点

中医学理论体系的主要特点：一是整体观念，二是辨证论治。

（一）整体观念

整体观念，是中医学认识人体自身及人与环境之间联系性和统一性的学术思想。整体观念是中医学理论体系的指导思想，发源于中国古代哲学万物同源异构和普遍联系的观念，体现为人们在观察、分析和认识生命、健康和疾病等问题时，注重人体自身的完整性及人与自然社会环境之间的统一性与联系性，并贯穿于中医学的生理、病理、诊法、辨证、养生、防治等各个方面。

1. 人是一个有机整体

（1）生理功能的整体性　主要体现在两个方面，即五脏一体观与形神一体观。

五脏一体观：人体由五脏（心、肝、脾、肺、肾）、六腑（胆、胃、小肠、大肠、膀胱、三焦）、形体（筋、脉、肉、皮、骨）、官窍（目、舌、口、鼻、耳、前阴、后阴）等构成。人体以五脏为中心，配合六腑、形体、官窍，通过经络系统的联络作用，构成了心、肝、脾、肺、肾五个生理系统（见表1-1）。心、肝、脾、肺、肾五个生理系统之间，具有结构的完整性和机能的统一性，相互促进，相互制约，共同维持生命活动的正常进行。这种以五脏为中心的结构与机能相统一的观点，称为"五脏一体观"。

表1-1　人体五脏生理系统简表

系统	五脏	六腑	五体	官窍	经脉
心系统	心	小肠	脉	舌	手少阴心经，手太阳小肠经
肝系统	肝	胆	筋	目	足厥阴肝经，足少阳胆经
脾系统	脾	胃	肉	口	足太阴脾经，足阳明胃经
肺系统	肺	大肠	皮	鼻	手太阴肺经，手阳明大肠经
肾系统	肾	膀胱	骨	耳及二阴	足少阴肾经，足太阳膀胱经

精、气、血、津液是构成人体和维持人体生命活动的基本物质，分布于各个脏腑形体官窍中，发挥濡养作用，并使它们之间密切配合，相互协调，共同完成人体的各种生理机能，从而维持了五个生理系统之间的协调有序。同时，脏腑的机能活动又促进和维持精、气、血、津液的生成、运行、输布、贮藏和代谢。

形神一体观：形体与精神是生命的两大要素，二者既相互依存，又相互制约，是一个统一的整体。形，指人的形体结构和物质基础；神，指生命活动的主宰和总体现，包括意识、思维等精神活动。形神一体观，是指形体与精神的结合与统一。正常的生命活动，形与神相互依附，不可分离。形是神的藏舍之处，神是形的生命体现。

人之"三宝"，谓之精、气、神。精为基础、气为动力、神为主宰，构成"形与神俱"的有机整体。精是构成人之形体的最基本物质，也是化气、生神的物质基础；精藏于脏腑之中而不妄泄，受神和气的调控。气是构成人体及维持生命活动的最基本物质，也是化生神的基本物质，气充则神旺，即所谓"气能生神"；气的生成和运行，又赖于神的调控，即所谓"神能驭气"。

（2）病理变化的整体性　中医学在分析疾病的发生、发展、变化规律时，善于从整体出发，去分析局部病理变化的整体反应。

人是一个内外紧密联系的整体，因而内脏有病，可反映于相应的形体官窍，即所谓"有诸内，必形诸外"（《孟子·告子下》）。在分析形体官窍的病变时，认为局部病变大都是整体生理功能失调在局部的反应。如目的病变，既可能是肝血肝气的生理功能失调的反应，也可能是五脏精气的功能失常的表现。因此，探讨目病的病理机制，不能单纯从目之局部去分析，而应从五脏的整体联系去认识。

脏腑之间在生理上协调统一、密切配合，在病理上相互影响。如肝的疏泄功能失常时，不仅肝脏本身出现病变，而且常影响到脾的运化功能而出现脘腹胀满、不思饮食等；也可影响肺气的宣发肃降而见喘咳；也可影响心神而见烦躁不安或抑郁不乐；还影响心血的运行而见胸部异常感觉。因此，在分析某一脏病的病机时，既要考虑到本脏病变对他脏的影响，也要注意到他脏病变对本脏的影响。

人是形神统一的整体，因而形与神在病理上也是相互影响的。形体的病变，如躯体、脏腑、经络、官窍及生命物质精、气、血、津液的病变，皆可引起神的失常；而精神情志活动的失常，也能导致躯体、脏腑、经络、官窍及生命物质精、气、血、津液的病变。

（3）诊断防治的整体性　人的局部与整体是辩证统一的，各脏腑、经络、形体、官窍等的生理与病理必然相互联系、相互影响。中医学在诊察疾病时，可通过观察分析形体、官窍、色脉等外在的病理表现，推测内在脏腑的病理变化，从而做出正确的诊断。故有"视其外应，以知其内脏，则知所病矣。"（《灵枢·本脏》）。如验舌、望面、察神、切脉等是由外察内的诊病方法，是中医学整体诊病思想的具体体现。

中医学在防治疾病时，强调在整体层次上对全身各局部进行调节，使之恢复常态。局部病变常是整体病理变化在局部的反映，故治疗应从整体出发，在探求局部病变与整体病变的内在联系的基础上，确立适当的治疗原则和方法。如口舌生疮多由心火上炎所致，其治疗既可清心泻火；又由于心与小肠相表里，心火可循经脉下移至小肠，故亦可用清泻小肠之法。再如久泻不愈，或脱肛，其病虽发于下，但可以艾灸颠顶督脉之百会穴以调之，督脉通行上下，阳气得温，疾病自愈。

（4）养生康复的整体性　人是形神统一的整体，中医养生学主张形神共养以维护健康，形神共调以康复治疗疾病。在养生方面，既要顺应自然、锻炼身体、合理膳食、劳逸适度、外避病邪以养其形，使形健而神旺；又要恬恢虚无、怡畅情志以养神，使神清而形健。在康复治疗时，若因躯体病变引起精神病变时，当以治疗躯体疾病（治形）为先；若为精神情志伤害引起躯体疾病，则当先调理精神的失调（治神）。

2. 人与自然环境的统一性

人类生活在自然界中，自然环境的各种变化又可直接或间接地影响人体的生命活动。这种人与自然环境息息相关的认识，即是"天人一体"的整体观。

人类是宇宙万物之一，与天地万物有着共同的生成本原。中国古代哲学家认为，宇宙万物是由"道""太极"或"气"产生的。以"气"作为宇宙万物初始本原的思想，即是"气一元论"。气分阴阳，以成天地。天地阴阳二气交感，万物化生。如《素问·宝命全形论》说："天地合气，命之曰人""人以天地之气生，四时之法成"。自然环境的各种变化，如寒暑更替、昼夜晨昏、地域差异，必然对人体的生理病理产生直接或间接的影响。

（1）自然环境对人体生理的影响　自然环境主要包括自然气候和地理环境，古人以

"天地"名之。人在自然环境之中，天地阴阳二气不断地运动变化，故人的生理活动必然受到天地之气的影响而有相应的变化。

季节气候与人体生理：气候是由自然界阴阳二气的消长变化而产生的阶段性天气征象。一年间气候变化的规律一般是春温、夏热、秋凉、冬寒。而自然界的生物顺应这种规律，出现春生、夏长、秋收、冬藏等变化过程，人体生理也随季节气候的规律性变化而出现相应的适应性调节。如人体的脉象可随四季气候的变化而有相应的春弦、夏洪、秋毛、冬石的规律性变化；又如天暑衣厚，则汗多而尿少；天寒衣薄，则尿多而汗少。另外，人体经络气血的运行还受风雨晦明的影响：天温日明，阳盛阴衰，人体阳气随之充盛，气血运行通畅；天寒日阴，阴盛阳衰，人体阳气亦弱，气血凝涩而难行。

昼夜时辰与人体生理：一日之内昼夜晨昏的变化，对人体生理有不同的影响，而人体也要与之相适应。如《素问·生气通天论》说："故阳气者，一日而主外，平旦人气生，日中而阳气隆，日西而阳气已虚，气门乃闭。"说明白天人体的阳气多趋于体表，脏腑的机能活动比较活跃；而夜间人体的阳气多趋于里，人就需要休息和睡眠，这些反映了人体随昼夜阴阳二气的盛衰变化而出现相应的调节。

地域环境与人体生理：地域环境主要指地势高低、地域气候、水土、物产及人文地理、风俗习惯等。地域气候的差异，地理环境和生活习惯的不同，在一定程度上影响着人体的生理机能与体质的形成。如北方多燥寒，人体多腠理致密，体形壮实；而南方多湿热，人体多腠理疏松，体型清瘦；长期居住某地的人迁居异地，常出现"水土不服"的现象，但会逐渐适应。说明地域环境对人体生理有一定影响，而人体也具有适应自然环境的能力。

（2）自然环境对人体病理的影响　人类适应自然环境的能力是有限的。当气候变化过于急剧，超过人体的适应能力，或机体的调节功能失常，不能适应自然环境的变化时，就会导致疾病的发生。当人体正气充沛，适应、调节及抗病能力强，能够抵御外邪侵袭，一般不会发病；若气候特别恶劣，而人体正气相对不足，抵御病邪的能力相对减退就会发病。

季节气候与人体病理：在四时气候的变化中，每一季节都有其不同的特点。因此，除一般性疾病外，常可发生一些季节性多发病或时令性流行病。在疾病发展过程中，或某些慢性病恢复期，也往往由于气候剧变或季节交替而使病情加重、恶化或旧病反复发作。如关节疼痛的病证，常遇寒冷或阴雨天气时加重。

昼夜时辰与人体病理：昼夜晨昏的变化，对疾病也有一定影响。清晨至中午，人身随自然界之气的阳生阴长而渐旺，故病情转轻；午后至夜晚，人身之气又随自然界之气的阳杀阴藏而渐衰，故病情加重。如《灵枢·顺气一日分为四时》说："夫百病者，多以旦慧、昼安、夕加、夜甚……朝则人气始生，病气衰，故旦慧；日中人气长，长则胜邪，故安；夕则人气始衰，邪气始生，故加；夜半人气入藏，邪气独居于身，故甚也"。

地域环境与人体病理：地域环境的不同，对疾病也有一定的影响。某些地方性疾病的发生常与地域环境密切相关。如隋·巢元方《诸病源候论·瘿候》指出瘿病的发生与"饮沙水"有关，已认识到此病与地域水质的密切关系。

（3）自然环境与疾病防治的关系　自然环境的变化时刻影响着人的生命活动和病理变化，因而在疾病的防治过程中，必须重视外在自然环境与人体的关系，在养生防病中顺应自然规律，在治疗过程中遵循因时因地制宜的原则。《素问·阴阳应象大论》说："故治不法天之纪，不用地之理，则灾害至矣。"

季节气候与疾病防治：在气候变化剧烈或急骤时，要"虚邪贼风，避之有时"，防止病邪侵犯人体而发病。在治疗疾病时应充分了解气候变化的规律，根据不同季节的气候特点来考虑治疗用药，春夏慎用温热，秋冬慎用寒凉，即所谓"因时制宜"。对于某些季节多发病，亦可"冬病夏治""夏病冬治"，如冬天由于素体阳虚阴盛而发病的咳喘、骨关节痛（寒痹）等，可在夏季培补阳气；夏天由于素体阴虚阳盛而发病的心悸、瘿病等，可在冬季滋养阴气，从而收到事半功倍之效。

昼夜时辰与疾病防治：根据人体气血随自然界阴阳二气的盛衰而有相应的变化，并应时有规律地循行于经脉之中的学术思路，古代医家创立了"子午流注针法"，按日按时取穴针灸，可更有效地调理气血、协调阴阳以防治疾病。

地域环境与疾病防治：人体的生理病理变化受地域环境的影响，故在养生防病中，要根据地理环境的不同，采用适宜的防病治病原则和方法，即所谓"因地制宜"。中国的地理特点，是西北地势高而东南地势低，西北偏于寒凉干燥而东南偏于温热湿润，故西北少用寒凉之药而东南慎用辛热之品。

3. 人与社会环境的统一性

每个人都生活在特定的社会环境中，必然受到社会环境的影响，故人与社会环境既相互统一又相互联系。人不单纯是生物个体，而且是社会的一员，具备社会属性。政治、经济、文化、宗教、法律、人际关系、婚姻等社会因素，必然通过与人的信息交换影响着人体的各种生理、心理活动和病理变化，而人也在与社会环境的交流中，维持着生命活动的稳定有序与协调平衡。

（1）社会环境对人体生理的影响　人所在的社会环境和社会背景不同，造就个人的身心功能与体质的差异。一般而言，良好的社会环境，和谐的人际关系，可使人精神振奋、勇于进取，有利于身心健康；而动荡的社会环境，纠结的人际关系，可使人精神压抑，或紧张、焦虑，从而影响身心功能，危害身心健康。

政治、经济地位的高低，对人的身心功能也有重要影响。政治经济地位过高，养尊处优，易使人骄恣纵欲；政治、经济地位低下，易使人自卑颓丧。久之，可影响人体脏腑机能和气血运行。

（2）社会环境对人体病理的影响　当社会环境变化时，人的社会地位、经济条件也随之而变。剧烈、骤然变化的社会环境，对人体生理机能造成较大的影响，从而损害人的身心健康。如《素问·疏五过论》指出"尝贵后贱"可致"脱营"病变，"尝富后贫"可致"失精"病变，说明社会地位、经济状况的剧烈变化，常导致人的精神活动不稳定，从而导致某些身心疾病的发生。再如亲人亡故、家庭纠纷、邻里不和、人际关系紧张等，易引发某些身心疾病，或诱发病情加重或恶化，甚至死亡。

社会动荡、政治腐败、饥荒战乱、经济萧条以及不良的习俗风气，皆为疾病之源，尤其是身心疾病之因。随着现代社会的发展、生活水平的提高，出现了人口增长、资源减少、竞争激烈、失业待岗等困扰，人生观、价值观、生活方式的改变，导致精神紧张、情绪压抑、安全感低下或缺失，在疾病的发生和发展变化中所起的作用越来越显著。在中医学整体观念的指导下，以中医学的理论和方法研究社会因素对生命、健康和疾病的影响，是社会发展给中医学带来的新课题，具有现实意义和应用价值。

（3）社会环境与疾病防治的关系　社会环境的改变主要通过影响人体的精神情志活动而对人体的生理功能和病理变化产生影响，因而预防和治疗疾病时，必须充分考虑社会因素对人体身心功能的影响，尽可能地创造有利的社会环境、获得有力的社会支持，并通过精神调摄提高对社会环境的适应能力，以维持身心健康，预防疾病的发生并促进疾病好转。

综上所述，中医学的整体观念坚持"以人为本"，不仅认为人是生物人，注重自身整体的完整性；而且认为人还是自然人、社会人，强调人与自然、社会环境的统一性。中医理论体系以人为中心，以自然环境与社会环境为背景，揭示生命、健康、疾病等重大医学问题，阐述了人与自然、人与社会、精神与形体及形体内部的整体性联系。因此，中医学在讨论生命、健康、疾病等重大医学问题时，不仅着眼于人体自身，而且重视自然环境和社会环境对人体的各种影响。在医学模式的构建中，中医学提出人 – 自然（环境）– 社会（心理）的医学模式；在维护健康和防治疾病的过程中，要求医者"上知天文，下知地理，中知人事"（《素问·著至教论》），从中充分体现出整体观念的指导意义。

（二）辨证论治

辨证论治，是中医学认识疾病和治疗疾病的基本原则，并贯穿于预防与康复等医疗保健实践的过程。中医学在认识疾病和处理疾病的过程中，既强调辨证论治，又讲究辨证与辨病相结合。

1. 病、证、症的基本概念

（1）病的基本概念　病，即疾病的简称，指有特定的致病因素、发病规律和病理演变的一个完整的异常生命过程，常常有较固定的临床症状和体征、诊断要点、与相似疾病的鉴别点等。致病邪气作用于人体，人体正气与邪气相抗争，引起的机体阴阳失调、脏腑形体损伤、生理机能失常或心理活动障碍，从而体现一个完整的疾病过程。在这一过程中，始终存在着损伤、障碍与修复、调节的矛盾斗争过程，即邪正斗争。

疾病反映的是一种疾病全过程的总体属性、特征和规律。如感冒、胸痹、痢疾、消渴等，皆属疾病的概念。

（2）证的基本概念　证，是疾病过程中某一阶段或某一类型的病理概括，一般由一组相对固定的、有内在联系的、能揭示疾病某一阶段或某一类型病变本质的症状和体征构成。证是病机的概括，病机是证的内在本质。由于病机的内涵中包括了病变的部位、原因、性质和邪正盛衰变化，故证能够揭示病变的机理和发展趋势，中医学将其作为确定治法、处方遣药的依据。如风寒感冒、肝阳上亢、心血亏虚、心脉痹阻等，都属证的概念。

证所反映的是疾病的阶段性本质，表明了证的时相性特征。如肺痈（肺脓疡）在不同的病变阶段有不同的临床表现，出现不同的证，当采用相应的方法治疗。证也反映疾病不同类型的本质，具有空间性特征。如感冒病分为风寒、风热、风燥、暑湿等几种证，它们都可出现在疾病的某一阶段，一般不表示病变发展的时相性。因此，在临床辨证过程中，应充分考虑到证的时相性和空间性特征。

（3）症的基本概念　症，即症状和体征，是机体发病而表现出来的异常状态，包括患者自身的各种异常感觉与医者所感知的各种异常表现。如恶寒发热、恶心呕吐、烦躁易怒、舌苔、脉象等，都属症的概念。症是判断疾病、辨识证的主要依据，但因其仅是疾病的个别现象，所以未必能完全反映疾病和证的本质。同一个症状，可由不同的致病因素引起，其病理机制不尽相同，也可见于不同的疾病和证中。孤立的症状或体征不能反映疾病或证的本质，因而不能作为治疗的依据。

病、证、症三者既有区别又有联系。病与证，虽然都是对疾病本质的认识，但病的重点是全过程，而证的重点在现阶段。症状和体征是病和证的基本要素，病和证都由症状和体征构成。有内在联系的症状和体征组合在一起即构成证，反映疾病某一阶段或某一类型的病变本质；各阶段或类型的证贯串并叠合起来，便是疾病的全过程。一种疾病由不同的证组成，而同一证又可见于不同的疾病过程中。

2. 辨证论治的基本概念

辨证论治，是运用中医学理论辨析相关临床资料以明确病变本质并确立证，论证其治则、治法、方药，并付诸实施的思维和实践过程。这是中医学诊治疾病的基本理论。

（1）辨证　辨证是以中医学理论对四诊（望、闻、问、切）所得的资料进行综合分析，明确病变本质并确立为何种证的思维和实践过程。由于证是疾病过程中某一阶段或某一类型的病理概括，只能反映疾病某一阶段和某一类型的病变本质，故中医学在辨证时，要求同时辨明疾病的病因、病位、病性及其发展变化趋向，即辨明疾病从发生到转归的总体病机。

辨病因：即探求疾病发生的原因。根据中医病因理论分析疾病的症状和体征，探求疾病发生的原因和机理，得出以病因命名的证，为针对病因治疗提供依据。某些病因，如外感病因，可直接通过询问病史了解。如患者自觉受寒后出现恶寒发热、无汗、头身疼痛、脉紧等症状和体征，辨别病因为外感风寒，诊断为风寒表证。然而，临床很多疾病，不能直接找到病因，只能"辨症求因"，根据疾病的临床表现，推断病因病机。

辨病位：即分析、判别以确定疾病所在的部位。不同的致病因素侵袭人体不同的部位，引起不同的病证。如外感病邪侵袭人体皮肤肌腠，称为"表证"；情志内伤、饮食不节、劳逸失度，直接损伤脏腑精气，称为"里证"等。辨明病变部位，便可推知致病邪气的属性，又可了解病情轻重及疾病传变趋向，对确定证非常重要。如水肿病，若全身水肿而以头面、眼睑明显者，属外感风邪所致，称为"风水"，病在表，治当解表发汗；若腰部以下水肿，以下肢为重者，多为脾肾机能失调所致，病在里，治当温肾健脾利尿。

辨病性：即确定疾病的虚实寒热之性。疾病是邪气作用于人体，人体正气奋起抗邪而引起邪正斗争的结果，邪正盛衰决定病证的虚实，故《素问·通评虚实论》说："邪气盛则实，精气夺则虚。"病因性质和机体阴阳失调决定病证的寒热，外感寒邪，或阴盛阳虚，则见"寒证"；外感热邪，或阳盛阴虚，则见"热证"。

辨病势：即辨明疾病的发展变化趋势及转归，又可称为辨邪正盛衰。疾病一般都有一定的发展变化规律。如《伤寒论》把外感热病分为六个病期，以六经表示其不同的病期和发展趋势，其传变规律：太阳→阳明→少阳→太阴→少阴→厥阴；温病学家们则用卫气营血和上中下三焦表示温热病和湿热病的传变规律；对内伤杂病的传变，《黄帝内经》是用五行的生克乘侮规律来表述，现在趋向于以脏腑之间的相互关系和精气血津液之间的相互影响来表述。掌握疾病的传变规律，可洞察疾病变化及转归的全局，预测在疾病进程中证的演变，从而提高辨证的准确性。

辨明疾病的原因、部位、性质及传变规律，便可认清疾病过程中某阶段或某类型的病机特点，从而对疾病、证作出诊断，为治疗提供依据。

（2）论治　又称施治，是根据辨证的结果确立相应的治疗原则、方法及方药，选择适当的治疗手段和措施来处理疾病的思维和实践过程。论治过程一般分为以下几个步骤。

因证立法：即依据证而确立治则治法。证是辨证的结果，也是论治的依据。只有确立疾病某阶段或某类型的证，才能针对该证的性质确定具体的治疗方法。如风寒表证当用辛温解表法，风热表证当用辛凉解表法。

随法选方：即依据治则治法选择相应的处方。治疗手段，包括药物疗法和非药物疗法。药物疗法又有内服和外用之分；非药物疗法有很多，包括针灸、推拿等。处方，是在选定治疗手段的基础上，依据治法的要求，确定具体的治疗方案。如选用药物疗法，应开出符合治法要求的方剂，并注明剂量、制作方法、服用时间等。若选用针灸疗法，应开出符合治法要求的穴位配方，并注明针灸手法、刺激量、刺激时间等。

据方施治：即按照处方，对治疗方法予以实施。治疗实施一般应由医务人员执行，某些情况下可由医生指导患者自己执行。

（3）辨证与论治的关系　辨证与论治是诊治疾病过程中相互联系不可分割的两个方面。辨证是认识疾病，确定证；论治是依据辨证的结果，确立治法和处方遣药。辨证是论治的前提和依据，论治是治疗疾病的手段与方法，也是对辨证正确与否的检验。因此，辨证与论治是理论与实践相结合的体现，是理、法、方、药理论体系在临床上的具体应用，也是指导中医临床诊治的基本原则。

3. 同病异治与异病同治

证具有时空性、动态性特征，因而既存在一种病可出现多种证的"同病异证"，也存在不同的病出现相同性质的证的"异病同证"。在诊治疾病中，要掌握同病异治和异病同治的原则。

同病异治，指同一种病，由于发病的时间、地域不同，或所处疾病的阶段或类型不同，或患者的体质有异，故反映出的证不同，因而治疗也有异。如麻疹病在不同的疾病阶段表现为不同的证，故其治疗有初期解表透疹；中期清肺热；后期滋养肺阴胃阴等不同的治法。

异病同治，指几种不同的疾病，在其发展变化过程中出现了大致相同的病机，表现为大致相同的证，因而采用大致相同的治法和方药来治疗。如胃下垂、肾下垂、子宫脱垂、脱肛等不同的病变，在其发展变化过程中，均可出现"中气下陷"的病机，表现为大致相同的证，故皆可用补益中气的方法来治疗。

因此，中医学诊治疾病的着眼点是对证的辨析和因证而治，即所谓"证同治亦同，证异治亦异"，这是辨证论治的精神实质。

4. 辨证与辨病相结合

辨证与辨病，都是认识疾病的思维过程。辨证是对证的辨析，以确定证为目的，从而根据证来确立治法，据法处方以治疗疾病；辨病是对病的辨析，以确定病的诊断为目的，从而为治疗提供依据。辨证与辨病都是以患者的临床表现为依据，区别在于一为确定证，一为确诊病。

中医学以"辨证论治"为诊疗特点，但也存在"辨病施治"的方法，如以常山、青蒿治疟，黄连治痢等。中医临床实践在强调"辨证论治"的同时，注重辨证与辨病相结合。运用辨病思维来诊治疾病，对某一病的病因、病变规律和转归预后有一个总体的认识；再运用辨证思维，根据该病当时的临床表现和检查结果来辨析其目前处于病变的哪一阶段或是哪一类型，从而确立其当时的"证"，然后根据"证"来确定治则治法和处方遣药。此即通常所说的"以辨病为先，以辨证为主"的临床诊治原则。对某些难以确诊的病症，可发挥辨证思维的优势，依据病人的临床表现，辨析出证，随证施治。

发扬中医学辨证论治的诊治优势，注重辨病与辨证相结合，对提高中医的临床诊治水平具有重要应用价值。

第二节　中医技术的发展及分类

中医技术，通常是指安全有效、成本低廉、简便易学的中医药技术，是祖国传统医学的重要组成部分，其内容丰富、范围广泛、历史悠久，经过历代医家的不懈努力和探索，取得了巨大成就。中医技术具备"简、便、廉、验"的特点，"简"即为简单，是因时制宜，选择简便操作的方式；"便"即方便，是因地制宜，随地取材；"廉"即便宜，为因人制宜，不浪费人力和物力；"验"即有效。

一、中医技术发展简史

自从有了人类就有医疗活动，我们的祖先为了生存和繁衍，在与疾病的斗争中，在寻找食物的同时，发现并认识了治病的草药，前人把这一探索过程称为"神农尝本草"或"药食同源"。在人类生活中，古代人发明了砭石和石针作为医疗工具，新石器时代，石器成为人类改造征服自然的有力工具，也成了治疗疾病的器械，我们的祖先就利用砭石、砭针切开脓肿腔，排除脓液以治疗脓肿，出现了最初的砭石疗法。据《山海经》载："高氏之山，有石如玉，可以为针。"《说文解字》注："砭，以石刺病也。"历次出土的远古文物中，均有砭石发现，此时也出现了采用动物的角，进行类似今日的拔罐疗法之"角法"。这些都属于最早的手术器械，可谓传统特色疗法的起源。春秋战国时期，"诸子蜂起，百家争鸣"，促进了医学的发展，传统特色疗法也有了很大的进步。1973年湖南长沙马王堆 3 号汉墓出土的帛书《五十二病方》是我国最早的临床医学文献，所记载的外治法有敷药、药浴、熏蒸、按摩、熨、砭、灸、腐蚀及多种手术。首创酒洗伤口，开外科消毒之源。《黄帝内经》的问世为外科治疗学的发展奠定了坚实的理论基础，系统确立了传统外治法的治疗原则，提出针、灸、砭、按摩、熨贴、敷药等外治法。中医传统特色疗法是中医学中的特殊疗法，有着深厚的历史根基，又有着现代人，特别是劳动人民所容易接受的医学治疗方法，也有人称为中医适宜技术。

二、中医技术分类

各家对中医技术分类所持意见不同，迄今为止，最具权威的分类方法为国家中医药管理局认定的《中医医疗技术目录》，该目录共收录 96 种中医技术，其具体分类如下。

（一）针刺疗法技术

针刺疗法技术包括毫针技术、头针技术、耳针技术、腹针技术、眼针技术、手针技术、腕踝针技术、三棱针技术、皮内针技术、火针技术、皮肤针（梅花针）技术、芒针技术、鍉针技术、穴位注射疗法、埋线疗法、平衡针技术、醒脑开窍技术、靳三针疗技术、贺氏三通技术、子午流注技术、灵龟八法技术、飞腾八法技术、电针技术、针刺麻醉技术、鼻针技术、口唇针技术、浮针技术。

（二）灸类疗法技术

灸类疗法技术包括直接灸技术、隔物灸技术、悬灸技术、天灸技术、温针灸技术、热敏灸技术、雷火灸技术。

（三）刮痧疗法技术

刮痧疗法技术包括刮痧技术、撮痧技术、放痧技术。

（四）拔罐疗法技术

拔罐疗法技术包括留罐技术、闪罐技术、走罐技术、针罐技术、刺络拔罐技术、药物拔罐技术、刮痧拔罐技术。

（五）中医微创类技术

中医微创类技术包括针刀技术、带刃针技术、刃针技术、水针刀技术、钩针技术、长圆针技术、铍针技术、拨针技术。

（六）推拿类疗法技术

推拿类疗法技术包括皮部经筋推拿技术、脏腑推拿技术、关节运动推拿技术、关节调整推拿技术、经穴推拿技术、导引技术、小儿推拿技术、器物辅助推拿技术、耳鼻喉擒拿技术。

（七）敷熨熏浴类疗法技术

敷熨熏浴类疗法技术包括穴位敷贴技术、中药熨敷技术、冷敷技术、湿敷技术、熏蒸技术、泡洗技术、淋洗技术、中药灌洗肠技术。

（八）骨伤类疗法技术

骨伤类疗法技术包括理筋技术、复位技术、正骨技术、夹板固定技术、石膏固定技术、支架固定技术、牵引技术、练功康复技术。

（九）肛肠类技术

肛肠类技术包括枯痔技术、痔结扎技术、挂线技术、中药托管技术、注射固脱技术。

（十）其他类技术

其他技术包括砭石治疗技术、蜂针治疗技术、中药点蚀技术、经穴电疗技术、经穴超声治疗技术、经穴磁疗技术、经穴光疗技术、揉抓排乳技术、火针洞式烙口引流技术、脐疗技术、药线（捻）引流技术、烙法技术、啄法技术、割治技术。

第三节　军事中医技术应用

我国在漫长的历史过程中，主要由中医学承担着中华民族战争史中士兵的健康保护和战伤救治等军事任务。军事医学是研究在军事活动条件下，对有生力量进行保护、伤病防治、提高作业效能的理论、技术和组织管理的特种医学。现代军事医学是出现于20世纪初的与军事生活、军事环境和作战活动密切相结合的现代医学科学技术。军事医学最初的任务是伤病防治。随着时代的进步，军事医学的研究范围不断扩大，除了救治战时的伤病，在平时还要维护官兵的健康，增强其抵御疾病、防治损伤的能力，即使受伤，也能较快恢复。

军事中医技术是指以中医学和军事医学基本理论为指导，运用部队适宜中医技术的实践研究成果，进行部队官兵健康保护、伤病防治、作业效能维护的关键技术集成的一门技术性学科，主要包括中医非药物疗法针刺、拔罐、推拿、刮痧、艾灸、耳穴疗法等部队适宜中医技术，在军事方面的应用非常广泛，主要有战时应用、军事训练伤防治、军队传染病防治及特殊军事作业环境伤病防治等，成本低廉，疗效显著。

一、战时应用

战场环境复杂，官兵在战时条件下多发疲劳、应激反应及战伤疼痛。

（一）镇痛

新型作战模式下，爆炸伤、多发伤、复合伤的发生率越来越高，这些战伤引起的疼痛是诱发休克的主要原因之一，伤后止痛一般多采用吗啡类止痛药物，伤员易产生依赖性，且会产生疲劳、易过敏的副作用。战伤针灸止痛技术可以避免这类问题的发生，现在不断被诸如美国、日本、韩国等国家运用到战伤救治领域。

（二）应激反应调节

随着现代战争激烈程度的不断增加，战斗应激反应的发生比率也在不断上升，在战后容易引起创伤后应激障碍，如果同时发生其他战伤，病情则会更加严重。中医技术干预能够在短时间内降低应激障碍反应。

（三）缓解疲劳

在现代战争中，因长时间或超负荷作战使得官兵的体力消耗和精神负担增加，极易产生疲劳。中医技术通过腧穴和经络疏通气血、调理脏腑气机，同时兼以补益气血，从而纠正疲劳时机体失衡状态。临床验证，采用针灸推拿疗法治疗疲劳是较为理想和安全的选择。具体方法有针刺、艾灸、推拿、穴位贴敷、拔罐、耳针和刮痧等多种治疗方法，既可单独应用，又可将两种或三种方法联合应用，均可收到确切的疗效。

二、军事训练伤与传染病

军事训练伤是现阶段军队非战斗减员的主要原因，中医技术为军事训练伤提供了丰富的治疗手段，如传统针刺、火针、平衡针、针罐复合疗法、针灸推拿联合应用等，这些治疗方法治疗训练伤具有操作简便、见效快、疗程短、不需要其他辅助治疗的优点，并且对解除疼痛、恢复功能具有良好的疗效，弥补了现代医学对无明确诊断依据的训练损伤的治疗缺失，减少了训练伤向陈旧性损伤的发展转化，对军事训练伤的治疗与康复起到了极为重要的作用。

部队是一个特殊的群体，生活高度集体化，平时接触密切，一旦有传染病发生，很容易引起群体发病，并且起病急骤，发展迅速，病情凶险。许多传染病在发病过程中均会有发热、咳嗽、斑疹、疼痛、口渴、神志异常，甚至在危重时期会发生昏厥等。2020年春季发生的新型冠状病毒肺炎就是极为典型的案例，中医技术对传染病发生发展的各个阶段的病症治疗具有一定的特色和优势，在疫情防控中能够发挥巨大作用。

三、特殊军事环境下的应用

特殊军事环境由各部队所在驻地地理环境、气候特点及特殊军兵种职业特点所决定，主要有热区环境、寒区环境、高原环境、航海环境、航空环境和航天环境。

（一）热区环境

军队在炎热气候条件下训练、行军、作战、施工和生产劳动时，特别是军队进驻热区环境的初期、急行军、追击等情况下，往往会引起中暑。在热带丛林等地区野外作业时，还易招致虫蛇咬伤，甚至危及生命。采用体针、刺络放血疗法、刮痧疗法等均可对中暑起到良好的治疗作用，尤其对于邪尚在表的中暑患者，用急刺、浅刺的方法刺络放血，有利于暑热外泄，可缩短针灸作用的起效时间。虫蛇咬伤后，为阻止毒素对机体的损害，可以采用艾灸治疗，借助灸的热力，使毒素蛋白凝固、变性，一方面使毒素束于局部，不得扩散；另一方面可以宣通毒滞，畅于营卫，拔毒于外。使用拔罐疗法吸出毒素，可减少毒素吸收，迅速消肿止痛。

（二）寒区环境

在寒区生活、劳动、训练作战，或由温区向寒区移动时，当低温超出人体的生理耐受和自我调节能力时，轻则降低体力和脑力作业效率，诱发或加重某些疾病；重则导致损伤的发生。对寒区多发冻伤和冻僵的患者，中医技术多采取针灸疗法进行治疗，调畅气血运行，温通散寒。

（三）高原环境

高原低氧、寒冷、强紫外线、大风、干燥等诸多因素，会影响高原人群的生理和运动技能、脑力作业能力及身心健康，引发部队作战、训练、生活、备战时的一系列医学问题。驻防部队在适应高原环境过程中及在高原执行作战、训练任务中多出现高原反应，甚至发生高原疾病，如肺水肿、脑水肿、高原红细胞增多症、高原心脏病、高原血压异常等。中医技术对于高原反应的预防具有较好疗效，如采用穴位按摩、穴位贴敷的方法可预防急性高原反应。

（四）航海环境

航海环境下晕船最为常见，虽然现代化舰船已具备减摇装置，但发生率还是很高，尤其是在大风浪的气候条件下。晕船属中医"眩晕"范畴，中医技术在治疗晕船方面有很多种方法，如耳穴疗法、穴位贴敷、穴位按压及刮痧疗法，治疗晕船效果立竿见影。在海上航行时，船员长期受到紫外线照射，忍受潮湿、炎热或寒冷的天气，加之卫生环境较差，导致湿疹在海军官兵中多发，特别是夏季海训期间，发病率高，且多年不愈。针灸疗法中梅花针、艾灸配合应用，疗效极佳。除此之外，对不同证型患者可配合艾灸、拔罐、刺络放血等疗法，也可取得较好疗效。

（五）航空环境

航空条件下，飞行员要面对高空缺氧、机舱噪声、加速运动等工作环境，日积月累，对呼吸系统、消化系统、脑组织及听神经会有很大损害，较为突出的是胃肠胀气和中耳炎。在胃肠胀气方面，中医针灸、穴位按压和推拿都能起到较好疗效；而中耳炎的治疗，不仅有中医针灸技术，还包括物理疗法，如超短波、红外线等疗法，疗效也十分显著。

（六）航天环境

航天员在太空环境中面对失重、超低温、强辐射、微重力环境及航天舱震动、噪声、化学污染、狭小空间隔离的影响，易诱发心血管功能紊乱、骨质疏松、肌肉萎缩等身体健康问题。由于太空及航天舱的环境特点特殊，导致航天员体液头向转移，导致血容量较少、心血管功能改变；同时骨质大量丧失，尤其以腰部以下骨骼为主，产生骨质疏松；在失重状态下，机体处于悬浮状态，抗重力肌肉发生废用性变化，随着体液头向转移分布，导致肌肉萎缩。针灸疗法与穴位按摩可用于治疗心血管功能紊乱；对于骨质疏松可采取针灸疗法、推拿、中药外治法、光疗法来进行治疗；对于肌肉萎缩患者，除针灸外，可采用推拿、练功的物理疗法来进行恢复。

第二章　理论基础

第一节　藏　象

一、藏象学说

中医学的人体观，主要包括藏象学说、经络学说，其中藏象学说是主要研究人体内脏腑的生理功能和病理变化及其相互关系的学说，是中医临床治疗的主要理论依据。

藏象学说中的藏，是人体内脏的总称，指藏于体内的内脏。按生理功能特点可分为三类：五脏、六腑、奇恒之腑。五脏，即心、肺、脾、肝、肾（在经络学说中，心包亦作为脏，故又称"六脏"）；六腑，即胆、胃、小肠、大肠、膀胱、三焦；奇恒之腑，即脑、髓、骨、脉、胆、女子胞。五脏，多为实质性脏器，其共同的生理功能主要是产生和贮藏人体的营养物质，被称为"化生和贮藏精气"；六腑，多为中空管腔性脏器，其共同的生理功能主要是容纳和输送饮食物和废物，即"受盛和传化水谷糟粕"。人体的营养物质，中医学称为精、气、血、津液，它们是构成人体和维持人体生命活动的基本物质。

象，指藏于体内的内脏表现于外的生理、病理现象。例如，面色红润，神志清楚，思维敏捷，舌质淡红，脉和缓有力，则反映出心的功能正常；若面色苍白，心悸失眠，健忘多梦，唇舌色淡，脉细，则反映出心血不足。临床治疗时可以通过补益心血来改善心悸、失眠等症状，这也就是我们所说的辨证论治。藏象学说正是通过在面色、脉象、舌象等方面可以观察到的征象，来考察内在脏腑的功能变化，进而有针对性地进行治疗。藏象学说重视研究人体内脏的生理功能和病理变化，轻视解剖形态变化。

藏象学说中的脏腑，不是一个解剖学的概念，而是人体的功能子系统，如脏腑名称虽与现代人体解剖学脏器名称相同，但在生理、病理的含义上，却不完全相同。中医学的脏腑功能，虽然与同名的每个形态学结构的脏器有一定联系，但更重要的是概括了各个脏器的某些功能及它通过经络所联系的人体其他组织器官功能的总和。例如，中医所说的肾，虽然与西医肾脏的泌尿功能有一定关系，但其同时还具有生长头发、提高听力、强健骨骼、助生育等多方面的作用。因此，每个脏腑，都是一个具有相应功能组合的功能子系统。

藏象学说的形成，虽然有一定的古代解剖学知识为基础，但主要依赖于古代医家对长期生活实践的观察和医疗实践经验的积累，主要应用"察外知内""取类比象"等研究方法，对人体进行整体的观察，通过分析人体反映于外部的临床表现，来认识内脏的生理功能和病理变化，又可称为"以象测脏"方法。

藏象学说的主要特点就是以五脏为中心的整体观，体现在以五脏为中心的人体自身的整体性及五脏与外界环境的统一性两个方面。中医学认为，人体是一个极其复杂的有机整体，人体各组成部分之间，结构上不可分割，功能上相互联系，病理上相互影响。整个人体是以五脏为中心，通过经络系统的沟通联系，将六腑、五体、五官、九窍、四肢百骸等全身脏腑形体官窍联结成的一个有机整体。

二、五脏常识

该部分主要阐述五脏的生理功能及系统连属，即五脏与人体其他形体、五官、九窍的联系。

（一）心的生理功能及系统连属

心在五行中属火，与十二经脉中的手少阴心经相联络。

心的主要功能为主血脉和主神志。主要系统连属关系是：与情志中的喜、五官中的舌、五华中的面、五体中的血脉、五液中的汗液密切相关。心与六腑中的小肠在生理功能和病理变化方面相互影响，称为心与小肠相表里。

1. 心的主要功能

（1）**主血脉**　主即主管、主宰之意；血指血液；脉即脉管，是血液运行的通道。心主血脉指心气推动血液在脉管内运行，输送到全身，发挥濡养作用。这个功能与西医学的心脏负责血液循环相似，但又有所不同。心主血脉功能的正常发挥，需要具备三个重要条件，分别是心气充沛、血液充盈、脉道通利。其中心气是动力，血液是营养物质，脉管是运输通道，三者共同形成了一个循环于全身的密闭管道系统。在心气充沛、血液充盈、脉道通利的情况下，血液才能够正常运行，才能在脉内周流不息、营养全身。心气主要指心的精气，能够调节心的跳动，维持正常的心率、心律，并且推动血液的运行。

生理表现：心主血脉的功能是否正常，可以从四个方面来判断，分别是面色、舌色、脉象及胸部症状，当心主血脉功能正常时，面色红润有光泽，舌质淡红、滋润，脉象和缓有力，胸部无明显不适症状。

病理表现：临床上当心气不足时，会出现心率过快或者过慢、心律不齐，还有心悸、胸闷、乏力、脉弱无力等症状。当心血不足时则会出现胸闷、头晕、面色㿠白无华、脉细等一系列缺血的表现；心血瘀阻则出现心前区憋闷或刺痛、面色青紫、舌质紫黯或瘀斑、脉涩而不流利，有时可见结、代脉。因此，临床上对于心脏病患者，需要根据症状和体征，明辨病因，才能对证用药。

（2）**主神志**　心主神志又称为心藏神。神有广义和狭义之分，广义的神，指整个人体生命活动的外在表现，如肢体动作、应答、眼神、面色及整个人体的外在形象等；狭义的神，即人的精神、意识、思维活动，亦即心主管人的精神、意识、思维活动，这一功能相当于西医学中脑的功能。

生理表现：心主神志的功能正常，则精神振奋、思维敏捷、神志清晰、反应灵敏。

病理表现：心主神志的功能异常，则可见精神意识思维的异常，如失眠、多梦、健忘、反应迟钝、心烦易怒，甚至出现精神异常的表现。

血液是神志活动的物质基础。心主血脉与心主神志密切相关，心主血脉异常则易出现心主神志功能的改变。心血不足多见失眠多梦，心火扰神多见心烦易怒等表现。

2. 心的系统连属

（1）在志为喜　喜属良性刺激，能缓和精神紧张，使营卫通利，心情舒畅，对心的生理功能有益。但喜乐过度，又可使心气涣散，甚则失神狂乱等。心主神志的功能过亢，则喜笑不止或出现喜乐过度；不及则使人易悲。

（2）在体合脉、其华在面　脉即血脉，血脉网络周身，与心相连，所以说心在体合脉。华即光彩之义，面部血脉极为丰富，面部皮肤相对薄嫩，心主血脉的功能状态可显露于面部的色泽变化，所以说心"其华在面"。心气旺盛，血脉充盈，则面部红润而光泽；心气不足，心血虚少，则面色㿠白无华；心脉瘀阻，则面色青紫等。

（3）在液为汗　汗为津液所化生，汗是津液被阳气蒸腾气化后，从汗孔排出的液体。津液渗入血脉则成为血液的组成部分，血为心所主，所以说心"在液为汗"。临床上汗出异常，常常与心的功能密切相关，汗出过多，消耗津液，损伤心气，则易见心悸、气短、神疲、口渴等症。

（4）开窍于舌　指舌的表现与心主血脉功能密切相关。舌的血管极其丰富，舌面无表皮覆盖，所以从舌质色泽变化可察知气血的运行和心主血脉的功能状态。心的功能正常，则舌体柔软滋润、舌质淡红；心血不足，则舌质淡白；心气虚，则舌质淡白胖嫩；心火上炎，则舌质红、舌面溃疡；心血瘀阻，则舌质紫暗或瘀斑。

（二）肺的生理功能及系统连属

肺在五行中属金，与十二经脉中的手太阴肺经相联络。

肺的主要功能为主气、司呼吸，主宣发肃降，通调水道，朝百脉而主治节。主要系统连属关系是：与情志中的悲忧、五官中的鼻、五液中的涕、五体中的皮肤、五华中的毫毛密切相关。肺与六腑中的大肠在生理功能和病理变化方面相互影响，称为肺与大肠相表里。

1. 肺的主要功能

（1）主气、司呼吸　肺主气包括主呼吸之气和主一身之气。

肺主呼吸之气，指肺的呼吸运动。肺具有吸入自然界清气、呼出体内浊气的功能，是体内外气体交换的场所。如果肺丧失了主呼吸之气的功能，清气不能吸入，浊气不能呼出，则生命活动也就结束了。

肺主一身之气，主要体现于宗气的生成方面，宗气主要由肺所吸入的清气和脾胃运化的水谷精气组成，宗气分布在胸中。宗气的功能是一方面进入呼吸道以调节呼吸、声音，另一方面注入心脉以运行气血。肺主一身之气，还体现于对全身气机的调节作用，肺的一呼一吸调节着全身之气的升降出入运动。

肺司呼吸，指肺主管人体的呼吸运动。肺主一身之气和呼吸之气，必然依赖于肺的呼吸运动。肺的呼吸均匀平稳，则有利于宗气的生成和周身气机的调畅。肺的呼吸异常，则必然影响到宗气的生成和气机的调畅。

病理表现：肺主气、司呼吸的功能异常，会引起人体宗气的不足，气机的不畅，出现气短、咳嗽、胸闷，甚至哮喘等症状。

（2）主宣发和肃降　宣发，指肺气向上的升宣和向外周的布散；肃降，指肺气向下向内的通降和使呼吸道洁净。

肺主宣发，体现于三个方面：①通过肺的呼吸运动，将体内的浊气排出体外。②通过肺向上向外的布散运动，将脾所转输至肺的津液和水谷精微，布散到全身各个地方，包括皮毛、脏腑、四肢等各个组织器官，发挥滋润和濡养的作用。③宣发卫气，调节腠理的开合，抵御风寒，并调节汗液的排出。

肺主肃降，也体现于三个方面：①通过肺的呼吸运动，吸入自然界的清气。②将吸入的清气和由脾转输到肺的津液和水谷精微向下布散到全身。③清洁肺和呼吸道，肃清肺和呼吸道内的异物。

病理表现：肺的宣发功能异常，常出现鼻塞、喷嚏、咳喘、呼吸不利、胸闷、反复感冒、汗出异常等症状。肺的肃降功能异常，常出现咳喘、胸部憋闷、痰多、水肿等症状。

（3）通调水道　通，即疏通；调，即调节；水道，是水液运行和排泄的道路。通调水道，指肺依靠宣发和肃降来疏通和调节体内水液的运行和排泄。

肺气宣发，将津液宣发到周身（水液向全身运行），主司腠理的开合，调节汗液的排泄（水液以汗液的形式排泄）；肺气肃降，将水液不断地向下输送，成为尿液生成之源（水液向下运行输布），经肾和膀胱的气化作用，生成尿液排出体外（水液以尿液的形式排泄）。所以说"肺主行水""肺为水之上源"。

病理表现：若肺的通调水道功能减退，则可发生水液停聚而生成痰饮、水肿等病变。

（4）朝百脉、主治节　肺朝百脉，指的是全身血液通过经脉会聚于肺，通过肺的呼吸运动，进行体内外清浊之气的交换，然后再将富含清气的血液输布到周身。所以，人体的血液循环，除了心的主血脉功能作用以外，肺也参与协助，因此，临床上肺的疾病也往往会影响到血液循环。

肺主治节，是指肺具有治理和调节全身各脏腑组织生理功能的作用，分别体现在肺主管呼吸运动、调节体内气机、参与血液循环、调节水液代谢等方面。肺主治节，实际上就是对肺的主要生理功能的集中概括。

2. 肺的系统连属

（1）在志为忧　忧和悲两种情志略有差异，但对人体生理功能的影响则相近，过度悲伤或者忧虑的情绪都可以消耗人体的气。肺主气，所以，悲忧最容易伤肺；反之，肺虚时，对不良精神刺激的耐受性就会下降，也就容易产生悲伤、忧虑的情绪变化。

（2）在体合皮、其华在毛　皮毛，是一身之表，包括皮肤、汗腺、毫毛等组织，是人体抵御外邪侵袭的一道屏障。皮毛依赖津液的濡润、水谷精微的滋养、卫气的温煦。肺将津液、水谷精微、卫气宣发布散到皮毛，为皮毛提供营养和保护，所以，肺的功能与皮肤、毫毛密切相关。肺的生理功能正常，则皮肤致密、毫毛光泽、防御外邪侵袭的能力就较强；肺气虚弱时，宣发卫气和输布津液、水谷精微的功能就减退，皮毛抵御外邪侵袭的能力就下降，可出现自汗、易感冒、皮毛憔悴枯槁等表现。当风寒、暑热等因素侵犯人体，首先伤及皮毛，也可反过来影响到肺，使肺的功能异常，进而出现如鼻塞、咳嗽、咳痰等一系列症状。

（3）在液为涕　生理情况下，鼻涕起着润泽鼻腔的作用。病理情况下，分泌的鼻涕出现变化，鼻涕的颜色和浓稠可以反映肺的功能状态，白色或透明清稀的鼻涕提示肺寒；黄色黏稠的鼻涕提示肺中有热；而鼻腔干燥，鼻涕少则代表肺燥。临床上可以通过鼻涕的变化了解病证，进而有针对性地进行治疗，比如可以应用麻黄、紫苏散肺寒；金银花、连翘清肺热；百合、麦冬润肺养阴。

（4）在窍为鼻　鼻和喉是呼吸的门户，鼻的嗅觉与喉部发音都是肺气的作用，肺气和则嗅觉灵敏，声音清晰洪亮。外邪袭肺，多从鼻喉而入；肺之病变，也多见鼻喉症状，如鼻塞、流涕、喷嚏、喉痒、声音嘶哑等。

（三）脾的生理功能及系统连属

脾在五行中属土，与十二经脉中的足太阴脾经相联络。

脾的主要功能是主运化，主升清，主统血。主要系统连属关系是：与情志中的思、五官中的口、五华中的唇、五体中的肌肉、五液中的涎密切相关。脾与六腑中的胃在生理功能和病理变化方面相互影响，称为脾与胃相表里。

1. 脾的主要功能

（1）主运化　运，即运输；化，即消化吸收。脾主运化，指脾把饮食物（水谷）转化为营养物质（精微），并将精微物质运送到全身。饮食物进入胃后，经胃的初步消化，下送到小肠，再经小肠的消化、吸收、化物作用，进行进一步的消化吸收，因此，对饮食物的消化和吸收，实际上是在胃和小肠内进行的，但必须在脾的作用下，才能将水谷化为精微，并将精微输送到全身。因此，食物转化成营养、并输送营养的过程必须依赖脾才能完成。

水谷精微是人维持生命活动所需的营养物质的主要来源，也是生成气血的主要物质基础。水谷精微的生成必须依靠脾的功能，所以脾又被称为"后天之本""气血生化之源"。

脾在运化水谷的过程中，水谷精微中的水分，也要靠脾的运化功能代谢到全身，除此之外，还需要肺、肾、三焦的功能活动，将多余部分转化成汗、尿排出体外。

生理表现：脾的运化功能正常，则机体消化吸收功能健全，才能化生精、气、血、津液等人体必需的精微物质，才能使脏腑、经络、皮肉筋骨等组织得到充分的营养而进行正常的生理活动。脾的运化水液功能健旺，就能防止水的异常停滞，避免产生痰、饮、水、湿等病理产物。

病理表现：若脾运化功能减退（脾虚），一是消化吸收功能失常，而出现腹胀、便溏、食欲不振、倦怠，以致气血化生不足、消瘦等；二是水液内停而产生痰、饮、水、湿等病理产物，因此，临床上脾虚往往出现痰多、水肿等症状。

（2）主升清　升，即上升；清，即水谷精微等营养物质。脾主升清有两个方面的含义：一是脾将水谷精微等营养物质上送于心、肺、头目等身体上部发挥营养作用；二是脾有升提内脏的作用，使内脏维持在相对恒定的位置。

生理表现：脾主升清正常，则水谷精微等营养物质的吸收、输布才能正常，人才能元气充盛、精力充沛、头目清爽；同时，脾气的升举，也使内脏不致下垂。

病理表现：临床上，脾气不能升清（脾失升清），可见气血生成不足的表现，如神疲乏力、头晕目眩、腹胀、泄泻等症；脾气下陷（中气下陷），则可见慢性腹泻、胃下垂、子宫脱垂、脱肛等病症。

（3）主统血　统，即统摄、控制。脾主统血，指脾具有统摄血液在经脉中流动，防止溢出脉外的作用。脾统血的作用，主要是气的固摄作用的体现。

生理表现：脾的统血功能正常，血液不会溢出脉外而出血。

病理表现：脾气虚弱，会导致气的化生下降，气血亏虚，气的固摄作用减退，则易见便血、尿血、崩漏等脾不统血病症。

2. 脾的生理连属

（1）在志为思　正常的思考问题，不损害机体的生理活动，但思虑过度，则可影响气的正常运动，导致气结。思虑过度会影响脾的运化功能，而出现食欲下降、食后腹胀等症。

（2）在体合肌肉、主四肢　全身的肌肉要靠脾胃运化的水谷精微来营养，才能丰满健壮。脾胃运化功能长久障碍，会导致肌肉消瘦，软弱无力，甚至肌肉萎缩。

四肢同样需要脾胃运化的水谷精微来营养。脾气健运，四肢的营养充足，则活动轻劲有力；脾失健运，四肢营养不足，可见倦怠乏力。

（3）在液为涎　涎为口中清稀的液，即"口水"，具有保护口腔黏膜、润泽口腔的作用，在进食时分泌较多，有助于食物的咀嚼、吞咽和消化。在正常情况下，脾气充足，唾液分泌正常，不溢出口外；脾胃不和，往往唾液分泌增加，有的出现口水自出；若脾化生不足，津液不足，则见唾液减少、口干舌燥。

（4）在窍为口，其华在唇　饮食口味的正常与否，全赖于脾胃的运化功能。脾胃健运，则口味、食欲正常；脾失健运，则可出现口淡无味、口中发甜、口中黏腻等异常感觉。

口唇的色泽，反映了全身气血充盈与否，而气血的生成，又与脾的运化功能息息相关，因此，临床上可以通过观察唇色，来了解脾的运化功能。脾气健运，气血充足，营养良好，则口唇红润有光泽；若脾失健运，气血衰少，则口唇淡白没有光泽。

（四）肝的生理功能及系统连属

肝在五行中属木，与十二经脉中的足厥阴肝经相联络。

　　肝的主要功能是主疏泄，主藏血。主要系统连属关系是：与情志中的怒、五官中的目、五液中的泪、五体中的筋、五华中的爪密切相关。肝与六腑中的胆在生理功能和病理变化方面相互影响，称为肝与胆相表里。

1. 肝的主要功能

　　（1）主疏泄　疏，即疏通；泄，即发泄。肝主疏泄，指肝具有疏通调节的作用。肝的疏通调节作用主要体现在以下五个方面。

　　①调畅气机　"气"，是不断运动着的具有很强活力的能量物质，它流行于脏腑、经络、组织器官等全身各处，无处不有，时刻推动和激发着各种生理活动，"气机"，是指气在全身各处的这种升降出入运动。肝调畅气机，就是指肝能调节气的升降出入运动，使之运行正常的作用。

　　生理表现：肝的疏泄正常，则气的运动正常，血和津液的运行正常，经络通畅，脏腑、器官等的活动也正常协调。

　　病理表现：若肝的疏泄功能异常，称为肝失疏泄，其病理变化可分为两个方面：一是肝疏泄功能减退，气机的疏通和畅达就会受阻，从而形成气机不畅、气机郁结的病理变化，称为"肝气郁结"，主要表现为胸闷、乳房胀痛、两肋胀满或胃胀等症状；二是肝的疏泄功能过强，导致气的升发太多，气的下降不及，形成"肝气上逆"的病理变化，出现头目胀痛、面红目赤、血压升高、易怒等症状。

　　②调畅脾胃　肝具有调节脾胃消化吸收和调节胆汁分泌与排泄的作用。

　　生理表现：肝的疏泄正常，脾胃消化吸收功能正常，胆汁分泌排泄正常。

　　病理表现：肝的疏泄异常，可见食欲不振、脘腹胀满、打嗝、腹泻或者便秘等脾胃不和的表现。肝的疏泄异常，还可影响胆汁的分泌与排泄，出现胁下胀满、疼痛、口苦、胃胀，甚至出现黄疸等症状。

　　③调畅情志　正常的情志活动依赖于气血的正常运行，而气血的正常运行有赖于气机的调畅，所以，肝主疏泄调畅情志的作用，实际上是调畅气机功能所派生的。

　　生理表现：肝的疏泄功能正常，则气机调畅，气血和调，心情就易于开朗。

　　病理表现：肝的疏泄功能异常，主要分为两种情况，一是肝气郁结，容易出现抑郁、闷闷不乐、多疑等症状；二是肝气上逆时，则容易急躁，易怒。

　　反之，突然强烈的或反复持久的情志刺激，尤其是生气，也会影响肝的疏泄功能，导致肝气郁结，或肝气上逆的其他病理表现。

　　④调畅血和津液　血的运行和津液的输布代谢，有赖于气的升降出入运动。肝调畅血的运行和津液的输布，是调畅气机所派生的。

　　生理表现：肝调畅气机正常，则气的升降出入运动就能协调平衡，血的运行和津液的输布就流畅。

　　病理表现：肝气郁结，可致血行障碍，形成血瘀，日久可形成肿块，妇女可见月经不调、痛经、闭经等病变。气机的郁结，也会使津液的输布代谢障碍，产生痰、水肿等病理产物。肝气上逆，气率血上行，还可能出现呕血、咯血甚至脑出血等症状。

　　⑤调节生殖　男子的排精、女子的排卵和月经来潮与肝的疏泄功能密切相关。男子

排精、女子的排卵，都是肝肾二脏之气的疏泄与闭藏作用相互协调的结果。

生理表现：肝的疏泄正常，精液的排泄和女子的排卵正常，女子月经周期正常，经行通畅，孕育正常。

病理表现：若肝失疏泄，则男子排精不畅或排精无度，女子出现月经周期紊乱、经行不畅、痛经、闭经、不孕等。由于肝气的疏泄功能对女子的生殖功能尤为重要，古人有"女子以肝为先天"的说法。

（2）主藏血 肝贮藏血液主要有两方面的功能：一是贮存血液，二是调节血量分配。

肝贮藏充足的血液，既可以濡养自身，又可以制约肝阳而维持肝的阴阳平衡，防止阳气升腾太过而肝气亢逆，还可以濡养身体其他组织器官，使其发挥正常的生理功能，如《素问·五藏生成》所说："肝受血而能视，足受血而能步，掌受血而能握，指受血而能摄"。肝贮藏充足的血液，也是女子月经来潮的重要保证。

正常情况下，人体各部分的血量是相对恒定的，但随着人体活动量的增减、情绪的改变、外界气候变化等因素，人体各部分的血量也随之有所改变。当机体活动剧烈或情绪激动时，肝就把所贮存的血液向机体外周输布，以供机体需要；当安定休息及情绪稳定时，全身活动量少，机体外周的血液需求量相对减少，部分血液便藏之于肝。

生理表现：肝藏血功能正常，机体得到充足的血液濡养。

病理表现：肝的藏血功能异常时，一方面机体出现血液供应不足的表现，比如头晕、失眠、多梦、面色苍白、月经量少等症状；另一方面也容易出现各种出血症状，如咯血、咳血、月经周期紊乱的症状。

2. 肝的生理连属

（1）在志为怒 肝在志为怒，是指肝的生理功能与情志的"怒"密切相关。在一定限度内，适当发泄心中的郁怒，有益于机体内环境平衡，但过度愤怒可使肝的疏泄功能失常，引起肝气上逆的症状，故说"怒伤肝"。反之，肝的阴血不足，肝的阳气升泄太过，则稍有刺激，即易发怒。

（2）在体合筋、其华在爪 筋，即筋膜，包括肌腱和韧带。在五脏中，肝与筋的关系最为密切。肝血充盈，肌腱和韧带得以滋养，肢体运动有力而灵活；肝的气血虚少，肌腱和韧带失养，弹性和韧性下降，可导致手足振颤、肢体麻木、关节运动不利等症状。

爪，即指甲、趾甲，为筋之延续，故称"爪为筋之余"。肝血的盛衰，可影响爪甲的荣枯。肝血充足，爪甲坚韧明亮，红润光泽；肝血不足，爪甲软薄，甚至变形脆裂。

（3）在液为泪 泪为肝之液，有濡养、滋润和保护眼睛的功能。肝的阴血不足，则泪液分泌减少，两目干涩；肝经湿热，可见眼屎增多。

（4）在窍为目 肝的经脉上连于目，目的视力依赖肝气的疏泄和肝血的营养。肝的阴血不足，则两目干涩，视物不清或夜盲；肝经有热，则目赤痒痛。

（五）肾的生理功能及系统连属

肾在五行中属水，与十二经脉中的足少阴肾经相联络。

肾的主要功能是藏精，主生长、发育与生殖；主水；主纳气。主要系统连属关系是：与情志中的恐、五官中的耳及二阴、五华中的发、五体中的骨骼、五液中的唾密切相关。肾与六腑中的膀胱在生理功能和病理变化方面相互影响，称为肾与膀胱相表里。

肾为脏腑阴阳之本，生命之源，故称肾为"先天之本"。

1. 肾的主要功能

（1）藏精，主生长、发育与生殖　指肾具有贮藏精气，主管人体的生长、发育和生殖的作用。

藏精，即肾贮藏精气。精气，是构成人体的基本物质，是人体生长发育及各种功能活动的物质基础。肾所藏的精，包括"先天之精"和"后天之精"。"先天之精"是禀受于父母的生殖之精，是构成胚胎发育的原始物质；"后天之精"主要是饮食物通过脾胃运化而生成的水谷之精气。"先天之精"有赖于"后天之精"的不断培育和滋养，才能充分发挥生理效应；"后天之精"的化生，又依赖于"先天之精"的活力资助，二者相辅相成，在肾中密切结合而组成肾中之精。肾精可以化生肾气。肾气是肾功能活动的动力，可促进肾精产生。即"精化气，气生精"。肾中精气的主要生理效应是促进机体的生长、发育和逐步具备生殖能力。

主生长、发育和生殖，即肾中精气的盛衰，决定着人体的生、长、壮、老、已。《素问·上古天真论》说："女子七岁，肾气盛，齿更，发长；二七而天癸至，任脉通，太冲脉盛，月事以时下，故有子；三七，肾气平均，故真牙生而长极；四七，筋骨坚，发长极，身体盛壮；五七，阳明脉衰，面始焦，发始堕；六七，三阳脉衰于上，面皆焦，发始白；七七，任脉虚，太冲脉衰少，天癸竭，地道不通，故形坏而无子也。丈夫八岁，肾气实，发长齿更；二八，肾气盛，天癸至，精气溢泻，阴阳和，故能有子；三八，肾气平均，筋骨劲强，故真牙生而长极；四八，筋骨隆盛，肌肉满壮；五八，肾气衰，发堕齿槁；六八，阳气衰竭于上，面焦，发鬓斑白；七八，肝气衰，筋不能动；八八，天癸竭，精少，肾气衰，形体皆极，则齿发去"，以上论述对防治生长发育不良、生殖机能低下、延缓衰老均有指导意义。

生理表现：肾中精气的生理效应，可概括为肾阴和肾阳两个方面。肾阴对机体各脏腑组织器官起着滋养、濡润作用；肾阳对机体各脏腑组织器官起着推动、温煦作用。肾阴和肾阳，是机体各脏腑阴阳的根本，二者相互制约、相互依存，维持着各脏阴阳的相对平衡。

病理表现：肾阴虚症状，午后或夜晚五心烦热、眩晕、耳鸣、腰膝酸软、咽干、潮热、盗汗、舌质红、苔少而干、脉细数；肾阳虚症状，形寒肢冷、乏力、腰膝冷痛或酸软、水肿、性功能减退、小便不利、舌质淡胖嫩、苔白滑、脉沉弱。

（2）主水　肾主水是指肾具有主持和调节人体水液代谢的生理功能，又称为肾的气化作用。

一方面，肾中精气的蒸腾气化，主宰着整个水液代谢，肺、脾等脏腑对水液的输布等均依赖于肾的气化作用；另一方面，尿液的生成和排泄，更是与肾的气化作用直接相关。在人体整个水液代谢过程中，水液的生成、输布和排泄，是在肾、脾、肺、胃、大肠、小肠、膀胱、三焦等多个脏腑的共同参与下完成的，但对于水液代谢中的每一个环节都需要在肾的气化作用下进行，肾的气化作用贯穿于水液代谢的始终。

生理表现：肾气的蒸腾气化、肾阴的滋润宁静、肾阳的温煦推动，通过对各脏腑之气及其阴阳的调控，肾主司和调节着机体津液代谢的各个环节。津液代谢过程中，输布于全身的津液，通过三焦水道下输于膀胱，在肾气的蒸腾气化作用下，津液之清者，上输于肺，重新参与津液代谢；津液之浊者，生成尿液。

病理表现：肾气化不足，可出现水肿、尿少、无尿或见小便清长、尿多、尿频等症。

（3）主纳气　纳，即固摄、受纳。肾主纳气，指肾摄纳肺所吸入的清气，防止呼吸表浅，以保证体内外气体的正常交换。肺的呼吸要保持一定的深度，有赖于肾的纳气作用。肾的纳气功能，是肾的闭藏作用在呼吸中的体现。

生理表现：肾主纳气正常，则呼吸均匀和调。

病理表现：肾不纳气，则见呼吸表浅、呼多吸少、动则气喘等症状。

2. 肾的生理连属

（1）在志为恐　恐与惊相似，惊和恐都会给机体的生理功能带来不良的刺激。"惊则气乱"，是指惊可使机体的正常生理活动，遭到一时性扰乱，出现心神不定、手足无措的现象。恐为肾志，"恐则气下"，是指恐惧过度，可使肾气不固，气泄以下，而见二便失禁等症。

（2）在体为骨，主骨生髓，其华在发　肾藏精，精生髓，髓包括骨髓、脊髓、脑髓。

骨骼的生长发育，有赖于骨髓的充盈及其所提供的营养。肾中精气充盛，骨髓充盈，骨骼生长发育正常，骨质坚韧；肾中精气不足，骨髓虚少，则小儿囟门迟闭、骨软无力，老人骨质脆弱、易于骨折等。

脑为"髓海"，因为脊髓上通于脑，髓聚成脑。肾中精气充盈，则髓海得养，脑的发育就健全，就能充分发挥思维、记忆等生理功能。肾中精气不足，则出现神疲倦怠、反应迟钝、耳鸣目眩。

"齿为骨之余"，牙齿也由肾中精气充养。牙齿的生长与脱落，与肾中精气的盛衰密切相关。肾中精气充盈，则牙齿坚固而不易脱落；肾中精气不足，则牙齿易于松动，甚至过早脱落。

头发的生长与脱落、润泽与枯槁，不仅依赖于肾中精气的充养，也有赖于血液的濡养，故说"发为血之余"。青壮年时，精血充盈，则头发长而光泽；老年人精血多虚少，头发变白而脱落。临床上未老先衰，头发枯萎，早脱早白者，与肾中精气不足和血虚有关。

临床上通过观察脑力活动、牙齿、骨骼、头发的生长状况，可作为肾中精气盛衰的标志。

（3）在液为唾　唾为口津，唾液中较稠厚的称作唾。唾为肾精所化，咽而不吐，有滋养肾中精气的作用。若多唾或久唾，则易耗损肾中精气。

（4）在窍为耳及二阴　听觉的灵敏与否，与肾中精气的盛衰密切相关。肾中精气充盈，髓海得养，则听觉灵敏。肾中精气虚少，髓海失养，则听力减退、耳鸣，甚则耳聋。老年人的肾中精气多衰减，听力多减退。故说肾开窍于耳。

尿液的排泄虽在膀胱，但须依赖肾的气化才能完成。因此，尿频、尿失禁、尿少、尿闭等，均与肾的气化功能失常有关。粪便的排泄，虽是大肠的功能，但也与肾的气化有关。肾阴虚时，可致肠道内津液少而便秘；肾阳虚时，则致阳虚便秘或阳虚泄泻。

三、六腑常识

六腑，即胆、胃、大肠、小肠、膀胱、三焦。六腑形体呈管腔状，其共同生理特点是容纳和传送饮食物，所以，六腑功能侧重于以通和降为主。

（一）胆的生理功能

胆贮存和排泄胆汁，胆汁直接帮助饮食物的消化，故为六腑之一。但胆不与水谷接触，且藏精汁，与其他腑有别，故又属奇恒之腑。胆贮藏精气，但藏精气而能泻，又不同于脏。胆附于肝叶下，肝胆有经脉相互络属而为表里。

胆汁由肝之精气所化生，汇聚于胆，泄于小肠，以助饮食物的消化，是脾胃正常运化水谷的重要条件。胆汁的化生和排泄，由肝的疏泄功能调控。肝疏泄正常，则胆汁化生和排泄畅达，脾胃运化功能也正常；肝失疏泄，胆汁排泄不利，影响脾胃运化功能，则出现胁下胀满疼痛、食欲减退、腹胀、腹泻等症。

（二）胃的生理功能

胃的生理功能是主受纳、腐熟水谷、以降为和。

1. 主受纳、腐熟水谷

受纳，指胃接受、容纳饮食物；腐熟，指饮食物经过胃的初步消化，形成食糜状态。饮食入口，经过食管，容纳于胃，再经胃的腐熟后，下传于小肠，其精微经脾的运化，而输送全身。

2. 主通降，以降为和

饮食物入胃，经胃的腐熟后，必须通降下行入小肠，进一步消化吸收。胃的通降是受纳的前提条件。胃的通降作用，有助于小肠将食物残渣下传于大肠及大肠传化糟粕。胃失通降，则影响受纳、食欲，出现脘腹胀闷或疼痛等症；胃气上逆，可出现恶心、呕吐、呃逆、嗳气等症。

（三）小肠的生理功能

小肠的主要生理功能是受盛、化物和泌别清浊。

1. 受盛和化物

受盛，是接受，以器盛物之意。小肠是接受经胃初步消化的饮食物的盛器，经胃初步消化的饮食物，在小肠内停留一定的时间，以利于进一步的消化和吸收。化物，是指小肠将经胃初步消化的饮食物，再进一步消化，把水谷化为精微。

2. 泌别清浊

泌，指分泌；别，即分别。小肠的泌别清浊，是指经小肠消化后的饮食物，分为水谷精微和食物残渣两部分，水谷精微吸收上输于脾，食物残渣传入大肠。小肠在吸收水谷精微的同时，也吸收了大量水液。

（四）大肠的生理功能

大肠的功能是传化糟粕。大肠接受小肠下传的食物残渣，再吸收其中多余的水液，形成粪便，经肛门排出体外。《素问·灵兰秘典论》云："大肠者，传导之官，变化出焉。"大肠的传导作用，是胃降浊功能的延伸，同时也与肺的肃降、肾的气化有关。

（五）膀胱的生理功能

膀胱的功能是贮尿和排尿。津液在肾的气化作用下，生成尿液，下输膀胱。膀胱的气化，隶属于肾的蒸腾气化。膀胱的病变，如尿频、尿急、尿痛；小便不利、尿后余沥、尿闭；遗尿、尿失禁等病变，多与肾的气化失常有关。

（六）三焦的生理功能

三焦是上焦、中焦、下焦的合称，为六腑之一。

1. 主持诸气，总司全身的气机和气化

三焦是气的升降出入的通道，又是气化的场所，所以能主持诸气，总司全身的气机和气化。元气根于肾，通过三焦而输布到五脏六腑，充沛于全身。

2. 为水液运行的道路

三焦有疏通水道、运行水液的作用，是水液升降出入的通道。水液代谢由肺、脾、胃、肠、肾、膀胱等多脏腑协同完成，但必须以三焦为通道，才能正常地升降出入。若三焦水道不畅，水液扩散障碍，中医称之为"三焦气化不利"。

第二节　经络腧穴

经络、腧穴理论是中医技术的理论基础及核心内容，是学习中医技术的入门课程。古人在对中医技术的应用过程中，产生了对人体经络、腧穴的认识，进而逐渐形成了独立的理论体系。经络、腧穴理论的形成、发展与中医技术的应用密不可分，而在经络、腧穴理论的指导下应用的中医技术才能充分发挥防治疾病的作用。

一、经络常识

(一) 经络的概念

经络是人体运行气血、联络脏腑肢节、沟通上下内外的通道,是经脉和络脉的总称。"经",是路径,是经络系统的主干,大多循行于深部,有一定的循行路径;"络",是网络,是经脉的分支,纵横交错,大多循行于较浅的部位。经络把人体所有的五脏六腑、四肢百骸、五官九窍、皮肉筋脉等联结成一个统一的有机整体,使人体内的功能活动保持相对的协调和平衡。

经络学说,是研究人体经络系统的生理功能、病理变化及其与脏腑形体官窍关系的学说,是中医学理论体系的重要组成部分,也是针灸学的理论核心。经络学说作为针灸、推拿、气功等学科的理论基础,对指导中医临床各科,均有十分重要的意义,故有"学医不知经络,开口动手便错。盖经络不明,无以识病证之根源,究阴阳之传变"(《扁鹊心书》)。

(二) 经络系统的组成

人体经络系统,是由经脉系统与络脉系统组成,包括十二经脉、奇经八脉、十五络脉、十二经别、十二经筋和十二皮部等,在内连络脏腑,在外连属肌肉、肢节和皮肤。

1. 经脉系统

经脉系统主要分为十二正经和奇经八脉两类。十二正经即手、足三阴经和手、足三阳经,又称为"十二经脉",是人体气血循行的主要通道。奇经有八条,即任脉、督脉、冲脉、带脉、阴跷脉、阳跷脉、阴维脉、阳维脉,合称为"奇经八脉",奇经主要具有统率、联络和调节十二经脉的作用。

另外,经脉系统还包括十二经别、十二经筋、十二皮部。十二经别是从十二经脉分出的较大的分支,其主要作用是加强十二经脉中相为表里两经之间的联系,并能通达某些正经未循行到的器官和形体部位,以弥补十二正经的不足。十二经筋和十二皮部是十二经脉与筋肉和体表的连属部分,其主要作用是联络四肢百骸、主司关节运动,以保持人体正常的运动功能。十二皮部是十二经脉的功能活动在体表一定的皮肤部位的反映区,也是经络之气的散布所在。

2. 络脉系统

络脉是经脉的小分支,分为别络、浮络和孙络。从十二经脉及任、督二脉上各所别出的络,再加脾之大络合为十五络脉,也叫"十五别络",多数无一定的循行路径,其功能是加强互为表里的两条经脉在体表之间的联系。浮络是循行于人体浅表部位的络脉,孙络是最细小的络脉,两者难以计数,遍布全身(见图 2-1)。

```
                                                          ┌─ 手太阴肺经 ─┐
                                          ┌─ 手三阴经 ────┤ 手厥阴心包经 │
                                          │               └─ 手少阴心经 ─┤
                                          │               ┌─ 手阳明大肠经 │
                          ┌─ 十二经脉 ────┤ 手三阳经 ────┤ 手少阳三焦经 │
                          │               │               └─ 手太阳小肠经 │
                          │               │               ┌─ 足太阴脾经 ─┤─ 气血运行的
              ┌─ 经脉系统 ─┤               │ 足三阴经 ────┤ 足厥阴肝经 │    主要通道
              │           │               │               └─ 足少阴肾经 ─┤
              │           │               │               ┌─ 足阳明胃经 ─┤
              │           │               └─ 足三阳经 ────┤ 足少阳胆经 │
              │           │                               └─ 足太阳膀胱经 ┘
              │           ├─ 奇经八脉
  经络系统 ────┤           ├─ 十二经别 ─┐
              │           ├─ 十二经筋 ─┤─ 十二经脉附属的部分
              │           └─ 十二皮部 ─┘
              │           ┌─ 十五络脉
              └─ 络脉系统 ─┤ 浮络
                          └─ 孙络
```

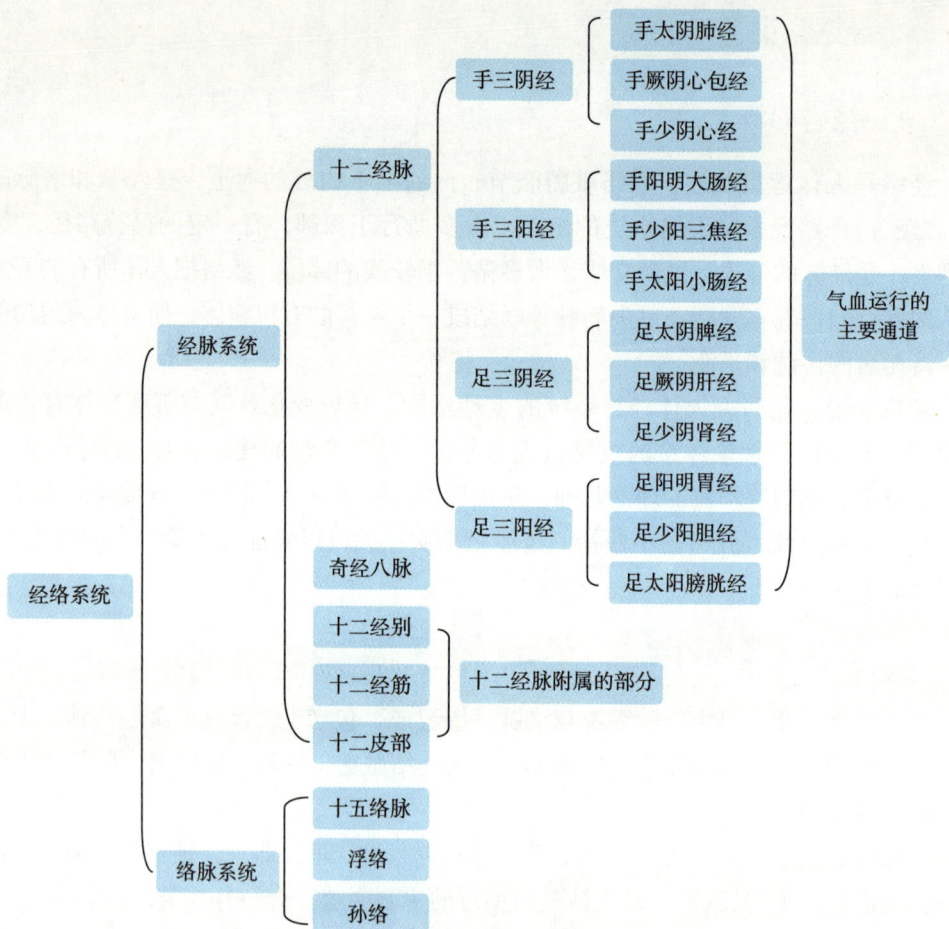

图 2-1　经络系统的组成

（三）十二经脉

十二经脉是经络系统中的核心组成部分，是气血运行的主要通道，与人体脏腑有着直接密切的联系，分为手三阴经、手三阳经、足三阴经、足三阳经。

1. 名称

十二经脉中每一条经脉的名称中都包含着以下三部分的内容：手足、阴阳、脏腑。

（1）手足　十二经脉中的每一条经脉都经过人体的上肢或下肢，其中经过上肢的经脉称为手经，经过下肢的经脉称为足经。

（2）脏腑　十二经脉中每一条经脉都分别联系着一个脏腑，并且与这一脏或腑在生理或病理上有着密切的联系，称为联属。因为脏属阴，腑属阳，所以与脏连属的经脉称为阴经，与腑相联的称为阳经，即阴经属脏，阳经属腑。

（3）阴阳　根据阴阳的消长变化命名阴阳。阳气初盛称为少阳，阳气较盛称为太阳，两阳相合，阳气极盛称为阳明；阴气初盛称为少阴，阴气较盛称为太阴，两阴相交，阴气消尽的称为厥阴。

十二经脉据此规律，分别命名为手太阴肺经、手厥阴心包经、手少阴心经、手阳明大肠经、手少阳三焦经、手太阳小肠经、足太阴脾经、足厥阴肝经、足少阴肾经、足阳明胃经、足少阳胆经、足太阳膀胱经。

2. 分布规律

十二经脉在体表的分布有一定规律，手经分布于上肢，足经分布于下肢。

在四肢部，阳经分布于四肢的外侧面，阴经分布于四肢的内侧面；外侧分三阳，内侧分三阴；大体上，阳明、太阴在前缘，太阳、少阴在后缘，少阳、厥阴在中间。

在头面部，阳明经行于面部、额部；太阳经行于面颊、头顶及头后部；少阳经行于头侧部。

在躯干部，手三阳经行于肩胛部；足三阳经中阳明经行于前（胸、腹面）；太阳经行于后面，少阳经行于侧面；手三阴经均从腋下经过，足三阴经均行于腹面。循于腹面的经脉，从内向外的顺序分别为：足少阴、足阳明、足太阴、足厥阴（见表2–1）。

表2–1 十二经脉名称与分布

	阴经（属脏）	阳经（属腑）	循行部位（阳经行于外侧，阴经行于内侧）	
手	太阴肺经	阳明大肠经	上肢	前缘
	厥阴心包经	少阳三焦经		中缘
	少阴心经	太阳小肠经		后缘
足	太阴脾经	阳明胃经	下肢	前缘
	厥阴肝经	少阳胆经		中缘
	少阴肾经	太阳膀胱经		后缘

注：在小腿下半部和足背部，肝经在前缘，脾经在中线。至内踝上八寸处交叉之后，脾经在前缘，肝经在中线。

3. 走向和交接规律

十二经脉的走向和交接有着一定的规律性，《灵枢·逆顺肥瘦》云："手之三阴，从胸走手；手之三阳，从手走头；足之三阳，从头走足；足之三阴，从足走腹。"手三阴经均从胸部起始，经过上肢内侧，终于手指末端，与手三阳经交会；手三阳经均从手指末端起始，经上肢外侧而终于头面部，交足三阳经；足三阳经均从头面部起始，过躯干，经下肢外侧而终于足趾部，与足三阴经交会；足三阴经均起于足趾，经下肢内侧，过腹部，抵达胸部，各与手三阴经交会（见图2–2）。

手三阳经止于头部，足三阳经始于头部，六条阳经均汇聚于头，因此说"阳经会于头""头为诸阳之

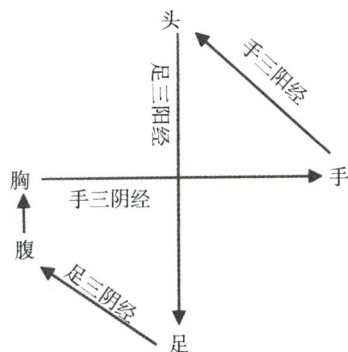

图2–2 十二经脉走向交接规律

会"。手三阴经始于胸部，足三阴经止于胸腹部，六条阴经均汇聚于胸，因此说"阴经会胸腹"。

手三阴经和手三阳经在手相接，足三阴经和足三阳经在足相接，所以说"手经接于手，足经接于足"，这样就构成了一个"阴阳相贯，如环无端"的循环路径。

4. 表里关系

手足三阴、三阳经，通过经别和别络的互相沟通，组合成六对表里关系；互为表里关系的两条经脉分别络属于相为表里的两个脏腑，阴经属脏，阳经属腑。有表里关系的两条经脉分别循行于四肢内外两侧的相对位置，均在四肢末端交接（见表2-2）。

表 2-2　十二经脉的表里关系

手阳明大肠经	手少阳三焦经	手太阳小肠经	足阳明胃经	足少阳胆经	足太阳膀胱经
手太阴肺经	手厥阴心包经	手少阴心经	足太阴脾经	足厥阴肝经	足少阴肾经

手足阴阳十二经脉的这种表里关系，不仅由于相为表里的两条经脉的衔接而加强了联系，而且由于相互络属、互为表里的脏腑而使互为表里的脏腑在生理功能上互相配合，在病理上也相互影响。如：心火可以下移小肠，引起小便短赤；大肠腑气不通，肺气不降，往往引起或加重咳嗽等症状；在治疗上，相为表里的两条经脉的腧穴可交叉使用，如胆经的穴位可以治疗肝经或肝的病变。

5. 流注次序

十二经脉中的气血运行是循环贯注的，即从手太阴肺经开始，依次传到手阳明大肠经，依次相传，最后传到足厥阴肝经，然后再传到手太阴肺经，如此首尾相贯，如环无端（见图2-3）。

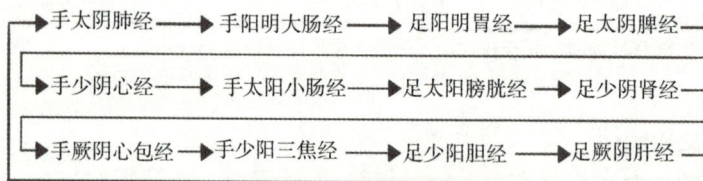

手太阴肺经 → 手阳明大肠经 → 足阳明胃经 → 足太阴脾经

手少阴心经 → 手太阳小肠经 → 足太阳膀胱经 → 足少阴肾经

手厥阴心包经 → 手少阳三焦经 → 足少阳胆经 → 足厥阴肝经

图 2-3　十二经脉流注次序

（四）十二经脉的附属部分

十二经脉的附属部分包括十二经别、十二经筋与十二皮部。

1. 十二经别

十二经别是十二正经别行深入体腔的支脉，由于经别均由十二经脉分出，故其名称也依十二经脉而定，即有手三阴经别、手三阳经别、足三阳经别和足三阴经别。

十二经别循行分布具有离、入、出、合的特点，多从四肢肘膝关节附近的正经别出（离），经过躯干深入体腔与相关的脏腑联系（入），再浅出体表上行头项部（出），在头项部，阳经经别合于本经的经脉，阴经经别合于其相表里的阳经经脉（合），由此十二经别按阴阳表里关系汇合成六组，称为"六合"，其循行补充了十二经脉的不足，从而扩大了经穴的主治范围。十二经别具有加强表里两经联系、经脉与脏腑联系、十二经脉与头部联系的作用。

2. 十二经筋

十二经筋是十二经脉之气结聚散络于筋肉关节的体系，是附属于十二经脉的筋肉系统。十二经筋皆隶属于十二经脉，并随其所属经脉而命名。

十二经筋的循行分布与其所辖经脉体表通路基本一致，其循行走向均从四肢末端走向头身，行于体表，不入内脏。在循行分布过程中有结、聚、散、络的特点。结聚部位多在关节及肌肉丰厚处，并与邻近的他经相联结。散，主要在胸腹；络，足厥阴肝经除结于阴器外，还能总络诸筋。此外，经筋还有刚筋、柔筋之分。刚（阳）筋分布于项背和四肢外侧，以手足阳经经筋为主；柔（阴）筋分布于胸腹和四肢内侧，以手足阴经经筋为主。

经筋的作用主要是约束骨骼，利于关节屈伸活动，以保持人体正常的运动功能。《素问·痿论》曰："宗筋主束骨而利机关也。"

3. 十二皮部

十二皮部居于人体最外层，是十二经脉功能活动反映于体表的部位，也是络脉之气在皮肤所散布的部位。《素问·皮部论》曰："皮者，脉之部也。""凡十二经络脉者，皮之部也。"十二皮部是机体的卫外屏障，有保卫机体、抗御外邪和反映病证的作用。

中医临床辨证诊断常以皮部理论为依据，如观察浮络的色泽变化，检查皮下结节、皮肤感觉等是望诊、按诊的重要内容；各种外治法离不开皮部理论的指导，针灸临床选穴和刺法的操作也离不开皮部理论，如传统刺法中的"半刺""毛刺"，各种灸法、拔罐法、穴位贴敷法及近代兴起的各种皮肤针法等，均与皮部的关系十分密切。

（五）奇经八脉

奇经八脉是督脉、任脉、冲脉、带脉、阴跷脉、阳跷脉、阴维脉、阳维脉的总称。与十二正经不同，奇经八脉既无直接络属的脏腑，又无相互表里配属，它们的分布又不像十二经脉那样规则，因此称为"奇经"；因其中督、任二脉有专穴，故与十二经脉并称"十四经"。

奇经八脉生理功能主要是沟通十二经脉之间的联系，并对十二经脉气血有蓄积和渗灌的调节作用。当十二经脉中气血满溢时，则流注于奇经八脉，蓄以备用；不足时，又由奇经给予补充。

八脉之中，督、任、冲三脉均起于胞中，同出会阴，称为"一源三歧"。其中，任脉行于胸腹部正中，上抵面额部，能总任一身阴经，称为"阴经之海"；督脉行于腰、背、项、头正中线，上至头面，入脑，总督一身阳经，称为"阳脉之海"；冲脉并足少阴肾经夹脐上行，环绕口唇，十二经脉均来汇聚，并有调节十二经脉气血的作用，为气血的要冲，称为"十二经脉之海"，冲脉与月经关系密切，亦称"血海"；带脉起于胁下，围腰一周，犹如束带，能约束纵行诸脉。

阴跷脉起于足跟内侧，随着足少阴等经上行，至目内眦与阳跷脉会合；阳跷脉起于足跟外侧，伴足太阳等经上行，至目内眦与阴跷脉会合，沿足太阳经上额，于项后会于足少阳经。二跷脉主宰一身左右的阴阳，共同调节肢体的运动和眼睑的开合功能。阴维脉起于小腿内侧，沿下肢内侧上行，与六阴经相联系，至咽喉与任脉会合，主一身之里；阳维脉起于足踝外侧，沿下肢外侧上行，与六阳经相联系，至项后与督脉会合，主一身之表。二维脉维络一身表里之阴阳，进一步加强了机体的统一性。

（六）经络的生理功能

1. 沟通表里上下，联系脏腑器官

十二经脉及其分支纵横交错，能入里出表，通达上下，又相互络属脏腑，连接肢节；奇经八脉联系沟通于十二经脉，依靠经络的沟通、联络作用，使人体的五脏六腑、四肢百骸、五官九窍、筋骨皮肉等组织器官有机地联系起来，共同完成生理活动，使机体内外、上下保持协调统一。

2. 运行气血，营养周身

经络可运输气血，是气血运行的主要通道，使气血通达全身，营养各个组织器官，从而维持人体各脏腑组织器官的正常生理活动，所以《灵枢·本脏》云："经脉者，所以行血气而营阴阳，濡筋骨，利关节者也。"

3. 感应传导作用

经络系统对于针刺或其他刺激有感应和传导作用，在针刺中的"得气"现象和"行气"现象就是经络感应传导的表现。

4. 调节机体平衡

经络能运行气血和协调阴阳，使人体机能活动保持相对的平衡。当人体发生疾病，出现气血不和及阴阳失调时，即可运用针灸等治法，激发经络的调节作用，以"泻其有余，补其不足"（《灵枢·刺节真邪》），促使人体恢复到正常状态。

（七）经络学说的临床应用

1. 说明病理变化

在病理状态下，经络成为传注病邪、反映病变的途径，不仅是外邪由表入里和脏腑之间病变相互影响的途径，同样也是脏腑与体表组织之间病变相互影响的途径。因此，通过经络的传导，内在脏腑的病变可以反映于外表，表现于某些特定的部位或与其相应的孔窍，如肝火上炎可见目赤肿痛，心火上炎可见舌尖红赤、糜烂，胃热炽盛可见牙龈肿痛等，都是经络传导的反应。

2. 指导疾病诊断

通过经络所反映于体表相应的官窍或部位的各种症状和体征，对疾病的部位、原因、性质进行诊断，从而为治疗提供依据。如两胁疼痛，多为肝胆疾病；又如头痛一

症，痛在前额者多与阳明经有关，痛在两侧者多与少阳经有关，痛在后头部及项部多与太阳经有关；舌尖赤痛，多为心火上炎引起；耳聋、足跟痛，多与肾虚有关等。机体患病时，常在体表的某些穴位或部位出现病理性反应，如明显的压痛或有结节状、条索状的反应物，或局部皮肤的颜色变化，这些对指导疾病的诊断非常有意义，如胃肠疾病患者常在足三里、上巨虚等穴出现压痛，肺脏疾病常在肺俞穴出现结节或中府穴有压痛，肠痈可在阑尾穴有压痛等。

3. 指导疾病治疗

经络学说广泛地指导临床各科的治疗，特别是对针灸、按摩和药物治疗，具有较大的指导意义。针灸与按摩治疗常采用"循经取穴"的方法治疗某一脏腑组织的病证，即判定疾病属于何经后，再根据经络的循行分布路线和联系范围来选定穴位。通过针灸或按摩，以调整经络气血的功能活动，从而达到治疗的目的。如胃病取胃经的足三里穴，肝病刺肝经的期门穴等。针刺麻醉、耳针疗法等都是在经络理论的指导下创立和发展起来的。

4. 预防疾病

临床可以用调理经络的方法预防疾病，如常灸足三里、关元穴可以强身、防病、益寿，灸风门穴可以预防感冒，灸足三里、悬钟穴可预防中风等。

二、腧穴常识

（一）腧穴的概念

腧穴是人体脏腑经络之气输注于体表的特殊部位，是疾病的反应点和针灸等治法的刺激点。"腧"通"输"，有转输、输注的意思，"穴"，指孔穴、孔隙，是空隙凹陷的意思。腧穴，又称穴位、气穴、孔穴等。

（二）腧穴的命名

腧穴的名称，看似杂乱无章，但每个穴名都有一定的含义，理解穴名的意义，有助于对腧穴部位的记忆和对其功能的掌握。古人对腧穴的取名，多用取象比类的方法，结合腧穴的位置特点、形象及其功能特点来命名。

1. 根据所在解剖部位命名

如第 7 颈椎棘突下的大椎、手腕的腕骨、肚脐的脐中等。

2. 根据腧穴的功能命名

如气海、关元、听宫、风池、迎香等。

3. 根据天文地理命名

如太阳、天枢、列缺、水沟、合谷、曲池、太溪、承山等。

4. 根据街道、建筑命名

如风市、印堂、风府、地仓等。

5. 根据动、植物命名

如犊鼻、攒竹、伏兔、鱼际等。

（三）腧穴的分类

腧穴包括十四经穴、经外奇穴、阿是穴三类。

1. 十四经穴

十四经穴是指分布在十二经脉和任督二脉循行路线上的腧穴，简称"经穴"。目前公认的经穴名称有 361 个，其中双穴，即左右对称的穴位 309 个，单穴 52 个。经穴是人体最重要的穴位，各穴有明确的固定位置和专用名称，能主治所属经络的病症。

2. 经外奇穴

这类腧穴不在十二经脉和任督二脉的循行路线上，但它有明确位置，也有专用名称，而且对某些病症有特殊治疗作用，故称为"经外奇穴"，简称"奇穴"，如阑尾穴对阑尾炎有特殊疗效、安眠穴专治失眠等。

3. 阿是穴

阿是穴指既无固定部位，又无具体名称，而是以压痛点或其他反应点为穴，又称"天应穴"，即"以痛为腧"。

（四）腧穴的定位方法

临床应用针灸治疗疾病时，取穴位置的准确与否，直接影响着治疗效果，因此，正确地掌握腧穴的定位方法是临床治疗的基础。主要有四种定位方法。

1. 体表解剖标志定位法

根据人体的各种体表解剖标志来取穴，也称"自然标志定位法"。体表标志，可分为固定标志和活动标志两种。

（1）固定标志　指不受人体活动的影响而固定不移的标志，如五官、发际、指（趾）甲、乳头、脐窝及由骨节和肌肉所形成的突起或凹陷等部位，作为取穴的标志，例如：眉头定攒竹、口角旁定地仓、脐中旁开 2 寸定天枢等。

（2）活动标志　指需要采取相应的姿势才能出现的标志，也称"活动标志"，如皮肤的皱襞、肌肉的凹陷部、某些间隙，例如：张口在耳屏前凹陷处取听宫，屈肘在肘横纹桡侧端与肱骨外上髁连线中点处取曲池，等等。

2. 骨度分寸定位法

将人体不同部位的长度和宽度，划分为若干等分，每一等分为 1 寸，以此分寸作为量取腧穴的依据，又称"等分法""骨度折量定位法"。无论男女、老幼、高矮、胖瘦，均可按此标准在其自身测量（见图 2-4、表 2-3）。

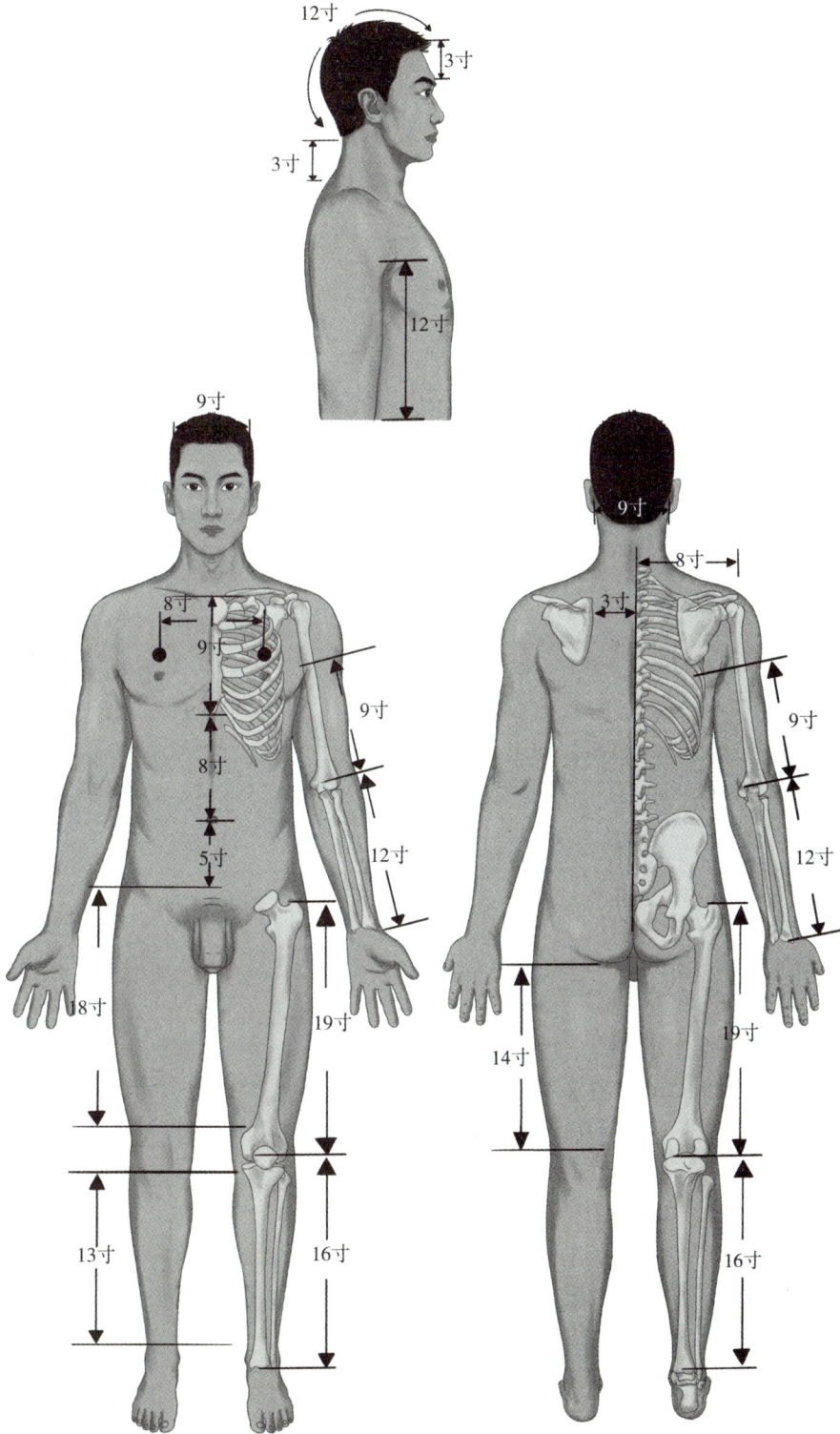

图 2-4　常用骨度分寸

表 2-3　常用骨度分寸表

部位	起止点	折骨寸	说明
头部	前发际正中—后发际正中	12	头部经穴的纵向距离
	眉间—前发际	3	同上
	第七颈椎棘突下—后发际	3	同上
	前额两发角之间	9	头部经穴的横向距离
	耳后两乳突之间	9	同上
躯干部	胸骨上窝—胸剑联合中点	9	胸部经穴的纵向距离
	胸剑联合中点—脐中	8	腹部经穴的纵向距离
	脐中—耻骨联合上缘	5	同上
	两乳头之间	8	胸腹部经穴的横向距离
	肩胛骨内缘—后正中线	3	背腰部经穴的横向距离
	肩峰缘—后正中线	8	肩背部经穴的横向距离
四肢部	腋前纹头—肘横纹	9	上肢部经穴的纵向距离
	肘横纹—掌腕横纹	12	同上
	耻骨联合上缘—股骨内髁上缘	18	下肢内侧经穴的纵向距离
	胫骨内侧髁下缘—内踝尖	13	同上
	股骨大转子—腘横纹	19	下肢外后侧经穴纵向距离
	腘横纹—外踝尖	16	同上

3. 指寸定位法

依据患者本人手指宽度为标准用以分寸量取腧穴的方法，也称"手指同身寸定位法"。临床常用的指寸定位法有三种（见图 2-5）。

（1）中指同身寸　以患者中指中节屈曲时桡侧两端横纹头之间的距离作为 1 寸，多用于四肢部的直寸和背部的横寸取穴。

（2）拇指同身寸　以患者拇指指关节的宽度作为 1 寸，适用于四肢部位的直寸取穴。

（3）四指同身寸（一夫法）　让患者将示指、中指、无名指和小指并拢，以中指中节横纹处为准，其四指的宽度作为 3 寸，适用于下肢部和腹部的取穴。

手指同身寸有其方便性，但也有局限性，方便的部位可以让患者自行量取，不便的部位亦可用医生的手与患者比较，适当增减后再替代量取。

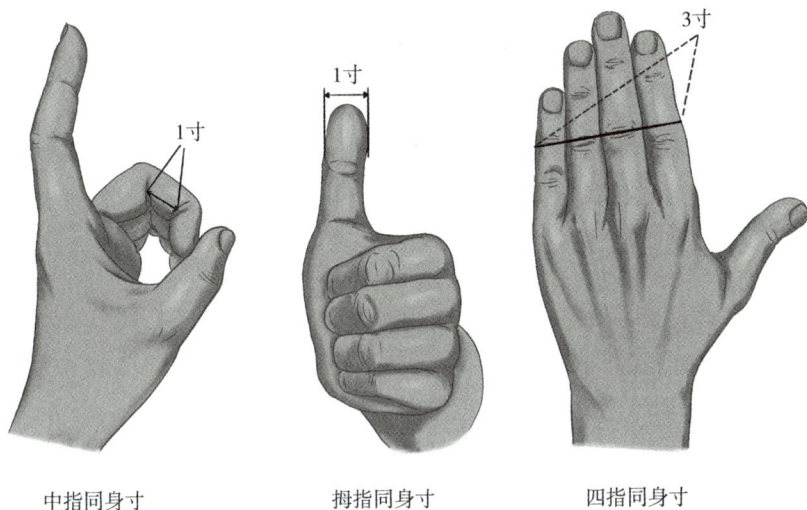

中指同身寸　　　　　　拇指同身寸　　　　　　四指同身寸

图 2-5　指寸定位法

4. 简便取穴法

是一种简便易行的定位方法，如两虎口平直交叉，示指尖下取列缺；两耳尖连线中点处取百会穴，这种取穴方法简便易记，但仅有少部分腧穴可以使用。

（五）腧穴的主治作用

1. 近治作用

腧穴的近治作用是所有腧穴均能治疗该穴所在部位及其邻近组织器官的病症，也就是局部治疗作用，即"腧穴所在，主治所在"。如睛明、攒竹穴都能治疗眼部的疾病，迎香、印堂穴可以治疗鼻部的病变，中脘穴可治疗胃病，关元、气海穴可以治疗下腹部病变，犊鼻、阳陵泉穴可治疗膝关节病变。

2. 远治作用

腧穴的远治作用是十四经脉腧穴的基本主治作用，尤其是十二经脉在四肢肘、膝关节以下的腧穴，不仅能治疗局部病证，还能治疗本经循行所及脏腑、组织、器官的病证，如，手太阴肺经的列缺穴，不仅治疗本经循行处上肢的病证，还远治咳嗽、咽痛及与其相表里的手阳明大肠经的头项强痛等，即"经脉所至，主治所及"。

3. 特殊作用

腧穴的特殊作用是指针刺某些腧穴时，对机体的不同状态起着双重的良性调节作用和相对的特定作用。如天枢穴，大便秘结时能通导大便，大便稀溏时能收敛止泻，是双向调剂；又如大椎穴退热，定喘穴平喘，后溪穴治疗落枕等，是其相对的特定作用，都是腧穴特殊的治疗作用。

4. 保健作用

腧穴的保健作用是指针灸某些腧穴，能强身健体，增强机体的抗病能力，起到防治疾病的作用。现代针灸研究的资料表明，针灸具有调整或增强机体免疫功能的作用，从而显示出其抗感染、抗炎、抗过敏、抗变态反应、抗衰老、抗肿瘤、增强抗病力的作用，即所谓的"扶正祛邪"，从而收到预防保健的效果。如大椎、关元、气海、足三里、三阴交等穴都有一定的保健作用，尤其以灸法的作用最为明显。

第三节　中医诊法常识

诊法，即诊察疾病的方法，包括望、闻、问、切四个方面，简称"四诊"。望、闻、问、切四诊，是从不同角度收集、了解与疾病有关的情况，临床诊病时，必须将它们有机结合起来综合分析，才能全面系统地了解病情，作出正确的判断，即"四诊合参"。

一、望诊

望诊，是指医生运用视觉对患者的全身、局部及其分泌物、排泄物的变化进行观察，以收集病情资料的诊察方法。由于人体脏腑、气血、经络等变化，均可以反映于体表的相关部位或出现特殊表现，因而通过望诊能够认识和推断病情。望诊应在充足的光线下进行，以自然光线为佳，其主要内容有望全身、望局部、望舌和望排泄物。

（一）望全身

望全身，是指通过观察患者的神、色、形、态变化来诊察病情。

1. 望神

神有广义和狭义之分。广义的神，是指高度概括的人体生命活动的外在表现；狭义的神，是指人的精神意识思维活动。所望之神，是二者的综合。通过望神可以了解患者脏腑精气的盛衰，判断病情的轻重和预后。望神应重点观察患者的目光、神情、气色、体态和反应等，尤应重视眼神的变化。

（1）有神　又称"得神"。临床表现双目灵活明亮，神志清楚，表情自然，面色荣润，语言清晰，活动自如，反应灵敏，表明精气充足，为健康表现，或虽病而正气未伤，病轻易治，预后良好。

（2）少神　又称"神气不足"。临床表现双目少神，精神不振，表情淡漠，面色少华，少气懒言，倦怠嗜睡，动作缓慢，表明精气已虚，脏腑功能减弱，多见于虚证。

（3）失神　又称"无神"。临床表现两目晦暗，精神萎靡，面色无华，反应迟钝，甚至神志昏迷，或神昏谵语，循衣摸床，撮空理线，提示正气大伤，脏腑功能虚衰，预后不良。

（4）假神　临床表现原本已无神，突然神志似清，目光转亮而浮光外露，欲见亲人，言语不休，欲进饮食，或面色无华而突见面赤如妆等，表明精气极度衰竭，阴不敛阳，阴阳即将离决，即所谓"回光返照""残灯复明"，常是危重患者临终前的征兆。

2. 望色

即观察皮肤的颜色与光泽。望色，以望面部色泽为主，面部皮肤的颜色，分为青、黄、白、赤、黑五种，简称五色；面部皮肤的光泽，是指肤色的荣润和枯槁。面部皮肤色泽是脏腑气血之外荣，故望面部的色泽变化，可以了解脏腑气血的盛衰及邪气对脏腑气血的影响。

（1）正常面色　又称常色。我国正常人的面色是微黄，红润而有光泽。但由于体质禀赋、季节、气候、环境不同而有差异，有时也可能偏红、偏黑、偏白等，但不论何色，总以明泽、含蓄为正常。

（2）病色　病色主病，是根据人体在疾病状态时面部五色的变化来诊察疾病，亦称"五色主病"。青色为经脉瘀阻，气血不通的表现，主寒证、瘀血、痛证、惊风；黄色为脾虚湿蕴，或气血不足，肌肤失养所致，主虚证、湿证；白色为气血虚弱，不能荣养所致，主虚寒证、血虚证、虫证；赤色为血液充盈于皮肤脉络的表现，热盛则鼓动血行加速，故赤色主热证；黑色为阴寒水盛之色，主肾虚证、水饮证、寒证。

3. 望形体

主要是观察患者形体的壮弱肥瘦等情况，借以诊察内在病情变化，望形体可以了解患者体质的强弱和脏腑气血的盛衰。壮，指身体强壮，表现为骨骼粗大，胸廓宽厚，肌肉坚实，皮肤润泽，反映脏腑精气充足，气血旺盛，虽病预后亦好；弱，指身体衰弱，表现为骨骼细小，胸廓狭窄，形体瘦弱，皮肤枯槁，反映脏腑精气不足，气血虚衰，体弱易病，预后较差；肥，指形体肥胖，肥而食少乏力者，是形盛气衰，多为脾虚有湿；瘦，指形体消瘦，形瘦食多为胃中有火，形瘦食少多为中气虚弱，形瘦色苍、皮肤干燥多为阴血不足。

4. 望姿态

主要指观察患者的动静姿态、体位变化和异常动作，以诊察疾病的方法。一般来说，喜动为阳证，喜静为阴证。卧时成团，喜加衣被者，多为寒证；卧时仰面伸足，常揭去衣被者，多为热证。坐而仰首，咳喘痰多者，多为痰涎壅肺证；坐而俯首，气短懒言者，多属肺气虚证。

（二）望局部

1. 望目

即望目的神、色、形、态的变化。双目明亮光彩，转动灵活，为有神，虽病易治；若目暗无光，双目呆滞，为无神，病重难治；目赤红肿，多属肝经风热；白睛发黄，多为黄疸；目眦淡白，为气血不足；眼睑浮肿，多为水肿。

2. 望鼻

即观察鼻内分泌物和鼻外形的变化。鼻流清涕，多为外感风寒；鼻流浊涕，多属风热；久流浊涕而有腥臭味者，为鼻渊；鼻头色红生粉刺者，为酒渣鼻；鼻翼翕动，呼吸喘促，初病多为肺热，久病为肺肾虚衰。

3. 望口唇

即观察口唇色泽、形态及润燥变化。红润为正常，枯槁晦暗为病重。唇色淡白，多属虚寒或血虚；唇色青紫，多属寒凝血瘀；唇深红而干，多属实热；口唇糜烂，属脾胃湿热或阴虚火旺。

4. 望咽喉

主要观察咽喉的色泽和形态的变化。咽喉红肿疼痛，甚则溃烂或有黄白脓点，为肺胃热毒壅盛；鲜红娇嫩，肿痛不甚，为虚火上炎；咽喉有灰白伪膜，坚韧难剥，重剥出血，随即复生，为白喉。

5. 望皮肤

主要观察其形、色的异常变化。头面、四肢或全身皮肤浮肿，为水肿；皮肤、面目俱黄者，多为黄疸。若皮肤起红点，点大成片，平摊于皮肤上的为斑；皮肤红点形如粟粒，高出皮肤的为疹；皮肤局部红肿热痛，根盘紧束者为痈；漫肿无头，皮色不变者为疽；初起如粟，根脚坚硬，或麻或痒，顶白痛剧者为疔；起于浅表，形圆而红肿热痛，化脓变软者为疖。

（三）望舌

又称舌诊，指观察患者舌质和舌苔的变化，以诊察疾病的方法。望舌是望诊的重要内容，是中医诊法的特色之一。

望舌，应注意舌质和舌苔两方面的变化。舌质，又称舌体，是指舌的肌肉脉络组织；舌苔，是指舌面上附着的一层苔状物。综合舌质和舌苔的变化，统称为舌象。望舌，要在充足的自然光线下进行，患者应自然伸舌于口外，充分暴露舌体。望舌时，先看舌苔，后看舌质，依次按舌尖、舌中、舌根、两旁顺序查看，并注意辨别染苔。

1. 正常舌象

正常舌象为舌体柔软，活动自如，颜色淡红润泽，舌面上附有一层薄薄的、颗粒均匀、润燥适中的白苔，即所谓"淡红舌，薄白苔"。

2. 舌面脏腑分布

由于舌通过经络直接或间接地联系于脏腑，脏腑的精气充养于舌，以维护其功能，所以在病理上，脏腑经络的病理变化必然反映于舌。脏腑在舌面上的分布规律是：舌尖应心肺，舌中应脾胃，舌根应肾，舌边应肝胆（见图2-6）。

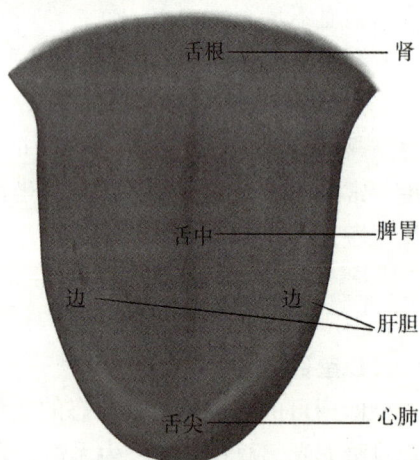

图 2-6　舌面脏腑分布图

3. 望舌质

包括舌色、舌形和舌态。

（1）舌色　常见的有淡白舌、红舌、绛舌、紫舌四种。

淡白舌：舌色较正常色浅淡者，称淡白舌，主虚证、寒证和气血两虚证。若淡白湿润，舌体胖嫩者，多为阳虚寒湿证；若淡白不泽，或舌体瘦薄者，则属气血两虚证。

红舌：舌色较淡红色为深者，称红舌，主热证。舌边尖红，多见于外感表热证初起；若舌鲜红而起芒刺，或见黄厚苔的，多属实热证；若舌鲜红而少苔，或有裂纹，或光红无苔者，多为阴液亏损的虚热证。

绛舌：舌色深红者，称绛舌，主热入营血、阴虚火旺证。外感热病见绛舌，为邪热已深入营血；内伤杂病见绛舌少苔、无苔或有裂纹，多属阴虚火旺，常见于久病、重病之人。

紫舌：舌质呈紫色或舌上有青紫色斑点者，称为紫舌，主瘀血、寒证、热证。舌色紫暗或见瘀斑，多为气滞血瘀；舌绛紫而干枯少津者，为热盛伤津；舌淡紫或青紫润滑者，多为虚寒证，或寒凝血瘀。

（2）舌形　是指观察舌体的形状，包括老嫩、胖瘦、裂纹和芒刺等。

老嫩：舌质纹理粗糙，坚敛苍老，舌色较暗者，称为老舌，主实证、热证。舌质纹理细腻，浮胖娇嫩，舌色较淡者，称为嫩舌，主虚证、寒证。

肿胀：舌体肿大，甚则舌肿胀而不能收缩回口中者，称为肿胀舌。鲜红肿胀，为心脾积热；青紫灰暗而肿胀，为中毒。舌体比正常的大而厚，伸舌满口，称为胖大舌。胖大舌常伴有舌边齿痕，则称为齿痕舌，多为水湿痰饮阻滞所致。

瘦薄：舌体瘦小而薄者，称为瘦薄舌。瘦薄而色淡者，多是气血两虚；瘦薄而色红绛干者，多是阴虚火旺。

裂纹：舌面上有明显的裂沟者，称裂纹舌。舌红绛而有裂纹，为热盛伤津或阴虚液涸；舌淡白而有裂纹，为血虚不润。

芒刺：舌乳头增生、肥大，高起如刺，摸之棘手，称为芒刺舌，多属邪热内盛。舌尖芒刺为心火亢盛，舌中芒刺为胃肠热盛，舌边芒刺为肝胆火盛。

（3）舌态　即观察舌体的动态，常见有强硬、痿软、震颤、吐弄等。

强硬：舌体失其柔和，卷伸不利，或板硬强直，不能转动，称为强硬舌，或称"舌强"。舌强硬而舌色红绛少津，多见于热入心包、热盛伤津之证；舌体强硬而舌苔厚腻，多见于风痰阻络；突然舌强语言謇涩，伴有肢体麻木、眩晕者，多为中风先兆或中风。

痿软：舌体柔软，屈伸无力者，称痿软舌。久病舌淡而痿，是气血两虚；舌绛而痿，多阴亏已极；新病舌干红而痿，为热灼津伤。

震颤：舌体不自主地颤抖不定，称震颤舌。舌质淡白而颤动者，属血虚生风；舌红绛而颤动者，为热极生风。

吐弄：舌体伸出，久不回缩者，称为吐舌；舌体反复伸出舐唇，旋即缩回者，称为弄舌。舌红吐弄，为心脾有热；舌绛紫吐弄，为疫毒攻心；小儿弄舌，多是惊风先兆，亦见于智能低下者。

4. 望舌苔

主要观察苔色和苔质的变化。

（1）望苔质　主要观察舌苔厚薄、润燥、腐腻、剥苔等。

厚薄：透过舌苔，能隐隐见到舌质的，为薄苔，不能见到舌质的，属厚苔。薄苔为正常舌苔，若有病见之，属病邪在表，疾病轻浅；厚苔主邪盛入里，或内有痰湿、食积，病情较重。舌苔由薄变厚为病进；舌苔由厚变薄为病退。

润燥：舌苔干湿适中，不滑不燥，称为润苔，是正常舌苔。病中见润苔，表明津液未伤。舌面水分过多，伸舌欲滴，称为滑苔，为水湿内停。舌苔干燥无津，称为燥苔，为热盛津伤或阴液亏耗。舌苔由润转燥为病情加重，由燥变润为津液渐复，病情好转。

腐腻：苔质颗粒粗大，疏松而厚，形如豆腐渣堆积舌面，揩之可去，称腐苔，常为阳热亢盛，蒸腾胃中浊气上升而成，常见于食积、痰浊。若苔质颗粒细腻致密，上面如罩一层油腻状黏液，刮之难去，称腻苔，多由湿浊内盛，阳气被遏所致，常见于湿浊、痰饮、食积。

剥苔：舌苔全部或部分剥落，剥落处舌面光滑无苔者，称为剥苔，多为正气亏虚、胃之气阴两伤。

（2）望苔色　常见的舌苔颜色有白、黄、灰、黑四种。

白苔：主表证、寒证。如病变在表，常为薄白苔；若苔白湿润，多为寒证；苔白厚腻，多属湿浊、食积；苔白如积粉，是外感秽浊邪气，热毒内盛所致。

黄苔：主里证、热证。黄苔是由热邪熏灼而成。淡黄为热轻，深黄为热重，焦黄为热极。若苔黄腻为湿热或食积。若外感病，苔由白转黄，为表邪入里化热的征象。

灰苔：主热证、寒湿证。苔灰而干燥，为热甚伤津或阴虚火旺；苔灰黏腻，为痰湿内阻；苔灰润滑，为内有寒湿。

黑苔：主里证、热极或寒盛。黑苔多由黄灰苔发展而来，是病情加重的表现。苔黑干燥，是热极津枯；苔黑润滑，是寒湿内盛。

（四）望排泄物

望排泄物，指观察患者的分泌物和排泄物的色、质、量变化，以了解内脏病变。主要观察痰涎、呕吐物和二便。

1. 望痰涎

痰白而清稀，属寒痰；痰黄而黏稠，是热痰；痰少而黏，难以咳出，为燥痰；量多白滑，易咳出，为湿痰。痰中带血，或咳吐鲜血者，多为邪火灼伤肺络；咳吐脓血腥臭者，为肺痈；口中多涎，清稀自出的，多为脾胃阳虚；口流黏涎，多为脾蕴湿热。

2. 望呕吐物

呕吐物稠浊酸臭为胃热，清稀无臭为胃寒；呕吐黄绿苦水为肝胆湿热，呕吐清稀痰涎为痰饮中阻；呕吐鲜血或暗红血块，多是肝火犯胃，灼伤胃络；吐不消化、味酸腐的食物，多属伤食。

3. 望二便

大便溏泄清稀，多属寒；大便黄黏而糜，多属热。大便燥结者，多属实热证。便下脓血，多为痢疾。便血如先便后血，血色黑者，多是肠胃病；先血后便，血色鲜红者，多为痔疮病。

小便清长为寒，短赤为热。小便混浊如米泔，淋涩而痛，为膏淋；尿有砂石，为石淋。尿中带血，为尿血，多属下焦热盛，热伤脉络。尿血，热涩刺痛者，为血淋。

二、闻诊

闻诊，是指通过听声音和嗅气味来诊断疾病的方法。听声音，是指听辨患者的语言、呼吸、咳嗽、呃逆、嗳气等各种声响；嗅气味，是指嗅患者体内所发出的各种气味，以及分泌物、排泄物和病室的气味。

（一）听声音

1. 声音的异常

患者语声高亢洪亮有力者，多属实证、热证；语声低微细弱者，多属虚证、寒证。音哑或失音，新病者属实证，多是外邪袭肺，肺失清肃所致；久病者属虚证，常是肺肾阴虚所致。

2. 语言的异常

主要是心神的病变。沉默寡言，多属虚证、阴证；烦躁多言，多属实证、阳证。若意识不清，语无伦次，声高有力，称为谵语，多属邪热扰心之实证；神志不清，言语重复，声音微弱，时断时续，称为郑声，多属心气大伤之虚证；自言自语，见人便止，称为独语，多属心气不足，神失所养；如语言謇涩，多为风痰上扰。

3. 呼吸的异常

呼吸气粗而快，属热证、实证，常见于外感病证；呼吸气微而慢，属寒证、虚证，常见于内伤久病。呼吸困难，呼吸急促，张口抬肩，不能平卧，为喘证；呼吸急促似喘，喉间有哮鸣声，为哮证。呼吸气急而短，不足以息，为短气，多见于实证；呼吸微弱，短而声低，气不足以息，为少气，多见于虚证。

4. 咳嗽

咳声重浊，多属实证；咳声无力，声低气怯，多属虚证。干咳无痰或痰少而黏，为燥咳；咳痰色白量多易咳出，为湿痰咳嗽。咳嗽阵发，咳时气急，连声不断，终止作鹭鸶叫声，为顿咳，又称百日咳。

5. 呕吐

有声有物为呕吐，有物无声为吐，有声无物为干呕，皆由胃气上逆所致。吐势徐缓，声音低弱无力，多属虚寒；吐势较猛，声响有力，多为实热。

6. 呃逆、嗳气

呃逆是气逆上冲咽喉，发出一种不能自主的冲击声，其声呃呃，为胃气上逆动膈所致，俗称"打呃"，正常可见于饱食后。若呃声频作，声高有力，多属实热；呃声低沉无力，多属虚寒；久病呃逆，声低无力，为胃气衰败之兆。

嗳气，古称"噫气"，是胃中气体上出咽喉所发出的声响，其声长而缓。嗳气酸腐，多为食滞胃脘；嗳气频作而响亮，嗳后则舒，多为肝气犯胃；嗳气低沉，纳呆乏力，多为脾胃气虚。

（二）嗅气味

1. 身体的气味

口气臭秽，多为胃热；口气酸臭，为胃有宿食；口气腐臭，为牙疳或内痈。患者身有汗气，可知曾有出汗；汗有腥膻气，为风湿热邪久蕴肌肤；腋下汗出，有臊臭气，多为狐臭。

2. 病室气味

若病室中有血腥味，多为失血；有腐臭气者，多为疮疡；有尿臊气味，为水肿晚期；有烂苹果气味，多为消渴病。

3. 分泌物、排泄物的气味

咳吐浊痰脓血，有腥臭味，多为肺痈；鼻出臭气，流浊涕，为鼻渊。大便臭秽为肠中积热，而气味腥者属寒。小便臊臭，多为湿热下注。矢气奇臭，多为消化不良，宿食停滞。

三、问诊

问诊，是指医生对患者或陪诊者，进行有目的的询问，借以了解病情的一种诊察方法。

问诊的内容涉及广泛，主要包括一般情况、既往病史、发病经过和现在症状等。问诊的方法，首先要抓主诉，围绕主诉有目的、有步骤地询问，既有重点，又要全面，必要时可提示启发，但要避免暗示套问；对危重患者，应扼要询问，迅速进行必要的检查，及时抢救。问诊时，医生的态度既严肃认真，又和蔼可亲，询问语言要通俗易懂。

自明代张景岳以后，一般认为"十问歌"是比较全面而重点突出的问诊方法，即"一问寒热二问汗，三问头身四问便，五问饮食六胸腹，七聋八渴俱当辨，九问旧病十问因，再兼服药参机变。妇女尤必问经期，迟速闭崩皆可见。再添片语告儿科，天花麻疹全占验"。

（一）问一般情况

问一般情况，包括姓名、性别、年龄、婚姻、职业、住址、生活习惯等。了解一般情况，可取得与疾病有关的资料，为诊断和治疗提供依据。不同的性别、年龄、职业、生活习惯，常有不同的多发病，如妇女多见月经病、带下病；小儿多见水痘、顿咳；某些疾病，如矽肺、汞中毒、铅中毒等，则多与职业有关；问清患者准确地址，便于进行追访联系。

（二）问既往病史和家族病史

了解患者既往健康情况、曾患何病，有助于辨证或作为目前治疗用药的参考。患者的既往病史可能与其现患疾病有一定的联系，如肝阳偏亢之人，易引起中风；素有胃病、肝病、癫痫等疾患，容易复发。

另外，由于某些疾病有传染性和遗传性，因此，询问患者家族史，有助于诊断。

（三）问起病

起病，指从发病到就诊时疾病发生、发展和变化的过程。在询问现在症状的同时，要问明发病的时间、原因、经过及治疗的情况，对于掌握疾病的发生、发展和变化规律，对当前疾病的辨证治疗，有着重要的参考意义。

（四）问现在症状

现在症状，指患者就诊时所感到的痛苦和不适，即患者所患疾病的现在情况，是问诊的主要组成部分，主要包括问寒热、汗出、疼痛、饮食、二便、睡眠、经带胎产等方面。

1. 问寒热

寒热，指怕冷、发热的自觉症状。怕冷又有恶寒与畏寒之别，凡患者自觉怕冷，多加衣被或近火取暖而不能缓解者，称恶寒；若患者自觉怕冷，多加衣被或近火取暖而能缓解者，称畏寒。发热，是指患者体温升高，或体温正常而自觉全身或局部发热的感觉。询问寒热，可辨别疾病的性质、部位和人体阴阳盛衰变化等情况，问寒热，要询问寒热的有无、特征、发作时间及兼症。

（1）恶寒发热　指恶寒发热并见，见于外感表证。恶寒重，发热轻，为表寒证；发热重，恶寒轻，为表热证。发热恶风汗出，为表虚证；恶寒发热无汗，为表实证。

（2）寒热往来　指恶寒发热交替发作，其为半表半里证，可见于少阳病或疟疾。

（3）但寒不热　指只感怕冷而不发热，可见于里寒证。若体弱久病畏寒，脉沉迟无力者，为里虚寒证；新病恶寒，脘腹或局部冷痛，脉沉迟有力，为里实寒证。

（4）但热不寒　指只感发热而不怕冷或反恶热，可见于里热证。若患者持续高热，不恶寒而反恶热的，称壮热，多见于里实热证，为阳胜则热的表现；若发热如潮汐之定时，即定时发热或定时热甚，称潮热，如阴虚潮热，可见午后或夜间低热，伴颧红、盗汗等症；阳明潮热，是每至日晡之时（下午 3～5 时）热势增高，伴口渴、汗出、腹满、便秘等症；湿温潮热，是午后热甚，身热不扬，伴头身困重，舌苔厚腻等症。若热度不高（体温一般不超过 38℃），或患者自觉发热而体温正常，称微热或低热，多为阴虚发热，或气虚发热。

2. 问汗

汗是阳气蒸化津液从腠理达于体表而成。问汗，要注意问汗出的有无、多少、性状、时间、部位及兼症，通过问汗出，可诊察津液的盈亏、阴阳的盛衰、病情轻重和预后。

（1）表证辨汗　可了解外邪的性质和正气的盛衰等情况。表证无汗，见于外感寒邪所致的表实证；表证有汗，见于外感风邪所致的表虚证，或是外感风热的表热证。

（2）里证辨汗　可了解病性的寒热和机体阴阳的盛衰变化。经常汗出不止，活动时明显者，称自汗，多见于气虚证或阳虚证。睡时汗出，醒后汗止，称盗汗，多见于阴虚证。全身大量汗出，称大汗，若大汗出而伴壮热，口渴喜冷饮等症状，多为里实热证。

（3）局部辨汗　只有头部汗出，伴肢冷，脉微者，为虚阳上浮；伴烦渴，苔黄脉数者，为上焦邪热郁蒸；伴脘闷纳呆，头身困重，舌苔黄腻者，为中焦湿热。半身汗出，多见于风痰阻络。手足汗出，多为脾胃湿热。

3. 问疼痛

疼痛是疾病过程中最常见的症状之一，其病机有虚实两个方面。实，多由邪气壅盛，阻滞经络气血而致，所谓"不通则痛"；虚，多由阴阳气血不足，脏腑经络失于濡养而致，所谓"不荣则痛"。问疼痛，应注意问痛的部位、性质、时间、加剧或缓解的因素及兼症，以辨别病变的部位和性质。

（1）问疼痛部位

头痛：根据头痛部位，可辨病在何经。如头痛连颈项部，属太阳经；两侧头痛，属少阳经；前额连眉棱骨痛，属阳明经；巅顶痛者，属厥阴经。凡发病急、病程短、头痛较剧、痛无休止者，多为外感头痛，属实证；凡病程较长、头痛较缓、时痛时止者，多为内伤头痛，属虚证。

胸痛：多为心肺病变。胸痛，见壮热，咳喘，吐黄痰，多属肺热；胸部刺痛，固定不移者，为瘀血证；胸痛憋闷，痛引肩背，为胸痹，为胸阳不振，痰浊内阻，或气虚血瘀所致；胸背彻痛如针刺刀绞，面色青灰，脉微欲绝，为真心痛，为心脉闭塞不通所致。

腹痛：脐以上部位疼痛为上腹痛，多属脾胃病变；脐以下部位疼痛为小腹痛，多属膀胱，大、小肠及子宫病变；小腹两侧疼痛为少腹痛，多属肝胆病变。

腰痛：是肾病主要表现。一般来说，外伤或外邪所致的急性腰痛，多属实证；慢性反复发作的腰痛，多属肾虚。

四肢痛：四肢关节疼痛，多属痹证，因感受风寒湿邪所致。若只有足跟疼痛或胫膝酸痛者，多属肾虚。

（2）问疼痛性质　痛且有胀感，为胀痛，多为气滞所致；疼痛并有沉重感，为重痛，多为湿邪困阻气机所致；疼痛如针刺之状，为刺痛，多为瘀血所致；疼痛虽不剧烈，可以忍耐，但连绵不止者，为隐痛，多因精血不足、筋脉失养所致。

（3）问疼痛持续时间及缓解加剧因素　一般新病不久，胀满颇重，持续不缓解，或疼痛拒按者，多属实证；久病，胀满不甚，时有缓止，或疼痛喜按者，多属虚证。痛而喜温者多为寒证，痛而喜冷者多为热证。

4. 问睡眠

应注意问睡眠的多少，睡眠的情况及伴见症状，有助于了解机体阴阳气血的盛衰，心神是否健旺安宁等。

（1）失眠　又称不寐。失眠伴心悸、多梦，多属心血不足；心烦失眠，潮热盗汗，多为阴虚火旺，心肾不交；口苦，呕吐痰涎，心烦失眠，多为痰火扰心；食滞停胃，亦可影响睡眠。

（2）嗜睡　不论昼夜，频频思睡，经常不自主地入睡，称为嗜睡。常见于久病气虚，阳虚阴盛，或湿邪困脾等病证。

5. 问饮食与口味

主要是询问食欲与食量、口渴与饮水及口中气味，可了解脾胃的功能，判断病势的进退，以及疾病的寒热等情况。

（1）问食欲与食量　食欲不振，食量减少，多为脾胃虚弱；食少纳呆，多为湿邪困脾；厌食者，多为饮食积滞，或肝胆湿热；多食易饥，为胃火亢盛；饥不欲食，为胃阴不足；嗜食异物者，多为小儿虫病。

（2）问口渴与饮水　口渴为津液已伤，口不渴是津液未伤。渴喜冷饮，饮水量多，为热盛伤津；渴喜热饮，饮水量少，为寒湿内停；渴不多饮，为痰饮内停或湿热内阻；口渴多饮，尿多，为消渴病。

（3）问口味　口淡无味，多为脾胃气虚；口中泛酸，多是肝胃不和；口中酸腐，多为伤食；口苦，多为热证；口咸，多为肾虚有寒。

6. 问二便

询问二便的排泄情况，可了解消化功能和水液的盈亏、代谢情况，并能测知病变所在脏腑及病性的寒热虚实。问二便，应注意询问次数、便量、色质变化，以及排便感觉异常和伴随的症状。

（1）问小便　尿量过多，见于消渴病或虚寒证；尿量减少，见于热盛伤津或水湿内停；小便频数，多为下焦湿热或肾气不固；小便失禁，多为肾气不固。

（2）问大便　新病大便秘结，伴见腹痛或发热，多为实证、热证；久病、老人、产后便秘，多属津亏血少，或气阴两虚；大便溏泄，伴纳呆腹胀，多为脾胃虚弱；下利清谷，五更泄泻，为脾肾阳虚；大便脓血，里急后重，为湿热痢疾。

7. 问经带

（1）问月经　应注意询问月经周期、行经天数、经量、色质等改变。

经期：若月经周期提前 7 天以上者，为月经先期，多为血热迫血妄行，或气虚不能摄血所致；若周期延后 7 天以上者，为月经后期，多因血虚不充或寒凝血瘀所致；若经期错乱，或前或后 7 天以上者，为月经先后不定期，多为肝郁气滞，或肾虚冲任失调所致。

经量：量多色红而稠者为实证、热证；量多色淡者为虚证。停经 3 个月以上者（妊娠除外）称闭经，多为肝肾不足、气血虚弱或气滞血瘀所致。

经色、经质：血色淡，质清稀，多为气血虚；色鲜质稠，多为热证；紫黑有块多为血瘀。

此外，经血非时暴下不止或淋漓不尽，称为崩漏，多因肾虚、脾虚、血热、血瘀所致。

（2）问带下　带下量多，稀白少臭，多为脾肾虚寒；带下色深，黄稠臭秽，多为湿热下注。

8. 问小儿

问诊时应根据小儿的特点，除注意常见病一般内容外，还要注意出生前后的情况，预防接种史，以及喂养、发育情况。此外，在询问现在症状时，尤应注意发病时有无受惊、伤食、受寒热等情况。

四、切诊

切诊，包括脉诊和按诊两部分，是指医生运用双手，对患者身体的一定部位进行触、摸、按、压等操作，借以了解病情的方法。

（一）脉诊

1. 概述

脉诊，又称切诊，是医生以指腹触按患者身体一定部位的脉搏来诊察脉象。

脉象，即脉动应指的形象。脉象的产生是与心脏的搏动、心气的盛衰、脉道的通利和气血的盈亏及各脏腑的协调作用直接有关，所以，脉象能够反映全身脏腑功能、气血、阴阳的综合信息。

2. 脉诊的部位和方法

（1）部位　临床常用"寸口诊法"。寸口又称气口、脉口，因其脉动在手鱼际后1寸，故名寸口。寸口脉分寸、关、尺三部。正对掌后高骨（桡骨茎突）为关部，关前为寸部，关后为尺部（见图2-7）。两手寸关尺分候相应脏腑，左寸候心，左关候肝胆，左尺候肾；右寸候肺，右关候脾胃，右尺候肾（命门）。

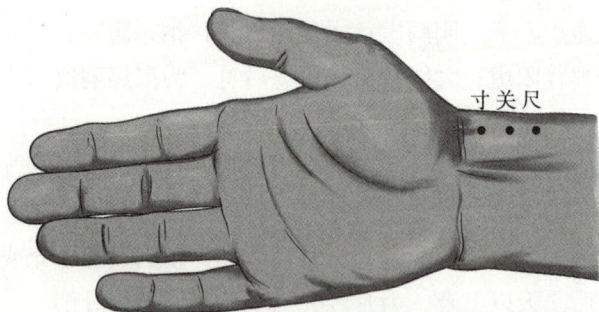

寸关尺

图 2-7　脉诊的部位

（2）方法　诊脉时让患者取坐位或仰卧位，手臂与心脏近于同一水平，手掌向上，前臂平伸，腕下垫脉枕，以使血脉通顺。布指时，先用中指按在掌后高骨定关位，然后示指在前定寸，无名指在后定尺。布指的疏密以患者手臂长短及医生手指的粗细调整。

诊脉时，用轻指力切在皮肤上，称为举，即浮取或轻取；用力不轻不重，称为寻，即中取；用重力切按筋骨间，称为按，即沉取或重取。

切脉时应保持环境安静，医生要调匀呼吸，态度认真，细心体察指下脉动的感觉，每次诊脉时间不应少于1分钟。

3. 正常脉象

正常脉象又称平脉、常脉，其基本形象是：三部有脉，一息四五至，不浮不沉，不迟不数，不大不小，来去从容，和缓有力，节律一致。正常脉象可随性别、年龄、体格、情绪、劳逸、气候等因素而产生相应的生理变化，临证诊脉时必须综合考虑这些因素的影响。

此外，有的人脉不见寸口，而从尺部斜向手背，称斜飞脉；若脉出现在寸口的背部，称反关脉，均为生理性特异现象，不作病脉。

4. 病脉与主病

（1）浮脉

脉象：轻取即得，举之有余，按之不足。

主病：表证，虚证。

脉理：外邪袭表，正气抗邪，鼓动脉气于外，故见脉浮。若内伤久病体虚，阴虚阳浮，或气虚不能内收，则脉浮而无力。

（2）沉脉

脉象：轻取不应，重按始得。

主病：里证。有力为里实证，无力为里虚证。

脉理：邪郁在里，气血壅滞，不能鼓动脉气外现，故脉沉而有力；若脏腑虚弱，正气不足，脉气鼓动无力，则脉沉无力。

（3）迟脉

脉象：一息脉来不足四至。

主病：寒证。有力为实寒证，无力为虚寒证。

脉理：寒凝气滞，血行不畅，故见脉迟而有力；若阳气虚弱，无力推动血行，则脉迟而无力。

（4）数脉

脉象：一息脉来五至以上。

主病：热证。有力为实热证，无力为虚热证。

脉理：邪热鼓动，血行加速，故见脉数而有力；久病阴虚，虚热内生，则脉细数无力。

（5）虚脉

脉象：三部脉举之无力，按之空虚。

主病：虚证。多为气血不足。

脉理：气虚血行无力，血虚脉道不充，故脉按之空虚无力。

（6）实脉

脉象：三部脉举按皆有力。

主病：实证。

脉理：邪气盛而正不衰，邪正相搏，故脉应指有力。

（7）细脉

脉象：脉细如线，应指明显。

主病：诸虚劳损，湿证。

脉理：阴血不足，脉道不充；或阳气不足，血行无力；或湿邪阻遏脉道，故见细脉。

（8）滑脉

脉象：往来流利，应指圆滑，如珠走盘。

主病：痰饮，食滞，实热证。

脉理：邪正俱盛，气实血涌，脉道充实，往来流利，故脉来应指圆滑。脉滑和缓者，可见于体质强壮的常人和孕妇，不为病脉。

（9）涩脉

脉象：往来艰涩不畅，如轻刀刮竹。

主病：气滞血瘀，精血不足。

脉理：精血不足，不能濡润经脉，使血行不畅，或气滞血瘀，阻滞脉道，故见涩脉。

（10）弦脉

脉象：端直而长，如按琴弦。

主病：肝胆病，痛证，痰饮。

脉理：肝失疏泄，疼痛，痰饮，均使气机不利，经脉拘急，故见弦脉。

（二）按诊

按诊，是医生用手触按患者体表一定部位，来测知局部冷热、润燥、软硬、压痛、肿块或其他情况，从而进行诊断的方法。

1. 按肌肤

肌肤灼热，多为阳证、热证；肌肤清冷，多为阴证、寒证。肌肤湿润者，为汗出或津液未伤；肌肤干燥者，为无汗或津液已伤。按之凹陷不起者为水肿，随手而起者为气肿。

2. 按脘腹

脘腹疼痛，按之痛减，局部柔软者，为虚证；按之痛剧，局部坚硬者，为实证。腹中包块，固定不移，痛有定处，按之有形者，称为"积"或"癥"，病在血分。若包块往来不定，痛无定处，聚散无常者，称"聚"或"瘕"，病属气分。

3. 按手足

手足俱冷，为阳虚或阴盛；手足俱热，为阴虚或阳盛；手足心热，多为内伤发热。

第四节　部队中药应用常识

一、中药常识

中药是我国传统药物的总称，凡是以中医传统理论为指导，进行采收、加工、炮制、制剂，以利于临床应用的药物称中药。中药来源于天然药及其加工品，主要包括植物药、动物药、矿物药及部分化学、生物制品等药物。

历代中医药学家在长期医疗实践中，大胆探索，不懈努力，积累了丰富的用药经验与方法，并逐步形成了独特的中药理论体系和应用形式。中药是中医学的重要组成部分，数千年来，中药作为防病治病的主要武器，在保障我国人民健康和民族繁衍中发挥了巨大作用。

（一）中药的炮制

炮制是指药物在应用或制成各种剂型前必要的加工处理过程，包括对原药材进行的一般修制整理和部分药物的特殊处理。炮制是否得当，对保证药效、用药安全及制剂等有十分重要的意义。

1. 炮制目的

（1）消除或降低毒副作用　有毒中药经炮制后，使有毒成分减少或发生改变，毒副作用消除或降低，更能安全地服务于临床。如川乌、草乌及附子等，经炮制后有毒成分乌头碱水解为乌头原碱，毒性大为降低。

（2）增强药效　有些药物经炮制后，可增加有效成分的溶出和含量，或产生新的有效成分，使药效增强。经加工炮制后的中药饮片有效成分溶出率往往高于生药。如生黄连中小檗碱在水中的溶出率为58.2%，而酒制黄连为90.8%，炮制品明显高于生品。许多种子，如莱菔子、紫苏子等炒熟后，种皮爆裂，有效成分溶出增加。

（3）改变药物性能　炮制可影响药物的归经、四气五味及升降浮沉，使应用范围改变或扩大。如生地黄清热凉血、滋阴生津，炮制成熟地黄则能滋阴补血、填精补髓。生莱菔子升多于降，用于涌吐风痰；炒莱菔子降多于升，用于降气化痰、消食除胀。

（4）利于贮存　药物经纯净修制、除去杂质、制成饮片、干燥等方法炮制处理后，有利于药材贮藏和保存药效。如蒸制桑螵蛸，杀死虫卵后，更利于贮存。

（5）便于服用　一些动物药、动物粪便及有特殊臭味的药，经炮制后可矫味矫臭。如醋炒五灵脂及麸炒白僵蚕，可避免因服药引起的恶心呕吐而利于服用。

2. 炮制方法

（1）修制法　主要包括纯净、粉碎和切制三道工序，为进一步加工、贮存、调剂、制剂作准备。

（2）水制法　用水或其他辅料处理药材的方法称为水制法，其作用主要在于清洁药物、除去杂质、降低毒性、软化药物便于切制等。常用方法有漂洗、闷润、浸泡、喷洒、水飞等。

（3）火制法　用火对药物进行加热处理的一种方法，称火制法。根据加热的方法、温度、时间的不同，可分为炒、炙、烫、煅、煨、炮、燎、烘八种。火制法是应用最广泛的一种炮制方法。

（4）水火共制法　本法既要用水，又要用火。基本方法有蒸、煮、淬、炖等。

（5）其他制法　主要有制霜、发酵、发芽、药拌等。

此外，中药炮制过程中，常会应用炮制辅料。常用的辅料主要有液体辅料（如酒、醋、蜂蜜、生姜汁、甘草汁、黑豆汁、胆汁、米泔水、麻油等）和固体辅料（如白矾、食盐、稻米、麦麸、豆腐、羊脂、土、蛤粉、滑石粉、朱砂等）两大类。

（二）中药的性能

中药的性能即中药药性，是历代医家在数千年医疗实践中，根据药物作用于人体所反馈出来的各种生理病理信息，经不断推测、判断、总结出来的用药规律，并在长期临床实践中不断产生新的药性理论，使原有的药性理论得到不断的充实和完善。中药的性能是中医药学理论体系中一个重要的组成部分，是学习、运用、研究中药所必须掌握的基本理论知识。

中药的性能主要包括四气、五味、升降浮沉、归经及毒性等内容。

1. 四气

四气是指药物具有寒、热、温、凉四种不同的药性，药物的寒、热、温、凉是从药物作用于机体所发生的反应概括出来的。温次于热，温热属阳；凉次于寒，寒凉属阴。凡能治疗温热性疾病的药物，多属凉性或寒性；凡能治疗寒凉性疾病的药物，多属热性或温性。此外，还有一些寒、热之性不甚明显，作用平和的药物称平性药。

2. 五味

五味是指药物具有辛、甘、酸、苦、咸五种味道。药味不同则作用不同，分述如下。

（1）辛　"能散、能行"，即具有发散、行气、行血作用。如解表药、理气药、活血药，大多具有辛味，故辛味药多用于治疗表证、气滞及血瘀等病证。

（2）甘　"能补、能和、能缓"，即具有补益、调和、缓急的作用。补益药、调和药多具有甘味，故甘味药多用于虚证、脏腑不和等病证。

（3）酸　"能收、能涩"，即具有收敛、固涩作用。如固表止汗、敛肺止咳、涩肠止泻、涩精缩尿、固崩止带的药物多具有酸味，故酸味药大多用于治疗体虚多汗、肺虚久咳、久泻滑脱、遗精遗尿、崩漏带下等病证。

（4）苦　"能泄、能燥"，即具有通泄、燥湿等作用。如清热燥湿药大多具有苦味，故能泄热燥湿，常用于实热火证及湿热等病证。

（5）咸　"能下、能软"，即具有泻下通便、软坚散结等作用。如泻下药、软坚药大多具有咸味，故咸味药常用于治疗大便秘结、瘰疬、痰核、痞块等病证。

由于每一种药物都具有性和味，因此，两者必须结合起来看。如两种药物都是寒性，但味不相同，一是苦寒一是辛寒，作用就有差异；反之，两种药物都是甘味，但性不相同，一是甘寒，一是甘温，作用也不一样。因此，不能把性与味孤立起来看，性与味显示了药物的部分功能，也显示了有些药物的共性，只有认识和掌握每一种药物的全部性能，以及性味相同药物之间同中存异的特性，才能准确地了解和使用药物。

3. 升降浮沉

升、降、浮、沉，是指药物在治疗疾病时对人体的作用有不同的趋向性。升，即上升提举；降，即下达降逆；浮，即向外发散；沉，即向内收敛。也就是说，升、降、浮、沉，是指药物对机体有向上、向下、向外、向内四种不同作用趋向。药物的升降浮沉受多种因素的影响，主要与气味厚薄、四气、五味、用药部位、质地轻重、炮制、配伍等有关。

药物的这种性能可用于调整机体气机紊乱，使之恢复正常的生理功能，或因势利导，祛邪外出，达到治愈疾病的目的。一般来讲，凡具有升阳发表、祛散风邪、涌吐开窍等功效的药物，药性大多是升浮的；而具有清热泻下、重镇安神、利尿渗湿、消食导滞、息风潜阳、止咳平喘、降逆收敛的药物，其药性大多是沉降的。但是，也有少数药物存在着双向性或升降浮沉的性能不明显，如麻黄既能发汗，又能平喘利水，此时在临床应用时，应根据药性灵活掌握。

4. 归经

药物对某经（脏腑或经络）或某几经发生明显作用，而对其他经作用较少，甚至无作用，这种对机体某部分的选择性作用，称归经。如酸枣仁能安神，治心悸失眠，归心经；麻黄止咳平喘，归肺经；肝经病变每见胁痛、抽搐等，全蝎能解痉止痛，归肝经。有一些药物，可以同时归入数经，说明该药对数经病变均有治疗作用，如山药能补肾固精、健脾止泻、养肺益阴，归肾、脾、肺经。因此，归经指明了药物治病的应用范围，药物的归经不同，治疗的范围也就不同。

5. 中药毒性

正确认识中药毒性，是安全用药的重要保证。

（1）毒性分级　根据中毒表现的严重程度，可将有毒中药分成三级，即大毒、有毒、小毒。

①大毒：中毒症状严重，常引起主要脏器严重损害，甚至造成死亡者，归为"大毒"，如生草乌、生川乌、马钱子、斑蝥、雷公藤、巴豆、升药等。②有毒：当用量过大或用药时间过久，出现严重中毒的症状，并引起重要脏器损害，甚至造成死亡者，归为"有毒"，如附子、商陆、牵牛子、常山、洋金花、蜈蚣、白花蛇、雄黄、轻粉等。③小毒：中毒症状轻微，一般不损害组织器官，不造成死亡者，归为"小毒"，如吴茱萸、细辛、鸦胆子、苦杏仁、干漆等。

（2）中毒原因　了解中药中毒的原因，对预防中药中毒十分必要。其主要原因有以下七个方面。

①剂量过大：超过常规剂量或超大量服用是引起中毒的重要原因之一，如一次大量服用乌头、附子、马钱子等，即可引起中毒。即使毒性不大的一些常用药物，如果超大

量服用，亦可造成中毒，甚至死亡，如服用关木通 60 ~ 100g，可引起急性肾衰竭；服用苍耳子 100g，可引起急性肝坏死和全身广泛出血。②服用太久：超疗程长期服用，容易导致蓄积中毒，如长期服用朱砂可引起中枢神经系统和肾脏损害，出现痴呆及血尿、蛋白尿等；长期服用雷公藤可引起性腺损害，导致闭经、阳痿。③炮制不当：不少中药，特别是有毒中药，如川乌、草乌、附子、半夏、天南星等，使用前必须经过严格炮制，以降低药物毒性或消除药物副作用，方能入药，若使用上述炮制不当或未经炮制的生品即会引起中毒。④配伍失误：临床处方违背了"十八反""十九畏"的配伍禁忌，如将甘遂与甘草同用，即会引起中毒；或配伍不当，如将朱砂与碘化物或溴化物同用，产生有毒的碘化汞或溴化汞，引起中毒性腹泻。⑤制剂不妥：药物因制剂不同，其药效、毒性也不同。酒能使川乌、草乌、附子等毒性增加，如将其制成药酒服用，则极易中毒。在制剂过程中，煎煮时间甚为重要，煎煮时间适宜可以消除或缓解毒性，如乌头、附子、商陆等，先煎久煮可使有毒成分乌头碱、商陆毒素等破坏，毒性下降；若煎煮时间太短，即会引起中毒。⑥外用失控：外用中药可经皮肤、黏膜吸收引起中毒，甚至死亡。此类药物常有斑蝥、蟾酥、砒霜、巴豆、生南星、芫花等，主要为大面积广泛、长期使用所致。⑦误食误用：民间常因自采、自购、自用而误食，医界常因错收、错买、错发而误用，如木通误用关木通、商陆误为人参等。

（3）预防措施　应用有毒药物时，除在炮制、配伍、制剂等环节尽量减轻或消除其毒副作用外，还应做到以下几点以保证安全用药。

一是应掌握有毒中药的品种及其使用的特殊要求和注意事项；二是要根据患者体质强弱和病情轻重，严格控制使用剂量和服药时间；三是要在治疗过程中，严密观察可能出现的毒副反应，做到早诊断、早停药、早处理。

（三）中药的用法

1. 配伍

根据不同病情和临床辨证，有选择地将两种或两种以上的药物组合在一起应用叫配伍。在长期临床用药实践中，把单味药的应用和药物的配伍关系总结为"七情"，以表示药物之间的相互作用。"七情"配伍关系分述如下。

（1）单行　用一味药治疗疾病谓之单行。如人参治疗气虚欲脱证，马齿苋治疗痢疾。

（2）相须　两种性能、功效相同或近似的药物合用，以增强疗效的一种配伍方法称相须。如麻黄配桂枝，增强了发汗解表、祛风散寒作用；陈皮配法半夏加强了燥湿化痰、理气和中的作用。

（3）相使　两种药合用，一种药物为主，另一种药物为辅，辅药可以提高主药功效的配伍方法称作相使。如吴茱萸配生姜，后者可增强主药吴茱萸的暖肝温胃、下气止呕作用。

（4）相畏　一种药物的毒副作用，被另一种药物所抑制，使其毒副作用减轻或消失的配伍方法称相畏。如半夏畏生姜，即生姜可抑制半夏的毒副作用。

（5）相杀　一种药物能够清除另一种药物毒副作用的配伍称相杀。如金钱草杀雷公藤毒，防风杀砒霜毒，绿豆杀巴豆毒，麝香杀杏仁毒等。

（6）相恶　一种药物能破坏另一种药物的功效，使其作用减弱，甚至消失的一种配伍称相恶。如生姜恶黄芩，黄芩能削弱生姜的温胃止呕作用。

（7）相反　两种药物配伍应用后，产生毒性反应或副作用，即谓之相反。如贝母反乌头，附子、甘草反甘遂等，详见用药禁忌"十八反""十九畏"。

七情配伍关系中，除单行外，相须、相使可以起到协同作用，能提高药效；相畏、相杀可以减轻或消除毒副作用；相恶是一种药物抵消或削弱了另一种药物的功效；相反是药物配伍后，产生毒性反应或副作用。临床用药时，相须相使、相畏相杀是常用的配伍方法，而相恶相反则是配伍禁忌。

2. 用药禁忌

为了保证用药安全和药物疗效，应当注意用药禁忌，中药用药禁忌主要包括配伍禁忌、妊娠用药禁忌、证候用药禁忌及服药时的饮食禁忌四方面的内容。

（1）配伍禁忌　是指某些药物配伍使用，会产生或增强毒副作用，或破坏和降低原药物的药效，因此，临床应当避免配伍使用。

①中药配伍禁忌：中药配伍禁忌的范围主要包括药物七情中相反、相恶两个方面的内容。历代医家对配伍禁忌药物的认识都不一致，金元时期把药物的配伍禁忌概括为"十八反""十九畏"，并编成歌诀传诵至今。"十八反"歌最早见于金代张子和《儒门事亲》："本草明言十八反，半蒌贝蔹及攻乌，藻戟遂芫俱战草，诸参辛芍叛藜芦"；"十九畏"歌首见于明代刘纯《医经小学》："硫黄原是火中精，朴硝一见便相争；水银莫与砒霜见，狼毒最怕密陀僧；巴豆性烈最为上，偏与牵牛不顺情；丁香莫与郁金见，牙硝难合京三棱；川乌草乌不顺犀，人参最怕五灵脂；官桂善能调冷气，若逢石脂便相欺。大凡修合看顺逆，炮爁炙煿莫相依"。

②中西药联合应用的配伍禁忌：中西药联合应用不当时，也会产生不良反应，出现毒副作用而影响临床疗效。在中西药并用，或中西药在一日之内交替使用时，都必须严格掌握中西药的配伍禁忌。

a.形成难溶性物质：如四环素族及异烟肼等能与石膏、海螵蛸、石决明、龙骨、牡蛎、瓦楞子等所含钙、镁、铁、铝等离子产生反应，生成难溶于水的络合物，影响前者的吸收，从而降低疗效。

b.影响药物的分布与排泄：如磺胺类药物与富含有机酸的乌梅、蒲公英、五味子、山楂等同用，可致磺胺在尿中形成结晶；这类中药还可增加呋喃妥因、利福平、阿司匹林、吲哚美辛等药在肾脏的重吸收，引起蓄积中毒。

c.抑制酶活性：砷可与酶结合形成不溶化的沉淀而使酶失活，故酶类西药如胃蛋白酶、多酶片、乳酶生、淀粉酶、胰酶等不能与含砷中成药如六神丸、牛黄解毒丸、小儿奇应丸、解毒消炎丸等合用。

d.酸碱中和：如山楂、山茱萸、五味子及乌梅丸、山楂丸、保和丸、六味地黄丸等酸性中药不能与氨茶碱、碳酸氢钠、胃舒平等碱性药合用，两者疗效均受影响。

　　e.产生毒性反应：如含汞的朱砂安神丸、六神丸、人丹、七厘散、紫雪丹、苏合香丸、冠心苏合丸等，不能与溴化钾、溴化钠、碘化钾、碘化钠、硫酸亚铁等同服，因可发生还原反应生成有毒的溴化汞、硫化汞、碘化汞等。

　　f.拮抗作用：含犀角、珍珠的中成药如六神丸、六应丸、小儿化毒散、回春丹等不宜与黄连素合用，因前者所含蛋白质水解生成的氨基酸与黄连素有拮抗作用。

　　g.产生酶促作用，加速体内代谢：含乙醇的中药制剂如国公酒、骨刺消痛液等，不能与苯巴比妥、苯妥英钠、水合氯醛、胰岛素、降糖灵、甲苯磺丁脲等同服，因乙醇可加速上述药品的代谢过程，使半衰期缩短，疗效降低。

　　h.产生酶抑作用，增加副作用：如麻黄或含有麻黄的中成药如大活络丸、人参再造丸、气管炎丸、哮喘冲剂、半夏露、气管炎糖浆等不宜与呋喃唑酮、优降宁、苯乙肼等合用，因后者对单胺氧化酶有抑制作用，可使去甲肾上腺素等神经递质不被酶破坏，而大量贮存于神经末梢中；麻黄中的麻黄碱可促使贮存于神经末梢中的去甲肾上腺素大量释放，导致血压急剧增高。

　　i.作用类似，易致中毒：含有强心苷的中药如万年青、福寿草、夹竹桃、蟾酥及中成药如救心丹、活心丸等不宜与西药强心苷合用，因二者同时使用，剂量难以掌控，易导致洋地黄中毒。

　　（2）妊娠用药禁忌　所谓妊娠禁忌药，是指对妊娠母体或者胎儿具有损害作用，干扰正常妊娠的药物，根据药物作用的强弱，一般分为禁用和慎用两类。禁用的药物大多毒性强、药性猛烈，如巴豆、牵牛子、斑蝥、麝香、三棱、莪术、雄黄、朱砂等；慎用的药物主要有活血破血、攻下通便、行气消滞及辛温大热之品，如桃仁、红花、乳香、没药、王不留行、大黄、枳实、附子、干姜、肉桂等。

　　（3）证候用药禁忌　由于药物具有寒热温凉和归经等特点，因而一种药物只适用于某种或某几种特定的证候，而对其他证候无效，甚或出现反作用，此时，对其他证候而言，即为禁忌证。如便秘有阴虚、阳虚、热结等不同，大黄只适用于热结便秘，而阴虚、阳虚便秘就是大黄的禁忌证。一般药物大多有证候禁忌，其内容详见每味药物的"使用注意"项。

　　（4）服药时的饮食禁忌　饮食禁忌是指服药期间对某些食物的禁忌，简称食忌，包括病证食忌和服药食忌两方面的内容。

　　①病证食忌：是指治疗疾病时，应根据病情的性质，忌食某些食物，以利于疾病的痊愈。如温热病应忌食辛辣油腻煎炸之品，寒凉证应忌食生冷寒凉之品。②服药食忌：是指服药时不宜同吃某些食物，以免降低疗效或加剧病情或变生他证。如服人参时忌食萝卜，常山忌葱，鳖甲忌苋菜，地黄、何首乌忌葱、蒜、萝卜，土茯苓、使君子忌茶等。

3. 中药用量

　　中药的用量即剂量，是指用药的分量。用量是否得当，是直接影响药效及临床疗效的重要因素之一。中药绝大多数来源于生药，药性平和，安全剂量幅度大，但对于一些药性猛烈和有剧毒的药品，必须严格控制用量。一般来讲，确定中药的剂量，应根据以下几方面因素来考虑。

（1）药物性质与剂量 毒性大、作用峻烈的药物，如马钱子、砒霜、洋金花等用量宜小；质坚体重的药物如矿物、介壳类用量宜大；质松量轻的药物如花、叶、皮、枝等用量宜小；鲜药含水分较多，用量宜大；而干品用量宜小。

（2）药物配伍与剂量 单方剂量比复方重；复方中，君药比辅药重；入汤剂要比入丸剂、散剂量重。

（3）年龄、体质、病情与剂量 一般来讲，小儿、妇女产后及年长体质虚弱者均要减少用量，5岁以下小儿用成人量的1/4，5岁以上儿童用成人量的1/2，或可根据体重酌情加减；病情轻、病势缓、病程长者用量宜小；病情重、病势急、病程短者用量宜大。

（4）季节、地域与剂量 如发汗解表药夏季用量宜小，冬季用量宜大；苦寒泻火药夏季用量宜重，冬季用量宜轻。解表药在北方的冬天，用量宜重；在南方的夏天，用量宜轻。

4. 中药煎服法

中药汤剂是临床最常用的口服剂型，其煎法和服法对保证药效有重要影响。

（1）煎药法 主要是指中药汤剂的煎煮方法。煎煮质量的好坏直接影响治疗效果和用药安全。①煎药用具：以砂锅、瓦罐为最好，搪瓷罐次之，也可以用不锈钢锅，忌用铜、铁锅，以免发生化学反应而影响疗效。②煎药用水：古时曾用井水、雨水、泉水、米泔水煎煮，现在多用自来水、井水等水质洁净新鲜的水。③煎煮火候：有文火及武火之分，使温度上升及水液蒸发迅速的火候谓武火，使温度上升及水液蒸发缓慢的火候称文火。④煎煮方法：正确的煎煮方法是先将药物放入容器内，加冷水漫过药面，浸泡30分钟，使有效成分易于煎出。一般煎煮2次，煎液去渣、滤净，混合后分2～3次服用。煎药火候的控制根据药物性能而定，一般来讲，解表药、清热药宜武火急煎；补益药宜文火慢煎。

有些药物因质地不同，煎法特殊，归纳起来主要有以下几种：①先煎：介壳、矿石类药，如龟甲、鳖甲、代赭石、石决明、牡蛎、龙骨、磁石及生石膏等应打碎先煎，煮沸20～30分钟后，再下其他药物同煎，以使有效成分完全析出；对乌头、附子等毒副作用较强的药物，宜先煎45～60分钟，以降低毒性，保证用药安全。②后下：气味芳香药，如薄荷、木香、砂仁、沉香、白豆蔻、草豆蔻、沉香、青蒿等久煮，有效成分易挥发，钩藤、大黄、番泻叶等药久煎有效成分易破坏，故此两类药物均宜后下。③包煎：对于蛤粉、滑石、青黛、旋覆花、车前子、蒲黄及灶心土等黏性强、粉末状或带有绒毛的药物，宜先用纱布包好，再与其他药物同煎，可避免药液混浊，或刺激咽喉引起咳嗽，或沉于锅底焦化。④另煎：对于人参、羚羊角、鹿角等贵重药品，往往应单独另煎2～3小时，以便能更好地煎出有效成分。⑤烊化：如阿胶、龟胶、鹿角胶、鳖甲胶、鸡血藤胶及蜂蜜、饴糖等为避免入煎粘锅，往往用水或黄酒加热溶化兑服。

（2）服药法 主要包括服药时间及服药方法。①服药时间：汤剂一般每日1剂，一次剂量 100～120mL，小儿酌减，分 2～3 次服，急重病可不拘时间，慢性病应定时服。一般来讲，病在胸膈以上宜饭后服，病在胸膈以下宜饭前服；补益药多滋腻碍胃，宜早晚空腹服；对胃有刺激的药物宜饭后服；驱虫药及泻下药宜空腹服；宁神安眠药宜睡前服。②服药方法：一般汤剂宜温服，但解表药宜偏热服。寒证用热药宜热服，热证用寒药宜冷服。服用丸剂、散剂均可用温开水吞服。

二、方剂常识

方剂是在中医理论指导下，针对具体病证，以辨证立法为依据，选择适当的药物，按照组方原则酌定用量、用法，恰当配伍而成，是中医辨证施治的具体体现，也是中医临床治疗的重要组成部分。

（一）方剂与治法

方剂是理、法、方、药的组成部分，临证时首先是辨证，然后确立治法，在治法的指导下选用相应的药物组成方剂。因此，治法是组方的依据，方剂是治法的体现，即"法随证立""方从法出"。由此可见，治法是指导遣药组方的原则，方剂是体现和完成治法的主要手段。

（二）方剂的组成及其变化

方剂是在使用单味药治病，进而用多味药治证的基础上，辨证立法选择适当的药物组合而成。药物的功用各不相同，只有通过合理的配伍，调其偏性，制其毒性，增强或改变原来的功用，消除和缓解对人体的不利因素，发挥其相辅相成或相反相成的综合作用，使各具特性的群药，联结成一个新的有机整体，充分发挥药物的作用，以适应对比较复杂病证的治疗需要。

1. 组方原则

每一首方剂的组成，必须根据病情，在辨证立法的基础上，选用适当的药物，在配伍组成方面，必须遵循严格的原则。如《素问·至真要大论》"主病之为君，佐君之为臣，应臣之为使"，明代何伯斋"大抵药之治病，各有所主。主治者，君也。辅治者，臣也。与君药相反而相助者，佐也。引经及治病之药至病所者，使也"。因此，据历代医家论述及名方组成，组方原则如下。

（1）君药　是方剂中针对主病或主证起主要治疗作用的药物，其药力居方中之首，是方剂中必须具有的药物。

（2）臣药　一是辅助君药加强治疗主病或主证的药物；二是针对兼病或兼证起主要治疗作用的药物，其药力次于君药。

（3）佐药　一是佐助药，即配合君、臣药以加强治疗作用，或直接治疗次要的兼证；二是佐制药，即用以消除或减缓君、臣药的毒性与烈性；三是反佐药，即根据病情需要，用与君药性味相反而又能在治疗中起相成作用的药物。

（4）使药　一是引经药，即能引方中诸药直达病所的药物；二是调和药，即具有调和方中诸药作用的药物。

临床应用时，不一定每首方剂都具备佐、使药，若病情比较单纯，用一两味药即可奏效，或君、臣药无毒烈之性，有的则不需加用佐药。主病药物能至病所，则不必再用引经的使药。一般来讲，君药宜少，臣药可多于君药，佐药可多于臣药，而使药用一两味即可。总之，方剂中药味的多少，以及君、臣、佐、使是否齐备，应视病情与治法的需要来确定，只要恰合病情，用药适宜，配伍严谨，主次分明即可。

2. 组成变化

方剂的组成既有严格的原则性，又有极大的灵活性，临证组方时必须根据具体病情而灵活化裁。

（1）增减药味　药物是决定方剂功效的主要因素，因此，药物的增减必然使方剂的功效发生变化。药味增减有两种情况：一种是佐使药的加减，适用于主证未变而次要兼证不同的病例，这种加减变化不致于引起全方功效的根本改变，如银翘散是治疗风热表证的常用方剂，若兼见口渴者，是热伤津液，可加天花粉以生津；另一种是臣药的加减，由于改变了方剂的配伍关系，则会使全方的功效发生根本变化，如麻黄汤去臣药桂枝，则发汗力弱，而变为治疗风寒犯肺咳喘的基础方；麻黄汤加白术为臣药后，则成为一君二臣的格局，变成发汗祛风寒湿邪之方。

（2）增减药量　药量是标志药力的，方剂的药物组成虽然相同，但用量各异，致使方剂的配伍关系及功用、主治亦不相同。如小承气汤与厚朴三物汤均由大黄、厚朴、枳实三药组成，但前方重用大黄四两为君，为攻下热结之剂，主治阳明腑实证；后方重用厚朴八两为君，为行气消满之方，主治气滞大便不通之证。

（3）剂型变化　方剂的剂型各有特点，同一方剂，若剂型不同，其作用亦有大小与缓峻之别，在主治病情上亦有轻重缓急之分。如理中丸与人参汤，两方组成及用量完全相同，前者为细末，炼蜜为丸，用于中焦虚寒之轻证，作用较缓和；后者治疗中上二焦之虚寒较重者，取汤剂以速治。

（三）方剂的剂型

剂型是指方剂组成后，根据病情与药物的特点制成一定的形态。传统剂型有汤、丸、散、膏、酒、丹、露、锭、条、线、搽等，现在又研制了许多剂型，如片剂、冲剂、糖浆剂、口服液、胶囊剂、颗粒剂、注射剂、气雾剂等。常用的剂型介绍如下。

1. 汤剂

是将药物饮片配齐后，用水或黄酒，或水酒各半浸泡后，再煎煮一定时间，去渣取汁而成，一般供内服用，如大承气汤、桂枝汤等。汤剂的特点是吸收快，能迅速发挥药效，特别是便于随证加减，是临床广泛使用的一种剂型，适用于病情较重或不稳定的患者，但该剂型某些有效成分不易煎出，服用量大，且不便于携带。

2. 丸剂

是将药物研成细末，加适宜的黏合剂制成的圆形固定剂型。丸剂吸收缓慢，药效持久，而且服用与携带方便，适用于慢性、虚弱性疾病，如十全大补丸、杞菊地黄丸等，亦可用于急救，如安宫牛黄丸、至宝丹等。常用的丸剂有以下 4 种。

（1）蜜丸　是将药物细粉以炼制的蜂蜜为黏合剂制成的丸剂，分为大蜜丸和小蜜丸两种，作用缓和而持久。

（2）水丸　是将药物细粉用冷开水或蒸馏水等为黏合剂制成的小丸，水丸较蜜丸崩解快，易于吸收。

（3）糊丸　是将药物细粉用米糊、面糊、曲糊等为黏合剂制成的小丸，其崩解、溶散慢，内服可延长药效，并能减轻不良反应。

（4）浓缩丸　是将药物煎汁浓缩成膏，再与其他药物细粉混合、粉碎，用水或蜂蜜或药汁制成丸剂，其体积小，服用剂量小，患者易于接受。

3. 散剂

是将药物粉碎，混合均匀，制成粉末状制剂，有内服与外用两种。内服散剂有细末和粗末之分，细末可直接冲服，如七厘散；粗末可加水煮沸取汁服用，如银翘散等。外用散剂一般作为外敷，如金黄散等；亦有作吹喉，如冰硼散等。散剂的特点是吸收快，制作简单，便于服用及携带，节省药材。

4. 膏剂

是将药物用水或植物油煎熬去渣而制成的剂型，有内服和外用两种。内服膏剂有流浸膏、浸膏、煎膏三种，外用膏剂分软膏和硬膏两种。内服的煎膏如枇杷膏等，外用的软膏如三黄软膏等。流浸膏、浸膏多作为调配其他制剂使用；煎膏是将药物加水反复煎煮去渣浓缩后，加炼蜜或炼糖制成的半液体剂型，多用于慢性虚弱患者。软膏是将药物细粉与适宜的药物基质制成的具有适当黏度的半固体外用制剂，多用于皮肤、黏膜或创面；硬膏又称膏药，以植物油将药物煎至一定程度，去渣，并加入黄丹等冷却制成的硬膏，可用于跌打损伤、风湿疼痛等。

5. 丹剂

有内服与外用两种。内服丹剂没有固定剂型，有丸剂，亦有散剂，以药品贵重而名之曰丹，如至宝丹等。外用丹剂，是以某些矿物类药经高温烧炼制成的药品，常研粉涂撒创面，主要供外科用。

6. 酒剂

古称"酒醴"，又称药酒，是将药物置于酒中浸泡，去渣取液，供内服或外用。酒有活血通络和助长药效的特性，适用于风湿疼痛、体虚补养和跌打损伤等，如杜仲虎骨酒等，外用有活血消肿止痛的作用。酒剂不适用于阴虚火旺的病证。

7. 露剂

用新鲜含有挥发性成分的药物，用蒸馏法制成的芳香气味的澄明水液，气味清淡，便于口服，一般作为饮料，如金银花露等。

8. 栓剂

是将药物细粉与基质混合制成的一定形状固体制剂，用于腔道并在其间溶解而释放药物，有杀虫止痒、清热解毒、收敛等作用。外用栓剂可减少药物对肝脏的毒副作用及对胃黏膜的刺激作用。

9. 冲剂

是将药材提取药加适量赋形剂或部分药物细粉制成的干燥颗粒状制剂，用时以开水冲服。冲剂具有作用迅速、服用方便等特点，如感冒退热冲剂等。

10. 片剂

是将药物细粉或药材提取物与辅料混合压制而成的片状制剂。片剂体积小，用量准确，服用方便，应用广泛。

11. 糖浆剂

是将药物煎煮去渣取汁浓缩后，加入适量蔗糖溶解制成的浓蔗糖水溶液。糖浆制剂具有味甜、量小的特点，尤适用于儿童服用。

12. 口服液

是将药物用水或其他溶剂提取、精制而成的内服液体制剂。该制剂具有剂量小、吸收较快、口感适宜、服用方便等特点。

13. 注射剂

是将药物经过提取、精制、配制等步骤而制成的灭菌溶液、无菌混悬液，或供配制成液体的无菌粉末。该制剂具有剂量准确、药效迅速、适于急救的特点，对于昏迷及不能口服用药的患者尤为适宜。

14. 茶剂

是由药物粗粉与黏合剂混合制成的固体制剂。使用时将药物置于有盖的容器中，以沸水泡汁代茶服用，故称茶剂。茶剂外形不固定，常制成小方块或饼状。由于茶剂具有一定疗效，制法简单，服用方便，患者乐于采用，如午时茶等。

三、部队常用中草药

（一）解表药

凡具有发散功效，以发散表邪为主要作用，能解除表证的药物称为解表药。根据解表药的药性和主治差异，一般将其分为辛温解表药和辛凉解表药两类。

1. 辛温解表药

（1）麻黄　为麻黄科植物草麻黄、木贼麻黄和中麻黄的干燥草质茎。

【性味归经】辛、微苦，温。归肺、膀胱经。

【功效】发汗解表，宣肺平喘，利水消肿。

【应用】①风寒感冒。②咳嗽，哮喘。

【用法用量】煎服，3～10g。

【使用注意】凡表虚自汗、阴虚盗汗及虚喘者忌用。

（2）桂枝　为樟科植物肉桂的嫩枝。

【性味归经】辛、甘，温。归心、肺、膀胱经。

【功效】发汗解肌，温通经脉，助阳化气。

【应用】①风寒感冒。②各种痛证，如腹痛、心绞痛、痛经等。③心悸。

【用法用量】煎服，3～10g。

【使用注意】凡外感热病、阴虚火旺、血热妄行等忌用。孕妇及月经过多者慎用。

（3）荆芥　为唇形科植物荆芥的地上部分。

【性味归经】辛，微温。归肺、肝经。

【功效】发表散风，透疹消疮，炒炭止血。

【应用】①风寒感冒，风热感冒。②麻疹，风疹。③用于多种出血症，如吐血、便血、妇女崩漏下血等。

【用法用量】煎服，3～10g，不宜久煎。发表透疹消疮宜生用，止血宜炒用。

（4）防风　为伞形科植物防风的根。

【性味归经】辛、甘，微温。归膀胱、肝、脾经。

【功效】解表散风，胜湿止痛，祛风止痉。

【应用】①风寒感冒，风热感冒。②风疹瘙痒。③风寒湿痹，肢节疼痛。

【用法用量】煎服，3～10g。

【使用注意】阴虚火旺，血虚发痉者慎用。

2. 辛凉解表药

（1）薄荷　为唇形科植物薄荷的茎叶。

【性味归经】辛，凉。归肺、肝经。

【功效】疏散风热，清头目，利咽喉，透疹毒，疏肝郁。

【应用】①风热感冒。②咽喉肿痛。③麻疹，风疹。④肝郁气滞，胸闷胁痛。

【用法用量】煎服，3～10g；宜后下。

【使用注意】体虚多汗者，不宜使用。

（2）桑叶　为桑科植物桑树的叶。

【性味归经】苦、甘，寒。归肺、肝经。

【功效】疏散风热，清肺润燥，平肝明目。

【应用】①风热感冒。②咳嗽。③头痛，眩晕。

【用法用量】煎服，5～10g；或入丸散。外用煎水洗眼30～120g。咳嗽多用蜜炙桑叶。

（3）菊花　为菊科植物菊的头状花序。

【性味归经】辛、甘、苦，微寒。归肺、肝经。

【功效】疏散风热，平肝明目，清热解毒。

【应用】①风热感冒。②视物模糊。③头痛眩晕。

【用法用量】煎服，10～15g。疏散风热多用黄菊花（杭菊花），平肝明目多用白菊花（滁菊花）。

（4）柴胡　为伞形科植物柴胡的根或全草。

【性味归经】苦、辛，微寒。归肝、胆经。

【功效】疏散退热，疏肝解郁，升阳举陷。

【应用】①感冒发热，现有用柴胡制成的单味或复方注射液，有较好的解热作用。②月经不调。③脱肛。

【用法用量】煎服，3～10g。

【使用注意】肝阳上亢，肝风内动，阴虚火旺及气机上逆者忌用或慎用。

（二）清热药

凡药性寒凉，以清解里热为主要作用的药物，称为清热药。根据药物的功效，清热药分为清热泻火药、清热解毒药、清热燥湿药、清热凉血药、清虚热药五类。

1. 清热泻火药

（1）石膏　为一种矿石，即结晶水硫酸钙（$CaSO_4 \cdot 2H_2O$）。

【性味归经】辛、甘，大寒。归肺、胃经。

【功效】清热泻火，除烦止渴，收敛生肌。

【应用】①高热。②咳嗽，哮喘。③牙痛。

【用法用量】煎服，15～60g，打碎先煎。内服宜生用，外用宜火煅研末。

【使用注意】脾胃虚寒及阴虚内热者忌用。

（2）栀子　为茜草科植物栀子的成熟果实。

【性味归经】苦，寒。归心、肺、胃、三焦经。

【功效】泻火除烦，清热利湿，凉血解毒，消肿止痛。

【应用】①高热烦躁。②黄疸。③各种出血，如吐血、衄血、尿血等。

【用法用量】煎服，3～10g。

【使用注意】脾虚便溏者不宜使用。

2. 清热解毒药

（1）金银花　为忍冬科植物忍冬的花蕾。

【性味归经】甘，寒。归肺、心、胃经。

【功效】清热解毒，疏散风热。

【应用】①痈肿疔疮。②风热感冒。③热毒血痢。

【用法用量】煎服，10～15g。金银花加水蒸馏可制成金银花露，有清热解暑的作用。

【使用注意】脾胃虚寒及气虚疮疡脓清者忌用。

（2）连翘　为木犀科植物连翘的果实。

【性味归经】苦，微寒。归肺、心、胆经。

【功效】清热解毒，消痈散结，疏散风热。

【应用】①痈肿疮毒。②风热感冒。

【用法用量】煎服，6～15g。

【使用注意】脾胃虚寒及气虚脓清者不宜使用。

（3）蒲公英　为菊科植物蒲公英的带根全草。

【性味归经】苦、甘、寒。归肝、胃经。

【功效】清热解毒，消痈散结，利湿通淋。

【应用】①乳痈，为治疗乳痈良药。②热淋，黄疸。③目赤肿痛。

【用法用量】煎服，10～30g。外用适量。

【使用注意】用量过大，可致缓泻。

（4）板蓝根　为十字花科植物菘蓝的根。

【性味归经】苦，寒。归心、胃经。

【功效】清热解毒，凉血利咽。

【应用】①发热，头痛，喉痛。②瘟疫，头面红肿，咽喉不利等。

【用法用量】煎服，10～15g。

【使用注意】脾胃虚寒者忌用。

3. 清热燥湿药

（1）黄芩　为唇形科植物黄芩的根。

【性味归经】苦，寒。归肺、胃、胆、大肠经。

【功效】清热燥湿，泻火解毒，凉血止血，除热安胎。

【应用】①黄疸，泻痢。②咳嗽。③咽喉肿痛。④安胎。

【用法用量】煎服，3～10g。

【使用注意】脾胃虚寒者不宜使用。

（2）黄连　为毛茛科植物黄连的根茎。

【性味归经】苦，寒。归心、肝、胃、大肠经。

【功效】清热燥湿，泻火解毒。

【应用】①湿热泻痢要药。②高热烦躁，心烦不眠，吐血衄血。③皮肤湿疮，耳道流脓，眼目红肿。④胃火炽盛的呕吐，牙痛等。

【用法用量】煎服，2～10g；研末吞服1～1.5g，一日3次。

【使用注意】肺胃虚寒者忌用。阴虚津伤者慎用。

（3）黄柏　为芸香科植物黄檗的树皮。

【性味归经】苦，寒。归肾、膀胱、大肠经。

【功效】清热燥湿，泻火解毒，退热除蒸。

【应用】①湿热带下，泻痢黄疸。②湿疹湿疮。③阴虚发热，盗汗遗精。

【用法用量】煎服，5～10g。或入丸散。

【使用注意】脾胃虚寒者忌用。

4. 清热凉血药

（1）生地黄　为玄参科植物地黄的根。

【性味归经】甘、苦，寒。归心、肝、肺经。

【功效】清热凉血，养阴生津。

【应用】①清热凉血、养阴生津之要药。②血热所致的吐血、衄血、便血、崩漏等。③便秘。

【用法用量】煎服，10～30g。

【使用注意】脾虚湿滞、腹满便溏者慎用。

（2）水牛角　为牛科动物水牛的角。

【性味归经】咸，寒。归心、肝、胃经。

【功效】清热，凉血，解毒。

【应用】①高热烦躁，惊厥抽搐。②血热所致的吐血、衄血等。

【用法用量】煎服，6～15g，锉碎先煎；亦可锉末冲服。

【使用注意】脾胃虚寒者不宜用。

5. 清虚热药

青蒿　为菊科植物黄花蒿的地上部分。

【性味归经】苦、辛，寒。归肝、胆、肾经。

【功效】清虚热，除骨蒸，解暑，截疟。

【应用】①温病后期，余热未清，夜热早凉，热退无汗，或热病后低热不退等。②阴虚发热。③感受暑邪，发热，头痛，口渴。④治疟疾有良好疗效，可单用较大剂量鲜品捣汁服。

【用法用量】煎服，3～10g，不宜久煎；或鲜用绞汁。

【使用注意】脾胃虚弱、肠滑泄泻者忌服。

（三）泻下药

凡能引起腹泻或滑利大肠，促进排便的药物，称为泻下药。根据作用特点与适应证的不同，部队常用泻下药可分为攻下药、润下药两类。

1. 攻下药

（1）大黄　为蓼科植物掌叶大黄的根及根茎。

【性味归经】苦，寒。归脾、胃、大肠、肝、心经。

【功效】泻下攻积，清热泻火，止血，解毒，活血祛瘀。

【应用】①便秘等。②血热妄行之吐血、衄血、咯血。③目赤，咽痛，牙痛。④瘀血证，如治跌打损伤，瘀血肿痛。

【用法用量】煎服，5～10g。

【使用注意】脾胃虚弱者慎用；妇女怀孕、月经期、哺乳期应忌用。

（2）芒硝　为含含水硫酸钠的天然矿物经精制而成的结晶体。

【性味归经】咸、苦，寒。归胃、大肠经。

【功效】泻下，软坚，清热。

【应用】①便秘，常用于胆石症腹痛便秘者。②乳痈，肠痈。③咽痛、目赤肿痛。

【用法用量】6～12g，一般不入煎剂，待汤剂煎得后，溶入药汁内服用。外用适量。

【使用注意】孕妇及哺乳期妇女忌用或慎用。畏三棱。

2. 润下药

（1）火麻仁　为桑科植物大麻的成熟种子。

【性味归经】甘，平。归脾、大肠经。

【功效】润肠通便。

【应用】用于老人、产妇及体弱津血不足的肠燥便秘证，多与其他润肠通便药同用。

【用法用量】煎服，10～15g，打碎入煎。

（2）郁李仁　为蔷薇科植物欧李、郁李、或长柄扁桃的成熟种子。

【性味归经】辛、苦、甘，平。归大肠、小肠经。

【功效】润肠顺便、利水消肿。

【应用】便秘。

【用法用量】煎服，6～12g。

（四）祛风湿药

凡以祛除风寒湿邪，解除痹痛为主要作用的药物，称为祛风湿药。

1. 独活

为伞形科植物重齿毛当归的根。

【性味归经】辛、苦，微温。归肾、膀胱经。

【功效】祛风湿，止痹痛，解表。

【应用】①为治风寒湿痹的要药，尤善于治属下部寒湿的腰膝、腿足关节疼痛。②外感风寒夹湿表证。

【用法用量】煎服，5～15g。

2. 威灵仙

为毛茛科植物威灵仙的根及根茎。

【性味归经】辛、咸，温。归膀胱经。

【功效】祛风湿，通经络，消骨鲠。

【应用】①凡风湿痹痛，麻木不仁，无论上下皆可用，为风湿痹痛要药。②治诸骨鲠咽。可单用或加砂糖、醋煎汤，慢慢咽下。

【用法用量】煎服，5～15g。治骨鲠可用30～50g。

【使用注意】体质虚弱者慎用。

（五）芳香化湿药

凡气味芳香，性偏温燥，具有化湿运脾作用的药物，称为化湿药。

1. 藿香

为唇形科植物广藿香的地上部分。

【性味归经】辛，微温。归脾、胃、肺经。

【功效】化湿，解暑，止呕。

【应用】①治暑季外感风寒、内伤生冷而致恶寒发热、头痛脘闷、呕恶吐泻等。②治湿浊中阻所致的呕吐，本品最佳。③妊娠呕吐。

【用法用量】煎服，5～10g。鲜品加倍。

2. 厚朴

为木兰科植物厚朴的干皮、根皮及枝皮。

【性味归经】苦、辛，温。归脾、胃、肺、大肠经。

【功效】行气，燥湿，消积，平喘。

【应用】①腹胀，腹痛或呕逆等。②肠胃积滞，大便秘结。③咳嗽，哮喘。

【用法用量】煎服，3～10g。

3. 砂仁

为姜科植物阳春砂或海南砂或缩砂的成熟果实。

【性味归经】辛，温。归脾、胃经。

【功效】化湿行气，温中止呕，止泻，安胎。

【应用】①脾胃虚寒吐泻。②胎动不安。

【用法用量】煎服，5～10g。宜后下。

（六）利水渗湿药

凡以通利水道、渗泄水湿为主要作用的药物，称为利水渗湿药。

1. 茯苓

为多孔菌科真菌茯苓的菌核。

【性味归经】甘、淡，平。归心、脾、肾经。

【功效】利水渗湿，健脾安神。

【应用】①各种水肿。②脾虚诸证。③心悸，失眠。

【用法用量】煎服。10～15g。

2. 薏苡仁

为禾本科植物薏米的成熟种仁。

【性味归经】甘、淡，微寒。归脾、胃、肺经。

【功效】利水渗湿，健脾，除痹，清热排脓。

【应用】①小便不利，水肿，脚气等。②脾虚湿滞泄泻。③湿痹拘挛。④肺痈，肠痈。

【用法用量】煎服。10～30g。

（七）温里药

凡以温里祛寒、治疗里寒证为主要作用的药物，称为温里药，又叫祛寒药。

1. 干姜

为姜科植物姜的干燥根茎。

【性味归经】辛，热。归脾、胃、心、肺经。

【功效】温中散寒，回阳通脉，温肺化饮。

【应用】①脘腹冷痛，寒呕，冷泻。②亡阳厥逆。③寒饮咳喘。

【用法用量】煎服，3～10g。

【使用注意】阴虚内热、血热妄行者忌用。孕妇慎用。

2. 肉桂

为樟科植物肉桂的树皮。

【性味归经】辛、甘，热。归脾、肾、心、肝经。

【功效】补火助阳，散寒止痛，温经通脉。

【应用】①阳痿宫冷、虚喘心悸等。②寒性腹痛。③寒痹腰痛，胸痹。④闭经，痛经。

【用法用量】煎服，2～5g，宜后下；研末冲服，每次1～2g。

【使用注意】阴虚火旺、里实热证及孕妇慎用。畏赤石脂。

（八）理气药

以疏理气机，治疗气滞或气逆证为主要作用的药物，称为理气药，又叫行气药。

1. 陈皮

为芸香科植物橘及其栽培变种的成熟果皮。

【性味归经】辛、苦，温。归脾、肺经。

【功效】理气健脾，燥湿化痰。

【应用】①脘腹胀痛，恶心呕吐，泄泻。②咳嗽。

【用法用量】煎服，3～10g。

【使用注意】内有实热者慎用。

2. 枳实

为芸香科植物酸橙及其栽培变种或甜橙的幼果。

【性味归经】苦、辛，微寒，归脾、胃、大肠经。

【功效】破气除痞，化痰消积。

【应用】①食积证。②冠心病，心绞痛。③胃扩张，胃下垂，子宫脱垂，脱肛等。

【用法用量】煎服，8～10g，大量可用至30g。炒后性较平和。

【使用注意】脾胃虚弱和孕妇慎用。

（九）化痰止咳平喘药

凡具有祛痰或消痰作用的药物，称为化痰药；能减轻和制止咳嗽和喘息的药物，称为止咳平喘药。因咳喘每多夹痰，痰多易发喘咳，治疗上化痰、止咳、平喘三者常配伍同用，故合称化痰止咳平喘药。

1. 半夏

为天南星科植物半夏的块茎。

【性味归经】辛，温。有毒。归脾、胃、肺经。

【功效】燥湿化痰，降逆止呕，消痞散结；外用消肿止痛。

【应用】①湿痰、寒痰证。②各种原因的呕吐。③梅核气等。④用于瘿瘤痰核，痈疽肿毒及毒蛇咬伤等。

【用法用量】煎服，3～10g。

【使用注意】阴虚燥咳、血证、热痰、燥痰应慎用。反乌头。

2. 川贝母

为百合科植物川贝母、暗紫贝母、甘肃贝母或梭砂贝母的鳞茎。

【性味归经】苦、甘，微寒。归肺、心经。

【功效】清热化痰，润肺止咳，散结消肿。

【应用】①久咳、燥痰、热痰之证。②乳痈、肺痈。

【用法用量】煎服，3～10g；研末服1～2g。

【使用注意】反乌头。

3. 杏仁

为蔷薇科植物山杏、西伯利亚杏、东北杏或杏的成熟种子。

【性味归经】苦，微温，有小毒。归肺、大肠经。

【功效】止咳平喘，润肠通便。

【应用】①咳喘。②肠燥便秘。

【用法用量】煎服，3～10g，宜打碎入煎。

【使用注意】有小毒，勿过量；婴儿慎用。

4. 百部

为百部科植物直立百部、蔓生百部或对叶百部的块根。

【性味归经】甘、苦，微温，归肺经。

【功效】润肺止咳，杀虫。

【应用】①各种咳嗽。②蛲虫，阴道滴虫，头虱及疥癣等。

【用法用量】煎服，5～15g；外用适量。久咳虚嗽宜蜜炙用。

（十）止血药

凡以制止体内外出血为主要作用的药物，称为止血药。

1. 三七

为五加科植物三七的根和根茎。

【性味归经】甘、微苦，温。归肝、胃经。

【功效】化瘀止血，消肿定痛。

【应用】①用于各种内外出血证，尤以有瘀者为宜，单味内服外用即可奏效。②为伤科要药，用于跌打损伤、瘀滞疼痛，单味内服或外敷用。

【用法用量】多研末吞服，每次1～1.5g；亦可入煎剂，3～10g；外用适量，研末外掺或调敷。

【使用注意】血热出血或阴虚者，需配凉血或滋阴药物。

2. 艾叶

为菊科植物艾的叶。

【性味归经】苦、辛，温，有小毒。归肝、脾、肾经。

【功效】温经止血，散寒调经，安胎。

【应用】①虚寒出血，尤宜用于崩漏。②虚寒性月经不调、痛经、宫冷不孕等。

【用法用量】煎服，3～10g；外用适量。温经止血炒炭用；余则生用。

【使用注意】阴虚血热慎用。过量可致急性胃肠炎、中毒性肝炎。

（十一）活血化瘀药

凡以通利血脉，促进血行，消散瘀血为主要作用的药物，称活血化瘀药，或活血祛瘀药，简称活血药。

1. 川芎

为伞形科植物川芎的根茎。

【性味归经】辛，温。归肝、胆、心包经。

【功效】活血行气，祛风止痛。

【应用】①血瘀气滞的痛证。如妇女月经不调、经闭、痛经、产后瘀滞腹痛等，为妇科活血调经之要药；胸痹心痛，近代以川芎及川芎为主的复方治冠心病心绞痛，有较好疗效。②外科、伤科之跌扑损伤。③头痛，无论风寒、风热、风湿、血虚、血瘀，均可使用。④近代临床还以川芎注射液静滴，治急性缺血性脑血管病；以川芎嗪静滴治脑外伤综合征；以川芎配荜茇制成颅痛定，治三叉神经痛及血管性头痛、坐骨神经痛、末梢神经炎等病症。

【用法用量】煎服，3～10g。

【使用注意】凡阴虚火旺，多汗，及月经过多者，应慎用。

2. 桃仁

为蔷薇科植物桃或山桃的成熟种子。

【性味归经】苦、甘，平，有小毒。归心、肝、大肠经。

【功效】活血祛瘀，润肠通便。

【应用】①多种瘀血证，如血瘀经闭、痛经，产后瘀滞腹痛，跌打损伤等。②肠燥便秘。③肺痈，肠痈。

【用法用量】煎服，5～10g，宜捣碎入煎。

【使用注意】孕妇忌服；便溏者慎用。有毒，不可过量。

3. 红花

为菊科植物红花的花。

【性味归经】辛，温。归心、肝经。

【功效】活血通经，祛瘀止痛。

【应用】①血滞经闭、痛经等。②心腹瘀痛及跌打损伤等。③血栓闭塞性脉管炎。

【用法用量】煎服，3～10g；外用适量。

【使用注意】孕妇忌服，有出血倾向者不宜多用。

4. 丹参

为唇形科植物丹参的根及根茎。

【性味归经】苦，微寒。归心、肝经。

【功效】活血调经，凉血消痈，安神。

【应用】①各种瘀血证。如瘀血所致妇女月经不调、痛经、经闭、产后瘀滞腹痛，胸痹心痛等。②疮疡痈肿。③心悸，失眠。

【用法用量】煎服，5～15g。活血化瘀宜酒炙用。

【使用注意】反藜芦。

5. 益母草

为唇形科植物益母草的地上部分。

【性味归经】苦、辛，微寒。归肝、心包、膀胱经。

【功效】活血调经，利水消肿。

【应用】①善于活血祛瘀调经，为妇科经产要药。②水瘀互阻的水肿、小便不利。近代用治肾炎有效。

【用法用量】煎服，10～30g，或熬膏，入丸剂。外用适量捣敷或煎水外洗。

【使用注意】孕妇忌服，血虚无瘀者慎用。

（十二）平肝息风药

凡以平肝潜阳、息风止痉为主要功效，主治肝阳上亢或肝风内动病证的药物，称平肝息风药。

1. 羚羊角

为牛科动物赛加羚羊的角。

【性味归经】咸，寒。归肝、心经。

【功效】平肝息风，清肝明目，清热解毒。

【应用】①为治疗肝风内动，惊痫抽搐之要药。可用于热极动风之高热神昏、痉厥抽搐及癫痫、惊悸等。②肝阳上亢，头晕目眩。③肝火上炎之头痛、头晕、目赤肿痛等。④热病神昏、壮热、躁狂、抽搐等。⑤小儿肺炎，流感发热，麻疹及其他发热病症。

【用法用量】煎服，1～3g，单煎2小时以上，取汁服。磨汁或研粉服，每次0.3～0.6g。

2. 石决明

为鲍科动物杂色鲍、皱纹盘鲍、羊鲍等鲍类的贝壳。

【性味归经】咸，寒。归肝经。

【功效】平肝潜阳，清肝明目。

【应用】①为凉肝、镇肝之要药。用于头晕，头痛，烦躁易怒等。②为治目疾之常用药。可用于目赤肿痛，雀盲眼花等。

【用法用量】煎服，15～30g。应打碎先煎。平肝、清肝宜生用，外用点眼宜煅用、水飞。

3. 全蝎

为钳蝎科昆虫东亚钳蝎的干燥体。

【性味归经】辛，平，有毒。归肝经。

【功效】息风止痉，解毒散结，通络止痛。

【应用】①有良好的息风止痉作用，用于急慢惊风、中风面瘫、破伤风等痉挛抽搐证。②疮疡肿毒。③顽固性偏正头痛、风湿痹痛。

【用法用量】煎服，2～5g。研末吞服，每次0.6～1g。外用适量。

【使用注意】有毒，用量不宜大。孕妇忌服。

4. 天麻

为兰科植物天麻的块茎。

【性味归经】甘，平。归肝经。

【功能】息风止痉，平肝潜阳。

【应用】①肝风内动，惊痫抽搐。②眩晕。③头痛。

【用法用量】煎服，3～10g。研末吞服，每次1～1.5g。

5. 钩藤

为茜草科植物钩藤、大叶钩藤等的带钩茎枝。

【性味归经】甘，微寒，归肝、心包经。

【功效】息风止痉，清热平肝。

【应用】①为治疗肝风内动，惊痫抽搐之常用药。②头痛，眩晕。③高血压病。

【用法用量】煎服，10～15g。后下，不宜久煎。

（十三）安神药

凡以安定神志为主要作用，用于治疗神志失常病证的药物，称为安神药。

1. 朱砂

为三方晶系硫化物类矿物辰砂族辰砂，主含硫化汞（HgS）。

【性味归经】甘，寒，有毒。归心经。

【功效】镇心安神，清热解毒。

【应用】①善治心火亢盛之心神不宁、烦躁不眠。②高热神昏、惊厥。③疮疡肿毒。④咽喉肿痛，口舌生疮。

【用法用量】入丸散或研末冲服，每次0.3～1g。外用适量。

【使用注意】本品有毒，内服不可过量或持续服用，以防汞中毒；忌火煅，火煅则析出水银，有剧毒。

2. 酸枣仁

为鼠李科植物酸枣的成熟种子。

【性味归经】甘、酸，平。归心、肝、胆经。

【功效】养心益肝，安神，敛汗。

【应用】①心悸，失眠。②体虚自汗，盗汗。

【用法用量】煎服，10～20g。研末吞服，每次 1.5～3g。

（十四）收涩药

凡以收敛固涩为主要作用的药物，称为收涩药，又称固涩药。

1. 五味子

为木兰科植物五味子的成熟果实。

【性味归经】酸，甘，温。归肺、心、肾经。

【功效】敛肺滋肾，生津敛汗，涩精止泻，宁心安神。

【应用】①久咳虚喘。②津伤口渴及消渴。③自汗、盗汗。④遗精、滑精。⑤虚烦心悸、失眠多梦。

【用法用量】煎服，5～10g。

2. 乌梅

为蔷薇科植物梅的近成熟果实。

【性味归经】酸、涩，平。归肝、脾、肺、大肠经。

【功效】敛肺止咳，涩肠止泻，安蛔止痛，生津止渴。

【应用】①肺虚久咳少痰或干咳无痰。②久泻、久痢。③蛔厥证。④虚热消渴。

【用法用量】煎服，3～10g，大剂量可用至30g。外用适量，捣烂或炒炭研末外敷。止泻止血宜炒炭用。

【使用注意】外有表邪或内有实热积滞者均不宜服。

（十五）补益药

凡以补益正气，增强体质，提高抗病能力为主要功效的药物，称为补益药，亦称补虚药。根据其功效和主要适应证的不同而分为补气药、补阳药、补血药、补阴药四类，临床应辨证选用。

1. 补气药

（1）人参　为五加科植物人参的根和根茎。野生者名"山参"，栽培者称"园参"。

【性味归经】甘、微苦，微温。归脾、肺、心、肾经。

【功效】大补元气，补脾益肺，生津，安神。

【应用】①气虚欲脱、脉微欲绝的重危证候，单用人参大量浓煎服。②气虚喘促、懒言声微、脉虚自汗。③脾气不足的倦怠乏力、食少便溏。④身热汗多，口渴脉虚，消渴证等。⑤气血亏虚的心悸、失眠、健忘等。

【用法用量】煎剂，5～10g；用于急重证，剂量可酌增为15～30g。宜文火另煎兑服。研末吞服，每次 1.5～2g。

【使用注意】反藜芦。畏五灵脂。不宜同时吃萝卜或喝茶，以免影响药力。

（2）黄芪　为豆科植物蒙古黄芪或膜荚黄芪的根。

【性味归经】甘，微温。归脾、肺经。

【功效】补气升阳，益卫固表，利水消肿，托疮生肌。

【应用】①脾胃气虚及中气下陷诸证。②肺气虚及表虚自汗、气虚外感诸证。③气虚浮肿，小便不利。④中风后遗症半身不遂。⑤消渴证。

【用法用量】煎服，10～15g，大剂量可用至30～60g。补气升阳宜炙用，其他多生用。

【使用注意】表实邪盛、气滞湿阻、食积内停、阴虚阳亢、痈疽初起或溃后热毒尚盛等，均不宜用。

（3）甘草　为豆科植物甘草、胀果甘草或光果甘草的根及根茎。

【性味归经】甘，平。归心、肺、脾、胃经。

【功效】益气补中，清热解毒，祛痰止咳，缓急止痛，调和药性。

【应用】①心气不足的心悸动、脉结代。②脾气虚弱的倦怠乏力、食少便溏。③痰多咳嗽。④脘腹疼痛。⑤热毒疮疡。⑥调和诸药，能缓和或减轻药物的毒副作用，又可调和脾胃。药物、食物中毒，可以甘草治之，亦可与绿豆或大豆煎汤服。

【用法用量】煎服，3～10g。清热解毒宜生用，补中缓急宜炙用。

【使用注意】湿盛胀满、浮肿者不宜用。反大戟、芫花、甘遂、海藻。久服较大剂量可致浮肿。

（4）山药　为薯蓣科植物薯蓣的根茎。

【性味归经】甘，平。归脾、肺、肾经。

【功效】益气养阴，补益脾肺，益肾固精，止带。

【应用】①脾胃虚弱，食少、便溏或泄泻。②肺虚咳喘或肺肾两虚久咳久喘。③肾虚不固的遗精、尿频。④消渴证。可单用本品大剂量水煎代茶饮。

【用法用量】煎服，10～30g，大量60～250g。研末吞服，每次6～10g。养阴生津宜生用；健脾止泻宜炒用。

【使用注意】湿盛中满或有积滞者忌用。

（5）西洋参　为五加科植物西洋参的根。

【性味归经】甘、微苦，寒。归心、肺、肾经。

【功效】补气养阴，清火生津。

【应用】①阴虚火旺，喘咳痰血。②热病气阴两伤，烦倦口渴等。

【用法用量】另煎兑服，用量3～6g。

2. 补阳药

（1）鹿茸　为鹿科动物梅花鹿或马鹿的雄鹿头上未骨化密生茸毛的幼角。

【性味归经】甘、咸，温。归肾、肝经。

【功效】壮肾阳，益精血，强筋骨，调冲任，托疮毒。

【应用】①肾阳不足，精血亏虚的阳痿早泄、宫寒不孕、尿频不禁、头晕耳鸣、腰膝酸痛、肢冷神疲等。②肝肾精血不足的筋骨痿软、小儿发育不良、囟门过期不合、齿迟、行迟等。③冲任虚寒、带脉不固的崩漏不止、带下过多等。④疮疡久溃不敛，脓出清稀，或阴疽内陷不起。

【用法用量】研细末，一日三次分服，1～3g。如入丸散，随方配制。

【使用注意】服用本品宜从小量开始，缓缓增加，不宜骤用大量，免致鼻衄。凡阴虚阳亢，血分有热，胃火炽盛或痰热郁肺及外感热病者，均应忌服。

（2）杜仲　为杜仲科植物杜仲的树皮。

【性味归经】甘，温。归肝、肾经。

【功效】补肝肾，强筋骨，安胎。

【应用】①腰痛脚弱。②阳痿尿频。③胎动不安或习惯性流产等。

【用法用量】煎服，10～15g。炒用为佳。

【使用注意】阴虚火旺者忌用。

3. 补血药

（1）熟地黄　为生地黄（见清热凉血药）经加拌黄酒蒸至内外色黑、油润或直接蒸至黑润而成。

【性味归经】甘，微温，归肝、肾经。

【功效】补血滋阴，益精填髓。

【应用】①血虚萎黄、眩晕、心悸失眠、月经不调、崩漏等，为补血要药。②肾阴不足的潮热骨蒸、盗汗、遗精、消渴等，为滋阴主药。③肝肾精血亏虚的腰膝酸软、眩晕耳鸣、须发早白等。

【用法用量】煎服，10～30g。

【使用注意】凡食少痰多、腹胀便溏者忌服。

（2）当归　为伞形科植物当归的根。

【性味归经】甘、辛，温。归肝、心、脾经。

【功效】补血活血，调经止痛，润肠通便。

【应用】①心肝血虚，面色萎黄，眩晕心悸等，为补血要药。②血虚或血瘀所致月经不调、痛经、经闭等。③虚寒腹痛、跌打损伤、风湿痹痛。④痈疽疮疡。⑤血虚肠燥便秘。

【用法用量】煎服，5～15g。一般生用，活血酒炒。补血用当归身，活血用当归尾，和血（补血活血）用全当归。

【使用注意】湿盛中满、大便溏泄者忌服。

（3）阿胶　为马科动物驴的皮，经煎煮、浓缩制成的固体胶。

【性味归经】甘，平。归肺、肝、肾经。

【功效】补血，止血，滋阴润燥。

【应用】①血虚萎黄，眩晕，心悸等。②多种出血症，止血作用良好。③肺燥。④虚烦不眠。

【用法用量】5～15g，烊化兑服。

【使用注意】胃弱便溏者慎用。

（4）何首乌　为蓼科植物何首乌的块根。

【性味归经】苦、甘、涩，微温。归肝、肾经。

【功效】补益精血，解毒通便。

【应用】①血虚或肝肾精血亏虚所致眩晕耳鸣、腰膝酸软、男子遗精、妇女崩漏带下、须发早白等。②肠燥便秘。③痈疽疮疡。

【用法用量】煎服，10～30g。补益精血宜制用，润肠、解毒宜生用。

【使用注意】大便溏泄及湿痰较重者忌服。

4. 补阴药

（1）麦冬　为百合科植物麦冬的块根。

【性味归经】甘、微苦，微寒。归心、肺、胃经。

【功效】养阴润肺，益胃生津，清心除烦。

【应用】①肺阴不足，干咳痰黏、痨热咳嗽等。②热伤胃阴的口渴。③心阴虚，心烦不眠。

【用法用量】煎服，10～15g。

（2）枸杞　为茄科植物宁夏枸杞的成熟果实。

【性味归经】甘，平。归肝、肾经。

【功效】补肝肾，明目。

【应用】①肾虚遗精。②肝肾阴虚，视力模糊。③消渴。

【用法用量】煎服，10～15g。

【使用注意】脾虚便溏者忌用。

（十六）开窍药

凡以开窍醒神为主要作用的药物，称为开窍药，又称芳香开窍药。

1. 麝香

为麝科动物林麝、马麝或原麝成熟雄体香囊中的干燥分泌物。

【性味归经】辛，温，归心、脾经。

【功效】开窍醒神，活血通经，止痛，催产。

【应用】①热闭神昏，寒闭神昏。②中风痰厥，惊痫。③疮疡肿毒，咽喉疼痛。④痹证疼痛，跌打损伤，难产死胎等。

【用法用量】本品入丸散，每次0.06～0.1g。外用适量。不入煎剂。

【使用注意】孕妇忌用。

2. 冰片

为龙脑香科植物龙脑香树脂的加工品，或龙脑香树的树干、树枝切碎，经蒸馏冷却而得的结晶。

【性味归经】辛、苦，微寒。归心、脾经。

【功效】开窍醒神，清热止痛。

【应用】①热病神昏、痰热内闭、暑热卒厥、小儿惊风等热闭。②目赤肿痛、咽喉肿痛、口舌生疮、耳道流脓等。

【用法用量】本药入丸散，每次 0.03 ～ 0.1g。外用适量。不入煎剂。

【使用注意】孕妇慎用。

3. 石菖蒲

为天南星科植物石菖蒲的根茎。

【性味归经】辛、苦，温。归心、胃经。

【功效】开窍醒神，化湿和胃。

【应用】①痰热蒙蔽之神昏谵语、癫痫抽搐。②湿浊中阻之脘闷腹胀。

【用法用量】煎服，用量 5 ～ 10g。鲜品加倍。外用适量。

（十七）消食药

凡以消积导滞、促进消化为主要作用的药物，称为消食药，又叫消导药。

1. 山楂

为蔷薇科植物山里红、山楂或野山楂的成熟果实。

【性味归经】酸、甘，微温。归脾、胃、肝经。

【功效】消食化积，行气散瘀。

【应用】①治肉食积滞，为消化油腻肉食积滞之要药。②腹痛、胁痛。③现代单用本品制剂治疗冠心病、高血压病、高脂血症、细菌性痢疾等，均有较好的疗效。

【用法用量】煎服，10 ～ 15g，大剂量 30g。生山楂用于消食散瘀，焦山楂用于止泻止痢。

2. 神曲

为面粉和其他药物混合后经发酵而成的加工品。

【性味归经】甘、辛，温。归脾、胃经。

【功效】消食和胃。

【应用】①饮食积滞。②凡丸剂中有金石、贝壳类药物者，可用本品糊丸以助消化。

【用法用量】煎服，6 ～ 15g。本品炒焦与焦麦芽、焦山楂配用，称焦三仙，消食积力更强。

【使用注意】胃火炽盛、胃酸过多者忌用。

3. 麦芽

为禾本科植物大麦的成熟果实经发芽干燥而成。

【性味归经】甘，平。归脾、胃、肝经。

【功效】消食健胃，回乳消胀。

【应用】①米、面、薯、芋等食物积滞不化。②用于妇女断乳、乳房胀痛，单用生麦芽或炒麦芽大量煎服。

【用法用量】煎服，10 ～ 15g，大剂量 30 ～ 120g。生麦芽功偏消食健胃，炒麦芽多用于回乳消胀。

【使用注意】哺乳期妇女不宜使用。

4. 莱菔子

为十字花科植物萝卜的成熟种子。

【性味归经】辛、甘，平。归脾、胃、肺经。

【功效】消食除胀，降气化痰。

【应用】①食积气滞所致脘腹胀满、嗳气吞酸、腹痛等。②咳喘痰多、胸闷食少。

【用法用量】煎服，6～10g。

【使用注意】气虚及无食积、痰滞者慎用。不宜与人参同用。

5. 鸡内金

为雉科动物家鸡的沙囊内壁。全国各地均产。

【性味归经】甘，平。归脾、胃、小肠、膀胱经。

【功效】消食健胃，涩精止遗。

【应用】①饮食积滞、小儿疳积。②遗精、遗尿。③淋证及胆结石。

【用法用量】煎服，8～10g；研末服，每次 1.5～3g，效果比煎剂好。

（十八）驱虫药

凡以驱除或杀灭人体寄生虫为主要作用的药物，称为驱虫药。

1. 使君子

为使君子科植物使君子的成熟果实。

【性味归经】甘，温。归脾、胃经。

【功效】驱虫消积。

【应用】蛔虫证、蛲虫证、小儿疳积等。

【用法用量】煎服，10～15g；炒香嚼服 6～9g。小儿每岁每日 1～1.5 粒，总量不超过 20 粒。空腹服用，每日 1 次，连用 3 天。

2. 槟榔

棕榈科植物槟榔的成熟种子。

【性味归经】苦、辛，温。归胃、大肠经。

【功效】驱虫消积，行气利水。

【应用】①绦虫、钩虫、蛔虫、蛲虫、姜片虫。②治食积气滞，腹胀便秘。

【用法用量】煎服，6～15g。单用驱杀绦虫、姜片虫时，可用 60～120g。

（十九）外用药

外用药是指常以外用为主的一部分药物。

1. 硫黄

为自然元素类矿物硫族自然硫。

【性味归经】酸，温，有毒。归肾、大肠经。

【功效】解毒杀虫止痒，补火助阳通便。

【应用】用于疥癣、秃疮、湿疹、寒喘、阳痿、虚寒便秘等。

【用法用量】入丸散服，1～3g。外用适量，研末撒敷或香油调涂。

2. 雄黄

为硫化物类矿物雄黄族雄黄。

【性味归经】辛，温，有毒。归肝、大肠经。

【功效】解毒，燥湿，杀虫。

【应用】疥癣，湿疹，疮疡疔肿，疟疾，蛔虫病，急性扁桃体炎，小儿惊痫痰涎壅盛等。

【用法用量】外用适量。内服0.3～1g，入丸、散剂用。

3. 马钱子

为马钱科植物马钱的成熟种子。

【性味归经】苦，寒，有大毒。归肝、脾经。

【功效】散结消肿，通络止痛。

【应用】跌打损伤，痈疽肿痛，风湿顽痹，麻木瘫痪等。

【用法用量】内服宜制，多入丸散剂，日服0.3～0.6g。外用适量，研末调涂。内服不可多服久服。

四、部队常用中成药

（一）营连常用中成药

1. 双黄连口服液

【组成】金银花 黄芩 连翘

【功能与主治】清热解毒，表里双清。用于风热感冒，发热，咳嗽，咽痛。

【用法与用量】口服，1次2支，1日3次。小儿酌减或遵医嘱。

2. 感冒清热颗粒

【组成】荆芥穗 薄荷 防风 柴胡 紫苏叶 葛根 桔梗 苦杏仁 白芷 苦地丁 芦根

【功能与主治】疏风散寒，解表清热。用于风寒感冒，头痛发热，恶寒身痛，鼻流清涕，咳嗽咽干。

【用法与用量】开水冲服，1次1袋，1日2次。

3. 银翘解毒丸

【组成】金银花 连翘 薄荷 荆芥 淡豆豉 牛蒡子 桔梗 淡竹叶 甘草 蜂蜜

【功能与主治】辛凉解表，清热解毒。用于风热感冒，发热头痛，咳嗽口干，咽喉疼痛。

【用法与用量】用芦根汤或温开水送服，1次1丸，1日2～3次。

4. 牛黄解毒丸

【组成】牛黄　雄黄　生石膏　冰片　大黄　黄芩　桔梗　甘草

【功能与主治】清热解毒。用于头晕目赤，咽干咳嗽，风火牙痛，大便秘结，牙龈肿痛，口舌生疮，目赤肿痛等。

【用法与用量】温开水送服，1次1丸，1日2～3次。

5. 板蓝根颗粒

【组成】板蓝根

【功能与主治】清热解毒，凉血利咽，消肿。用于热毒壅盛，咽喉肿痛；扁桃腺炎、腮腺炎见上述证候者。

【用法与用量】开水冲服，1次5～10g（含糖型），或1次3～6g（无糖型），1日3～4次。

6. 连花清瘟胶囊

【组成】连翘　金银花　炙麻黄　炒苦杏仁　石膏　板蓝根　绵马贯众　鱼腥草　广藿香　大黄　红景天　薄荷脑　甘草

【功能与主治】清瘟解毒，宣肺泄热。用于治疗流行性感冒热毒袭肺证，症见发热或高热，恶寒，肌肉酸痛，鼻塞流涕，咳嗽，头痛，咽干咽痛，舌偏红，苔黄或黄腻等。

【用法与用量】口服。1次4粒，1日3次。

7. 急支糖浆

【组成】鱼腥草　金荞麦　四季青　麻黄　紫菀　前胡　枳壳　甘草

【功能与主治】清热化痰，宣肺止咳。用于外感风热所致的咳嗽，症见发热恶寒，胸膈满闷，咳嗽咽痛；急性支气管炎、慢性支气管炎急性发作，见上述证候者。

【用法与用量】口服，1次20～30mL，1日3～4次。

8. 复方甘草片

【组成】甘草浸膏粉　阿片粉　樟脑　八角茴香油　苯甲酸钠

【功能与主治】镇咳祛痰。

【用法与用量】口服或含化。1次3～4片，1日3次。

9. 消炎利胆片

【组成】穿心莲　溪黄草　苦木

【功能与主治】清热，祛湿，利胆。用于肝胆湿热所致的胁痛，口苦；急性胆囊炎、胆管炎。

【用法与用量】口服。1次3～6片，1日3次。

10. 藿香正气水

【组成】苍术　陈皮　厚朴　白芷　茯苓　大腹皮　生半夏　甘草浸膏　广藿香油　紫苏叶油

【功能与主治】解表祛暑，化湿和中。用于外感风寒，内伤湿滞，夏伤暑湿，头痛昏重，脘腹胀痛，呕吐泄泻；胃肠型感冒。

【用法与用量】口服，1 次 5 ～ 10mL，1 日 2 次。

11. 健胃消食片

【组成】太子参　陈皮　山药　麦芽（炒）　山楂

【功能与主治】健胃消食。用于脾胃虚弱所致的食积，症见不思饮食，嗳腐酸臭，脘腹胀满；消化不良见上述证候者。

【用法与用量】口服，可以咀嚼。1 次 4 ～ 6 片，1 日 3 次。

12. 清开灵颗粒

【组成】胆酸　猪去氧胆酸　水牛角　黄芩苷　金银花

【功能与主治】清热解毒，镇静安神。用于外感风热时毒、火毒内盛所致高热不退、烦躁不安、咽喉肿痛等；上呼吸道感染，病毒性感冒，急性扁桃体炎，急性咽炎，急性气管炎，高热等症属上述证候者。

【用法与用量】口服，1 次 3 ～ 6g，1 日 2 ～ 3 次。

13. 三七伤药片

【组成】三七　草乌（蒸）　雪上一枝蒿　骨碎补　红花　接骨木　赤芍　冰片

【功能与主治】舒筋活血，散瘀止痛。跌打损伤，风湿瘀阻，关节痹痛；急慢性扭挫伤，神经痛见上述证候者。

【用法与用量】口服。1 次 3 片，1 日 3 次。

14. 七厘散

【组成】血竭　乳香（制）　没药　红花等

【功能与主治】化瘀消肿，止痛止血。跌扑损伤，血瘀疼痛，外伤出血。

【用法与用量】口服。1 次 1 ～ 1.5g，1 日 1 ～ 3 次；外用，调敷患处。

15. 清咽滴丸

【组成】薄荷脑　青黛　冰片　诃子　甘草　人工牛黄

【功能与主治】疏风清热，解毒利咽。用于风热喉痹，咽痛，咽干，口渴；或微恶风，发热，咽部红肿，急性咽炎见上述证候者。

【用法与用量】含服，1 次 4 ～ 6 粒，1 日 3 次。

16. 跌打丸

【组成】三七　当归　白芍　赤芍　桃仁　红花　血竭　北刘寄奴　骨碎补（烫）续断　苏木　牡丹皮　乳香（制）　没药（制）　姜黄　三棱（醋制）　防风　甜瓜子　枳实（炒）　桔梗　甘草　关木通　自然铜（煅）　土鳖虫。

【功能与主治】活血散瘀，消肿止痛。用于跌打损伤，筋断骨折，瘀血肿痛，闪腰岔气。

【用法与用量】口服。1 次 1 丸，1 日 2 次。

17. 十滴水

【组成】樟脑　干姜　大黄　小茴香　肉桂　辣椒　桉油

【功能与主治】健脾，祛暑。用于伤暑引起的头晕、恶心、腹痛、胃肠不适。

【用法与用量】口服。1 次 2 ～ 5mL。

18. 南通蛇药

【别名】季德胜蛇药

【组成】七叶一枝花　蟾蜍皮　蜈蚣　地锦草

【功能与主治】解毒，止痛，消肿。用于治疗毒虫、毒蛇咬伤。

【用量与用法】口服，第一次20片，以后每隔6小时续服10片；危急重症者将剂量增加10～20片并适当缩短服药间隔时间。不能口服药者，可行鼻饲法给药。外用，被毒虫咬伤后，以本品和水外搽，即可消肿止痛。

19. 桂林西瓜霜

【组成】西瓜霜　硼砂（煅）　黄柏　黄连　山豆根　射干　浙贝母　青黛　冰片无患子果（炭）　大黄　黄芩　甘草　薄荷脑

【功能与主治】清热解毒，消肿止痛。用于风热上攻、肺胃热盛所致的乳蛾、喉痹、口糜，症见咽喉肿痛、喉核肿大、口舌生疮、牙龈肿痛或出血；急、慢性咽炎，扁桃体炎，口腔炎，口腔溃疡，牙龈炎见上述证候者及轻度烫伤（表皮未破）者。现代应用于中耳炎、慢性单纯性鼻炎、会阴切口感染、慢性宫颈炎、乳状皲裂、肛裂、褥疮、臁疮、冻疮、疱疮。

【用法与用量】外用，喷、吹或敷于患处，1次适量，1日数次；重症者兼服，1次1～2g，一日3次。

20. 冰硼散

【组成】冰片　硼砂（煅）　朱砂　玄明粉

【功能与主治】清热解毒，消肿止痛。用于热毒蕴结所致的咽喉疼痛，牙龈肿痛，口舌生疮。

【用法与用量】吹敷患处，每次少量，1日数次。

21. 锡类散

【组成】象牙屑　青黛　壁钱炭　人指甲（滑石粉制）　珍珠　冰片　人工牛黄

【功能与主治】解毒化腐。用于咽喉糜烂肿痛。

【用法与用量】每用少许，吹敷患处。每日1～2次。

22. 仁丹

【组成】陈皮　檀香　砂仁　豆蔻（去果皮）　甘草　木香　广藿香叶　儿茶　肉桂　薄荷脑　冰片　朱砂

【功能与主治】清暑开窍。用于伤暑引起的恶心胸闷，头昏，晕车晕船。

【用法与用量】含化或用温开水送服，1次10～20粒。

23. 红景天胶囊

【组成】红景天提取物　大豆油　蜂蜡　明胶　甘油　水

【功能与主治】益气活血，通脉平喘。抗肿瘤，保护心血管，滋补强壮，抗衰老，抗辐射，抗疲劳，预防急性高原反应。

【用法与用量】每日2次，每次2粒，温开水送食（或遵医嘱）。

24. 六神丸

【组成】珍珠粉 犀牛黄 冰片 麝香 雄黄 蟾酥

【功能与主治】清凉解毒，消炎止痛。用于烂喉丹痧，咽喉肿痛，喉风喉痛，单双乳蛾，小儿热疖，痈疡疔疮，乳痈发背，无名肿毒。

【用法与用量】口服，1日3次，温开水吞服；每次服10粒。另可外敷在皮肤红肿处，取丸数十粒，用冷开水或米醋少许，盛食匙中化散，敷搽四周，每日数次常保潮润，直至肿退为止。如红肿将出脓或已穿烂，切勿再敷。

25. 马应龙麝香痔疮栓

【组成】麝香酮 人工牛黄 珍珠 冰片 三七 五倍子 炉甘石 颠茄流浸膏

【功能与主治】清热解毒，消肿止痛，止血生肌。用于治疗各类痔疮、肛裂。

【用法与用量】早晚或大便后塞入肛门内，1次1粒，1日2次，或遵医嘱。

26. 云南白药

【组成】国家保密配方。

【功能与主治】止血愈伤，活血散瘀，排脓祛毒。用于跌打损伤、瘀血肿痛、肌肉酸痛及风湿疼痛。

【用法与用量】气雾剂，外用，1日3～5次。酊剂，外用，取适量擦揉患处，1日3～5次；口服，常用量1次3～5mL，1日3次，最大量1次10mL。

27. 正红花油

【组成】人造桂油 白樟油 桂叶油 松节油 桂醛 水杨酸甲酯 血竭 液体石蜡

【功能与主治】消炎消肿，止血止痛。用于心腹诸痛，四肢麻木，风湿骨痛，腰酸背痛，扭伤瘀肿，跌打刀伤，烫火烧伤，蚊虫蜂咬，恶毒阴疽。

【用法与用量】外用。跌打损伤、外伤诸痛，擦患处；烫火刀伤、血流不止，用纱布药棉浸油敷患处。

28. 鱼石脂软膏

【组成】鱼石脂

【辅料】斯潘-80 轻质液状石蜡 石蜡 黄凡士林

【功能与主治】用于疖肿。

【用法与用量】外用，1日2次，涂患处。

29. 冻疮膏

【组成】樟脑 硼酸 甘油

【功能与主治】用于冻疮。

【用法与用量】局部外用。用温水洗净疮面后，轻轻揩干，取本品适量涂于患处，并加轻揉，每日数次。

30. 风油精

【组成】薄荷脑 水杨酸甲酯 樟脑 桉油 丁香酚

【辅料】液状石蜡 叶绿素 香精

【功能与主治】清凉，止痛，祛风，止痒。用于蚊虫叮咬及伤风感冒引起的头痛，头晕，晕车不适。

【用法与用量】外用，涂擦于患处。口服，1次4～6滴。

31. 京万红软膏

【组成】地榆　当归　桃仁　紫草　金银花　五倍子　白芷　血竭　木鳖子　冰片　罂粟壳　地黄　黄连　血余炭　棕榈　半边莲　土鳖虫　白蔹　黄柏　红花　大黄　苦参　槐米　木瓜　苍术　赤芍　黄芩　胡黄连　川芎　栀子　乌梅　乳香　没药等

【功能与主治】活血解毒，消肿止痛，去腐生肌。用于轻度水、火烫伤，疮疡肿痛，创面溃烂。

【用法与用量】用生理盐水清理创面，涂敷本品或将本品涂于消毒纱布上，敷盖创面，消毒纱布包扎，每日换药1次。

32. 壮骨麝香止痛膏

【组成】人工麝香　生草乌　生川乌　乳香　没药　生马钱子　丁香　肉桂　荆芥　防风　老鹳草　香加皮　积雪草　骨碎补　白芷　山柰　干姜　水杨酸甲酯　薄荷脑　冰片　樟脑　芸香浸膏　颠茄流浸膏

【辅料】橡胶　松香　氧化锌　立德粉　羊毛脂　凡士林　液体石蜡　二甲基亚砜　抗氧剂1010

【功能与主治】祛风湿，活血止痛。用于风湿关节、肌肉痛、扭伤。

【用法与用量】外用，贴于患处。

33. 伤湿止痛膏

【组成】生草乌　生川乌　乳香　没药　生马钱子　丁香　肉桂　荆芥　防风　老鹳草　香加皮　积雪草　骨碎补　白芷　山柰　干姜　水杨酸甲酯　薄荷脑　冰片　樟脑　芸香浸膏　颠茄流浸膏

【功能与主治】祛风湿，活血止痛。用于风湿性关节炎，肌肉疼痛，关节疼痛。临床上被广泛应用，还可治疗输液引起静脉炎、冻疮、盗汗、尿频、支气管炎、神经性皮炎、扁平疣、早期疖肿等。

【用法与用量】外用，贴于患处。

（二）其他常用中成药

1. 解表药

（1）辛温解表药

①九味羌活丸

【组成】羌活　防风　苍术　细辛　川芎　白芷　黄芩　甘草　地黄

【功能与主治】解表，散寒，除湿。用于外感风寒夹湿导致的恶寒发热，无汗，头痛且重，肢体酸痛。

【用法与用量】姜葱汤或温开水送服，1次6～9g，1日2～3次。儿童：参照成人酌减。

②感冒清热颗粒

【组成】荆芥穗　薄荷　防风　柴胡　紫苏叶　葛根　桔梗　苦杏仁　白芷　苦地丁　芦根

【功能与主治】疏风散寒，解表清热。用于风寒感冒，头痛发热，恶寒身痛，鼻流清涕，咳嗽咽干。

【用法与用量】开水冲服，1次1袋，1日2次。

（2）辛凉解表药

①柴胡注射液

【组成】柴胡

【功能与主治】疏解退热。用于感冒，流感等上呼吸道感染的病证。

【用法与用量】肌肉注射，第1次4mL，以后每次2mL，1日1～2mL。

②感冒清胶囊

【组成】南板蓝根　大青叶　金盏银盘　岗梅　山芝麻　对乙酰氨基酚　穿心莲叶　盐酸吗啉胍　马来酸氯苯那敏

【功能与主治】疏风解表，清热解毒。用于风热感冒，发烧，头痛，鼻塞流涕，喷嚏，咽喉肿痛，全身酸痛等。

【用量】口服，1次1～2粒，1日3次。

③银翘解毒丸

【组成】金银花　连翘　薄荷　荆芥　淡豆豉　牛蒡子　桔梗　淡竹叶　甘草　蜂蜜

【功能与主治】辛凉解表，清热解毒。用于风热感冒，发热头痛，咳嗽口干，咽喉疼痛。

【用法与用量】用芦根汤或温开水送服，1次1丸，1日2～3次。

④玉屏风颗粒

【组成】黄芪　白术　防风

【功能与主治】益气固表止汗。用于表虚自汗、易感风邪，或体虚感冒。

【用法用量】开水冲服。1次5g，1日3次。

2. 清热药

（1）清热泻火药

①黄连上清丸

【组成】黄连　栀子（姜制）　连翘　蔓荆子（炒）　防风　荆芥穗　白芷　黄芩　菊花　薄荷　酒大黄　黄柏（酒炒）　桔梗　川芎　石膏　旋覆花　甘草

【功能与主治】清热通便，散风止痛。用于上焦风热，头晕脑胀，牙龈肿痛，口舌生疮，咽喉红肿，耳痛耳鸣，暴发火眼，大便干燥，小便黄赤。

【用法与用量】口服，1次1～2丸，1日2次。

【注意】忌食辛辣食物；孕妇慎用；脾胃虚寒者禁用。

②牛黄解毒丸

【组成】牛黄　雄黄　生石膏　冰片　大黄　黄芩　桔梗　甘草

【功能与主治】清热解毒。用于头晕目赤，咽干咳嗽，风火牙痛，大便秘结，牙龈肿痛，口舌生疮，目赤肿痛等。

【用法与用量】温开水送服，1次1丸，1日2～3次。

（2）清热解毒药

①穿心莲胶囊

【组成】穿心莲

【辅料】淀粉　滑石粉　硬脂酸镁　明胶　蔗糖　食用色素（果绿）　白蜡

【功能与主治】清热解毒。用于咽喉肿痛，口舌生疮。

【用法用量】口服，1次2～3粒，1日3～4次。

②清热解毒颗粒

【组成】黄连　水牛角　玄参　金银花　地黄　大青叶　连翘　知母　石膏

【功能与主治】清热解毒，养阴生津，泻火。用于风热型感冒、流行性腮腺炎及轻、中型乙型脑炎。

【用法与用量】开水冲服，1次18g，1日3次；小儿酌减或遵医嘱。

【注意】风寒感冒、脏腑虚寒及虚热者忌用。

（3）清热燥湿药

①龙胆泻肝丸

【组成】龙胆草　柴胡　黄芩　栀子（炒）　泽泻　川木通　车前子　当归（酒炒）地黄　炙甘草

【功能与主治】清肝胆，利湿热。用于肝胆湿热，头晕目赤，耳鸣耳聋，耳肿疼痛，胁痛口苦，尿赤涩痛，湿热带下。

【用法与用量】口服，1次3～6g，1日2次。

②复方黄连素片

【组成】盐酸小檗碱　木香　吴茱萸　白芍

【功能与主治】清热燥湿，行气止痛，止痢止泻。用于大肠湿热，赤白下痢，里急后重或暴注下泻，肛门灼热；肠炎、痢疾见上述证候者。

【用法与用量】口服，1次4片，1日3次。

（4）清热凉血药

板蓝根颗粒

【组成】板蓝根

【功能与主治】清热解毒，凉血利咽，消肿。用于热毒壅盛，咽喉肿痛；扁桃腺炎、腮腺炎见上述证候者。

【用法与用量】开水冲服，1次5～10g（含糖型），或1次3～6g（无糖型），1日3～4次。

（5）清虚热药

知柏地黄丸

【组成】知母　黄柏　熟地黄　山茱萸　牡丹皮　山药　茯苓　泽泻

【功能与主治】滋阴降火。用于阴虚火旺，潮热盗汗，口干咽痛，耳鸣遗精，小便短赤。

【用法与用量】口服，水蜜丸1次6g，小蜜丸1次9g，大蜜丸1次1丸;1日2次。

3. 泻下药

（1）攻下药

三黄片

【组成】大黄　盐酸小檗碱　黄芩浸膏

【功能与主治】清热解毒，泻火通便。用于热盛所致的目赤肿痛，口鼻生疮，咽喉肿痛，牙龈出血，心烦口渴，尿黄便秘；急性胃肠炎；痢疾。

【用法与用量】口服，1次4片，1日2次，小儿酌减。

（2）润下药

麻仁润肠丸

【组成】火麻仁　苦杏仁　大黄　木香　陈皮　白芍

【功能与主治】润肠通便。用于肠胃积热，胸腹胀满，大便秘结。

【用法与用量】口服，1次1～2丸，1日2次。

4. 祛风湿药

（1）追风透骨丸

【组成】制川乌　白芷　制草乌　香附　甘草　白术　没药（制）　麻黄　川芎　乳香　秦艽　地龙　当归　茯苓　赤小豆　羌活　天麻　赤芍　细辛　防风　天南星（制）　桂枝　甘松　朱砂

【功能与主治】祛风除湿，通经活络，散寒止痛。用于风寒湿痹，肢节疼痛，肢体麻木。

【用法与用量】口服，1次6g，1日2次。

【注意】不宜久服，热痹者及孕妇忌服。

（2）关节止痛膏

【组成】辣椒流浸膏　颠茄流浸膏　薄荷素油　水杨酸甲酯　樟脑　碘　碘化钾　盐酸苯海拉明　橡胶　氧化锌　松香　羊毛脂　凡士林

【功能与主治】活血、消炎、镇痛，对局部血管有扩张作用，用于关节扭伤及寒湿引起的关节疼痛。

【用法与用量】贴患处。

【注意】孕妇禁用。

（3）尪痹颗粒

【组成】地黄　熟地黄　续断　附子（制）　独活　骨碎补　桂枝　淫羊藿　防风　威灵仙　皂刺　羊骨　白芍　狗脊　知母　伸筋草　红花

【功能与主治】补肝肾，强筋骨，祛风湿，通经络。用于久痹体虚，关节疼痛，局部肿大、僵硬畸形，屈伸不利及类风湿性关节炎见有上述证候者。

【用法与用量】开水冲服，1次6g，1日3次。

【注意】孕妇慎用。

5. 芳香化湿药

（1）藿香正气水

【组成】苍术　陈皮　厚朴　白芷　茯苓　大腹皮　生半夏　甘草浸膏　广藿香油　紫苏叶油

【功能与主治】解表祛暑，化湿和中。用于外感风寒，内伤湿滞，夏伤暑湿，头痛昏重，脘腹胀痛，呕吐泄泻；胃肠型感冒。

【用法与用量】口服，1次5～10mL，1日2次。

（2）香砂养胃丸

【组成】木香　砂仁　白术　陈皮　茯苓　半夏　香附（醋制）　枳实（炒）　豆蔻（去壳）　厚朴（姜制）　广藿香　甘草

【功能与主治】温中和胃化湿。用于不思饮食，呕吐酸水，胃脘满闷，四肢倦怠。

【用法与用量】口服，1次9g或8丸，1日3次。

6. 利水渗湿药

（1）五苓散

【组成】茯苓　泽泻　猪苓　肉桂　白术（炒）

【功能与主治】温阳化气，利湿行水。用于膀胱气化不利，水湿内聚引起的小便不利，水肿腹胀，呕逆泄泻，渴不思饮。

【用法与用量】口服，1次6～9g，1日2次。

（2）三金胶囊

【组成】金樱根　菝葜　羊开口　金沙藤　积雪草　滑石粉　淀粉　硬脂酸镁

【功能与主治】清热解毒，利湿通淋，益肾。用于下焦湿热，热淋，小便短赤，淋沥涩痛；急、慢性肾盂肾炎，膀胱炎，尿路感染属肾虚湿热下注证者。

【用法与用量】口服，1次2粒，1日3～4次。

（3）癃闭舒胶囊

【组成】补骨脂、益母草等。

【功能主治】温肾化气，清热通淋，活血化瘀，散结止痛。用于尿频、尿急、尿赤、尿痛、小腹拘急疼痛，腰膝酸软等；前列腺增生有以上证候者也可应用。

【用法用量】口服，1次3粒，1日2次。

7. 温里药

（1）附子理中丸

【组成】附子（制）　党参　白术（炒）　干姜　甘草

【功能与主治】温中健脾。用于脾胃虚寒，脘腹冷痛，呕吐泄泻，手足不温。

【用法与用量】口服，水蜜丸1次6丸，大蜜丸1次1丸，1日2～3次。

（2）香砂理中丸

【组成】党参　干姜（炮）　木香　白术　砂仁　甘草（蜜炙）

【功能与主治】健脾和胃，温中行气。用于脾胃虚寒，气滞腹痛，反胃泄泻。

【用法与用量】口服，1次1丸，1日2次。

（3）参附注射液

【组成】红参　附片

【功能与主治】回阳救逆，益气固脱。常用于阳气暴脱的厥脱症（感染性、失血性、失液性休克等）；也可用于阳虚（气虚）所致的惊悸、怔忡、喘咳、胃疼、泄泻、痹症等。

【用法与用量】肌内注射每次2～4mL，1日1～2次。静脉滴注每次20～100mL（5%～10%葡萄糖注射液250～500mL稀释后使用）。静脉推注每次5～20mL（5%～10%葡萄糖注射液20mL稀释后使用）。

8. 理气药

（1）逍遥丸

【组成】柴胡　当归　白芍　白术（炒）　茯苓　薄荷　生姜　甘草（炙）

【功能与主治】疏肝健脾，养血调经。用于肝气不舒，胸胁胀痛，头晕目眩，食欲减退，月经不调。

【用法与用量】口服。1次8丸，1日3次。

（2）木香顺气颗粒

【组成】木香　砂仁　香附（醋制）　槟榔　甘草　陈皮　厚朴（制）　枳壳（炒）苍术　青皮

【功能与主治】行气化湿，健脾和胃。用于脘腹胀痛，恶心，嗳气。

【用法与用量】开水冲服，1次1袋，1日2次。

（3）气滞胃痛颗粒

【组成】柴胡　延胡索（炙）　枳壳　香附（炙）　白芍　甘草（炙）

【功能与主治】疏肝理气，和胃止痛。用于肝郁气滞，胸痞胀满，胃脘疼痛。

【用法与用量】开水冲服，1次5g，1日3次。

（4）胃苏颗粒

【组成】紫苏梗　香附　陈皮　香橼　佛手　枳壳　槟榔　鸡内金（制）

【功能与主治】理气消胀，和胃止痛。主治胃脘胀痛。

【用法与用量】开水冲服，1次1袋，1日3次。

（5）元胡止痛颗粒

【组成】延胡索（醋制）　白芷

【功能与主治】理气，活血，止痛。用于经行腹痛，胃痛，胁痛，头痛。

【用法与用量】开水冲服，1次1袋，1日3次。

9. 化痰止咳平喘药

（1）通宣理肺丸

【组成】紫苏叶　前胡　桔梗　苦杏仁　麻黄　甘草　陈皮　半夏（制）　茯苓枳壳　黄芩

【功能与主治】解表散寒，宣肺止嗽。用于感冒咳嗽，发热恶寒，鼻塞流涕，头痛无汗，肢体酸痛。

【用法与用量】口服，水蜜丸1次7g，大蜜丸1次2丸，1日2～3次。

（2）橘红丸

【组成】橘红　陈皮　半夏（制）　茯苓　甘草　桔梗　苦杏仁　紫苏子（炒）　紫菀　款冬花　瓜蒌皮　浙贝母　地黄　麦冬　石膏

【功能与主治】化痰，止咳。用于咳嗽痰多，痰不易咯出，胸闷口干。

【用法与用量】口服，1次3g，1日2次。

（3）养阴清肺丸

【组成】地黄　玄参　麦冬　川贝母　牡丹皮　白芍　薄荷　甘草

【功能与主治】养阴润肺，清热利咽。用于咽喉干燥疼痛，干咳、少痰或无痰，痰中带血。

【用法与用量】口服，1次1丸，1日2次。

（4）咳喘宁

【组成】桔梗　石膏　罂粟壳　甘草　麻黄　百部　苦杏仁

【功能与主治】宣通肺气，止咳平喘。用于久咳、痰喘见痰热证候者，证见咳嗽频作、咯痰色黄、喘促胸闷。

【用法与用量】口服，1次2～4片，1日2次。

10. 止血药

（1）槐角丸

【组成】槐角（炒）　地榆（炭）　黄芩　枳壳　当归　防风

【功能与主治】清肠疏风，凉血止血。用于肠风便血，痔疮肿痛。

【用法与用量】口服，水蜜丸1次6g，小蜜丸1次9g，大蜜丸1次1丸，1日2次。

（2）三七胶囊

【组成】三七

【功能与主治】散瘀止血，消肿定痛。用于外伤出血，跌扑肿痛。

【用法与用量】口服，1次6～8粒，1日2次。

11. 活血化瘀药

（1）麝香保心丸

【组成】麝香　人参提取物　牛黄　肉桂　苏合香　蟾酥　冰片

【功能与主治】芳香温通，益气强心。用于心肌缺血引起的心绞痛，胸闷及心肌梗死。

【用法与用量】口服，1次1～2丸，1日3次；症状发作时服用，舌下含化2～4粒。

（2）复方丹参颗粒

【组成】丹参　三七　冰片

【功能与主治】活血化瘀，理气止痛。用于胸中憋闷，心绞痛。

【用法与用量】口服，1次1g，1日3次。

（3）血府逐瘀丸

【组成】柴胡 当归 地黄 赤芍 红花 桃仁 枳壳 甘草 川芎 牛膝 桔梗

【功能与主治】活血祛瘀，行气止痛。用于瘀血内阻所致的头痛或胸痛，失眠多梦，心悸怔忡，急躁善怒。

【用法与用量】空腹，用红糖水送服，1次1～2丸，1日2次。

（4）速效救心丸

【组成】川芎 冰片

【功能与主治】行气活血，祛瘀止痛，增加冠脉血流量，缓解心绞痛。用于气滞血瘀型冠心病，心绞痛。

【用法与用量】含服，1次4～6粒，1日3次；急性发作时，1次10～15粒。

（5）通心络胶囊

【组成】人参 水蛭 全蝎 土鳖虫 蜈蚣 蝉蜕 赤芍 檀香 降香 乳香 酸枣仁 冰片

【功能与主治】益气活血，通络止痛。用于冠心病心绞痛属心气虚乏、血瘀络阻证。症见胸部憋闷，刺痛、绞痛，固定不移，心悸，自汗，气短乏力者。亦用于气虚血瘀络阻型中风患者，症见半身不遂或偏身麻木，口舌喎斜，言语不利。

【用法与用量】口服。1次2～4粒，1日3次。

12. 平肝息风药

（1）牛黄降压丸

【组成】牛黄 羚羊角 珍珠 冰片 黄芪 郁金 白芍

【功能与主治】清心化痰，镇静降压。用于肝火旺盛，头晕目眩，烦躁不安，痰火壅盛，高血压症。

【用法与用量】口服，小蜜丸1次20～40丸，1日2次；大蜜丸1次1～2丸，1日1次。

（2）正天丸

【组成】钩藤 白芍 川芎 当归 地黄 白芷 防风 羌活 桃仁 红花 细辛 独活 麻黄 附片 鸡血藤

【功能与主治】疏风活血，养血平肝，通络止痛。用于多种头痛，如神经性头痛，颈椎病型头痛，经前头痛。也可用于痛经。

【用法与用量】饭后服用，1次6g，1日2～3次，15天为1个疗程。

（3）华佗再造丸

【组成】川芎 吴茱萸 冰片

【功能与主治】活血化瘀，化痰通络，行气止痛。用于瘀血或痰湿闭阻经络之中风瘫痪，拘挛麻木，口眼喎斜，言语不清。

【用法与用量】口服，1次4～8g，1日2～3次；重症1次8～16g。

13. 安神药

（1）柏子养心丸

【组成】柏子仁　党参　炙黄芪　川芎　当归　茯苓　远志　酸枣仁　肉桂　五味子　半夏曲　炙甘草　朱砂

【功能与主治】补气，养血，安神。用于心气虚寒，心悸易惊，失眠多梦，健忘。

【用法与用量】口服，水蜜丸 1 次 6g，小蜜丸 1 次 9g，大蜜丸 1 次 1 丸，1 日 2 次。

（2）天王补心丸

【组成】丹参　当归　石菖蒲　党参　茯苓　五味子　麦冬　天冬　地黄　玄参　远志　酸枣仁　柏子仁　桔梗　甘草　朱砂

【功能与主治】滋阴养血，补心安神。用于心阴不足，心悸健忘，失眠多梦，大便干燥。

【用法与用量】口服，水蜜丸 1 次 6g，小蜜丸 1 次 9g，大蜜丸 1 次 1 丸，1 日 2 次。

（3）养血安神丸

【组成】首乌藤　鸡血藤　熟地黄　合欢皮　墨旱莲　仙鹤草

【功能与主治】滋阴养血，宁心安神。用于阴虚血少，心悸，头晕，失眠多梦，手足心热。

【用法与用量】口服，1 次 6g，1 日 3 次。

（4）朱砂安神丸

【组成】朱砂　黄连　地黄　当归　甘草

【功能与主治】清心养血，镇惊安神。用于胸中烦热，心神不宁，失眠多梦。

【用法与用量】口服。大蜜丸 1 次 1 丸，小蜜丸 1 次 9g，水蜜丸 1 次 6g，1 日 2 次，温开水送服。

14. 收涩药

（1）缩泉丸

【组成】山药　益智仁　乌药

【功能与主治】补肾缩尿。用于肾虚之小便频数，夜卧遗尿。

【用法与用量】口服，1 次 3 ～ 6g，1 日 3 次。

（2）金锁固精丸

【组成】沙苑蒺藜　芡实　莲须　龙骨　牡蛎　莲子

【功能与主治】固肾涩精。用于肾虚不固，遗精滑泄，神疲乏力，四肢酸软，腰痛耳鸣。

【用法与用量】口服，1 次 6 ～ 9g，1 日 2 次。

（3）固肠止泻丸

【组成】乌梅　黄连　干姜　木香　粟壳　延胡索

【功能与主治】调和肝脾，涩肠止痛。用于肝脾不和导致的泻痢腹痛，慢性非特异性溃疡性结肠炎见上述证候者。

【用法与用量】口服，1 次 4g（浓缩丸）或 1 次 5g（水丸）。

15. 补益药

（1）补中益气丸

【组成】炙黄芪 党参 炙甘草 白术 当归 升麻 柴胡 陈皮

【功能与主治】补中益气，升阳举陷。用于脾胃虚弱，中气下陷，体倦乏力，食少腹胀，久泻、脱肛，子宫脱垂等。

【用法与用量】口服，1次6g，1日2～3次。

（2）参苓白术丸

【组成】人参 茯苓 白术 山药 白扁豆 莲子 薏苡仁 砂仁 桔梗 甘草

【功能与主治】补脾胃，益肺气。用于脾胃虚弱，食少便溏，气短咳嗽，肢倦乏力。

【用法与用量】口服，1次6g，1日3次。

（3）香砂六君丸

【组成】木香 砂仁 党参 白术 茯苓 炙甘草 陈皮 半夏

【功能与主治】益气健脾，和胃。用于脾虚气滞，消化不良，嗳气食少，脘腹胀满，大便溏泄。

【用法与用量】口服，1次6～9g，1日2～3次。

（4）归脾丸

【组成】党参 白术 炙黄芪 炙甘草 茯苓 远志 酸枣仁 龙眼肉 当归 木香 大枣

【功能与主治】益气健脾，养血安神。用于心脾两虚，气短心悸，失眠多梦，头昏头晕，肢倦乏力，食欲不振，崩漏便血。

【用法与用量】用温开水或生姜汤送服，水蜜丸1次6g，小蜜丸1次9g，大蜜丸1次1丸，1日3次。

（5）八珍丸

【组成】党参 白术 茯苓 甘草 当归 白芍 川芎 熟地黄

【功能与主治】补气益血。用于气血两虚，面色萎黄，食欲不振，四肢乏力，月经过多。

【用法与用量】口服，水蜜丸1次6g，大蜜丸1次1丸，1日2次。

（6）六味地黄丸

【组成】熟地黄 山茱萸 牡丹皮 山药 茯苓 泽泻

【功能与主治】滋阴补肾。用于肾阴亏损，头晕耳鸣，腰膝酸软，骨蒸潮热，盗汗遗精，消渴。

【用法与用量】口服，水蜜丸1次6g，小蜜丸1次9g，大蜜丸1次1丸，1日2次。

（7）杞菊地黄丸

【组成】枸杞子 菊花 熟地黄 山茱萸 牡丹皮 山药 茯苓 泽泻

【功能与主治】滋肾养肝。用于肝肾阴亏，眩晕耳鸣，双目畏光，迎风流泪，视物昏花。

【用法与用量】口服，水蜜丸1次6g，小蜜丸1次9g，大蜜丸1次1丸，1日2次。

（8）金匮肾气丸

【组成】地黄　山药　山茱萸　茯苓　牡丹皮　泽泻　桂枝　附子（炙）　牛膝　车前子

【功能与主治】温补肾阳，化气行水。用于肾虚水肿，腰膝酸软，小便不利，畏寒肢冷。

【用法用量】口服，1次1丸，1日2次。

（9）四神丸

【组成】肉豆蔻　补骨脂（炒）　五味子　吴茱萸

【功能与主治】温肾暖脾，涩肠止泻。用于命门火衰，脾肾虚寒，五更泄泻或便溏腹痛，腰酸肢冷。

【用法与用量】口服，1次9g，1日1～2次。

（10）消渴丸

【组成】葛根　地黄　黄芪　天花粉　玉米须　南五味子　山药　格列本脲

【功能与主治】滋肾养阴，益气生津。用于气阴两虚型消渴病（非胰岛素依赖型糖尿病），症见口渴喜饮、多尿、多食易饥、消瘦、体倦乏力、气短懒言等。

【用法与用量】口服，1次5～10丸，1日2～3次，饭前15～20分钟用温开水送服。服用量根据病情从每次5丸逐渐递增。但每日不应超过30丸，当增至每日20丸时，至少分2次服用。至疗效满意时，逐渐减量或减少为每日2次的维持剂量，由医生指导，进行服量控制。

16. 开窍药

（1）清开灵颗粒

【组成】胆酸　猪去氧胆酸　水牛角　黄芩苷　金银花

【功能与主治】清热解毒，镇静安神。用于外感风热时毒、火毒内盛所致高热不退、烦躁不安、咽喉肿痛等；上呼吸道感染，病毒性感冒，急性扁桃体炎，急性咽炎，急性气管炎，高热等症属上述证候者。

【用法与用量】口服，1次3～6g，1日2～3次，儿童酌减或遵医嘱。

（2）紫雪丹

【组成】石膏　寒水石　磁石　滑石　犀角屑　羚羊角屑　青木香　沉香　玄参　升麻　甘草　朴硝　硝石　麝香　朱砂　黄金　丁香

【功能与主治】清热开窍，镇痉安神。用于温热病，邪热内陷心包而致的高热烦躁，神昏谵语，惊厥，口渴唇焦，尿赤便闭，以及小儿热盛惊厥。

【用法与用量】1次0.9～1.5g，1日1～2次，冷开水调下。

（3）安宫牛黄丸

【组成】牛黄　水牛角　麝香　珍珠　朱砂　雄黄　黄连　黄芩　栀子　郁金　冰片

【功能与主治】清热解毒，镇惊开窍。用于热病，邪入心包，高热惊厥，神昏谵语；中风昏迷及脑炎、脑膜炎、中毒性脑病、脑出血、败血症见上述证候者。

【用法与用量】口服，1次1丸，1日1次；小儿三岁以内1次1/4丸，四岁至六岁1次1/2丸，1日1次；或遵医嘱。

（4）苏合香丸

【组成】苏合香油　安息香　沉香　麝香　丁香　白术　青木香　乌犀屑　香附子　朱砂　诃黎勒　白檀香　荜茇　龙脑　熏陆香

【功能与主治】温中行气，开窍醒脑。用于中风、中气或感受时行瘴疠之气，以致突然昏倒不语、牙关紧闭、不省人事者；中寒气闭，心腹猝痛，欲吐泻而不得，甚则昏厥；小儿惊厥、昏迷；冠心病之心绞痛。

【用法用量】口服。1次1丸，1日1～2次，温开水送服。

17. 消食药

（1）保和丸

【组成】山楂　六神曲　半夏　茯苓　陈皮　连翘　莱菔子　麦芽

【功能与主治】消食，导滞，和胃。用于食积停滞，脘腹胀满，嗳腐吞酸，不欲饮食。

【用法与用量】口服，水丸1次6～9g，大蜜丸1次1～2丸，1日2次；小儿酌减。

（2）复方鸡内金片

【组成】鸡内金　六神曲

【功能与主治】健脾开胃，消食化饥。用于小儿因脾胃不和引起的食饥胀满，饮食停滞，呕吐泻痢。

【用法与用量】口服。1次2～4片，1日3次，饭后服用。

（3）健胃消食片

【组成】太子参　陈皮　山药　麦芽（炒）　山楂

【功能与主治】健胃消食。用于脾胃虚弱所致的食积，症见不思饮食、嗳腐酸臭、脘腹胀满；消化不良见上述证候者。

【用法与用量】口服，可以咀嚼。1次4～6片，1日3次。小儿酌减。

第五节　部队中医预防调护常识

一、中医预防调护的基本概念

中医预防调护，是指在中医基础理论的指导下，利用中医的方法和手段，对疾病进行预防，对人类机体进行调养、护理。中医的养生，涵盖了中医从疾病的预防到治疗、护理的全过程，体现了中医"治未病"的思想。

中医预防调护历史悠久，源远流长，是中国人民长期同疾病斗争取得的丰富经验的总结，为保护炎黄子孙的健康和中华民族的繁衍昌盛作出了杰出的贡献。在中国形成的独特养生文化，是我国优秀民族文化的重要组成部分，是中医学宝藏中的一颗璀璨明珠。

中医历来认为，人体的健康应该是一个多元的方面，中医的健康观可以简单概括为四个字"阴平阳秘"，也就是阴阳的动态平衡。中医养生的核心是调整阴阳。近年来，随着人们健康观念的变化、医学模式的转变和医学目的的调整，人们的预防保健意识越来越强烈，21世纪的医学，重心从"治已病"向"治未病"转移，中医养生学中"治未病"的理念和特色优势越来越受到关注。它以其独特的理论知识，丰富的手段方法，明显的实践效果，被广泛应用到临床工作和人们的日常生活当中。1985年，WHO（世界卫生组织）将健康定义为"健康是身体、智力、精神和社会功能完好的一种不断变化的状态，而不是指没有患病和没有身体虚弱"。进入21世纪，健康的意义进一步完善，指的是"身体、心理、社会、道德的健康"，健康状态不只是躯体的完好，也包括智力、精神的健全和社会适应能力的内容。

二、中医预防调护的基本原则

中医预防调护的原则，就是在实施预防调护过程中必须遵循的总法则。古人在长期的养生实践活动中，不断地探索人体的生命现象和活动规律，逐渐形成了一系列的原则，遵循这些原则，对于制定养生方法，实施养生过程具有重要意义。

（一）顺应自然

天人相应，也称作天人合一，是指人生于天地间，依赖自然而生存，也就必须要受到自然规律的支配和制约，人的生命活动是遵循自然界的客观规律而进行的，那么人的一切活动，包括调养身体，都要参照自然，顺应自然，这是中医学效法自然养生的主要依据。它强调人与自然和谐相处，人们的养生要顺从自然界四时气候的变化，适应周围的外部环境，使人体与自然环境相协调，这是中医养生所要遵循的基本原则。

在自然界的变化中，存在着以四时、朔望、昼夜为标志的年月日周期性节律变化，并由此产生了气候变化和物候变化所呈现的生长化收藏规律等，人类在长期的进化过程中，形成了与之同步的生理节律和适应外界变化并做出自我调适的能力。因此，如果人能掌握其规律，主动地采取各种养生措施适应其变化，人体就能节律有序而稳定，机体则处于阴阳和谐的健康状态，能够避邪防病，延年益寿。若违逆自然，则各种生理功能节律紊乱，适应外界变化和防御抗邪能力减弱，而易罹患疾病。如《素问·四气调神大论》云"春夏养阳，秋冬养阴，以从其根"，这种"顺时摄养"的原则，就是顺应四时阴阳消长节律进行养生，从而使人体生理活动与自然界变化的周期同步，保持机体内外环境的协调统一。

人与外界环境是一个整体，外界环境不仅包括自然环境，还包括社会环境。随着人们生活水平的日益丰富，生活节奏加快，身体和心理的压力也逐渐增加，社会因素对人体的影响越来越突出，因此，人必须适应自然环境的变化和社会因素的变化，才能维持健康的状态。

（二）调养身心

这里的"身"指身体，"心"是人体精神、意识、思维活动，所谓调养身心，是指不仅要注意形体的保养，而且还要注意心理的调摄，中医学称为"形神合一"。中医讲的形神合一是指注重身心合一、形神共养，既要注重有形身体的锻炼保养，又要注重调节情志、修炼心神。中医学认为神是人体活动的主宰，早在《黄帝内经》中就有"得神者昌，失神者亡"的记载。人体的精神、意识、思维活动与形体之间是相互依存、相互影响、密不可分的关系，形体健壮，各脏腑功能正常，才能精神饱满，思维敏捷，心理平和；同样，良好的心理状态又可以促进脏腑的功能活动，增强体质，抵抗疾病，延年益寿。如果情绪波动剧烈或持续过久，超出了生理调节范围，便会伤及五脏，导致疾病的发生，尤其是在生活节奏加快、生存压力大的现今社会，人们的心理压力普遍较大，心理因素逐渐成为身体疾病的主要原因，身心疾病逐年增多。良好的精神状态是健康的重要标志，所以，中医历来重视精神调养，提倡心神清净，心态平和，保持精神愉快，只有这样，才能气机调畅，正气旺盛，体格强健。为了保持健康良好的情绪，防止不良情绪对身体的损伤，必须培养乐观的精神、开阔的胸怀。

（三）动静结合

动静结合是养生的最高境界。"动"包括运动和劳动，形体的运动可以使气血流通，锻炼肢体，强壮肌肉、骨骼，强壮脏腑机能，增强抗病能力。运动养生的观点是中国古代养生文化中重要内容之一，它们被广泛地应用于养生方法实践中。现代医学研究也证明，经常运动可以促进身体的新陈代谢，使器官充满活力，延缓机体衰老，所谓"流水不腐，户枢不蠹"。"静"是相对于"动"而言，包括精神上的清净和形体上的相对安静状态。

中医养生观强调，日常生活中要保持动静结合、动静适宜的状态，也就是劳逸结合，动 静适度。"动"的过度，会耗损精气，《素问·宣明五气》指出："久视伤血，久卧伤气，久坐伤肉，久立伤骨，久行伤筋。"过度安逸，缺乏运动也会导致气机闭塞，气血瘀滞。中医养生观认为，没有绝对的动与静，而是静中有动、动中有静或外动内静、外静内动，这种动静结合的养生方法体现了中国古代养生文化的辩证观。

在运动养生中，动的形式是多种多样的，传统的运动方式有着浓厚的中医特色，比如有气功、太极拳、八段锦、五禽戏、放风筝、钓鱼等；还有被动的运动，如按摩，即不是自己运动，而是借助他人之力，使自己的肌肉关节等发生运动。但是，不论哪种运动方式，都要因人而异，不同年龄、不同体质的人，应该选择适合自己的运动方式和运动量，还要综合环境条件、个人爱好等多方面因素，制订适宜的运动项目和方案。

（四）调养五脏

人与自然的密切关系，要求人体要适应外在环境，内外环境必须要统一，这就要求五脏六腑机能互相联系，又互相制约，保持相对平衡和协调。中医学认为，脏腑是人体生命活动的中心，脏腑的生理功能和相互之间的平衡是维持机体内外环境相对恒定的重要条件，人的生命过程，就是人体内五脏六腑互相协调的过程。五脏化生人体的精、气、血、津液，为人体生命活动提供营养。五脏功能正常，气血充足，人体的各个组织器官才能获得充足的营养，发挥正常的功能，从而达到健康长寿的目的。

在中医漫长的养生保健实践中，积累了很多调养五脏六腑行之有效的方法，如季节调养、饮食调养、情志调养、药物调养等，但是在实际应用中，要结合个人情况，因人而异，因病而异，切不可盲目补益，以免造成阴阳失调，反而导致疾病。

三、军队开展中医预防调护的意义

部队基层医疗单位开展预防保健工作，必须符合基层医疗单位的卫生服务宗旨，满足广大基层官兵的健康需求，以提高官兵身体健康水平，保障部队战斗力的生成为目的。中医预防调护是行之有效的方法，在基层部队开展中医养生保健知识普及和实践，对于预防疾病的发生、提高官兵健康素质具有重要意义。

在军营里，新的健康观、保健观、医疗观正在形成，中医药以人为本、综合调理、注重预防、辨证施治等特点，以及其在防治流行病、训练伤等方面的疗效正越来越受到重视。中医的预防保健措施，可以就地取材，具有简便易行、成本低廉的特点，并且贯穿于日常生活之中，尤其适合在基层部队中开展。因此，在基层部队官兵中开展中医预防保健自助互助活动，构建中医预防保健服务体系，就显得尤为重要。

四、中医预防调护的常用方法

中医养生，是一个综合调养的过程。古人在遵循基本养生原则的基础上，在生活实践中创立了各种形式的养生方法，下面介绍几种常用的养生方法。

（一）精神调护

精神调护，就是通过调养心神、调摄情志等方法，保护人的心理健康达到形神高度统一。古人认为，神是生命活动的主宰，"养生贵乎养神"，不懂得养神之重要，单靠饮食营养、药物滋补，是难以达到健康长寿目的的。

早在《黄帝内经》中就提出了"恬淡虚无"的养生防病思想，要求少私寡欲，即减少私心杂念，降低对名利和物质的嗜欲。

其次，要修身养性，"大德必得其寿"。从生理上来讲，道德高尚，光明磊落，有利于神志安定，气血调和，人体生理功能正常而有规律地进行。注意道德修养，塑造美好的心灵，助人为乐，养成健康高尚的生活情趣，获得巨大的精神满足，是保证身心健康的重要措施。

精神调护还要培养开朗的性格，乐观的精神。医学研究已证明，人的性格与健康、疾病的关系极为密切。情绪的稳定，对一个人的健康起着重要作用。要培养"知足常乐"的思想，使心胸开阔、情绪安定，从而维持身心健康。

（二）季节调护

一年四季的变化，对人体产生明显的影响，因此，必须根据不同季节的气候特点，对自己的日常饮食起居及精神摄养，进行相应调整和适时的调养，以保证身心健康，所谓"春夏养阳、秋冬养阴"就是对季节调养最好的诠释。同时，不同季节对应不同脏腑，在相应的季节进行相应的脏腑调养，对于身体保健养生也是非常有必要的。

春季，为一年之初，万物复苏，阳气生发，气候由寒转温，春气内应肝。在饮食方面，应多吃些温补阳气的食物，少吃性寒食品，如多吃韭菜、荠菜等蔬菜，有助于阳气生发。春季多风，时寒时暖，天气变化无常，是各种传染性、流行性疾病多发季节，所以，春季要注意防寒保暖，谨防流行病，加强传染病的监控和防治。

夏季，烈日酷暑，腠理开泄，汗液外泄，夏季对应心，心气最易被耗伤。夏季要做到神清气和，适当午睡，以保持充沛的精力。饮食宜选清淡爽口，少油腻易消化的食物，及时补充水分、盐类和维生素，如西瓜、绿豆汤等，但切忌因食凉而暴吃冷饮，引起胃肠疾病。夏令，天暑地热，若人体正气不足，湿热之邪常乘虚而入，容易引起中暑，因此，在夏季要科学安排日常工作和训练。

秋季，阳气渐收，阴气生长，故保养体内阴气成为首要任务，而养阴的关键在于养阴防燥，这一原则应具体贯彻到生活的各个方面。秋季对应肺，而肺"喜润恶燥"，因此，秋季要多进食滋阴润肺的食物，如梨、百合、银耳等，少吃辛辣燥烈的食物，以免耗伤阴液。秋季白天逐渐缩短，晚上睡觉时间应相应提前，做到早睡晚起。

冬季，天气寒冷，万物进入蛰伏状态，人体阳气这时也需要潜藏，同时为来年积蓄能量。冬季对应肾，肾脏是一个贮存肾精的地方，因此，冬季可以适当进补，饮食上吃一些高蛋白，营养丰富的食物，如牛肉、羊肉、甲鱼等食物。平时生活中注意防寒防冻，以免耗伤阳气。

（三）环境调护

生活和居住环境是影响人身体健康的重要因素。养生应该在"天人相应"原则的指导下，适应自然，一方面，尽量避免不利环境因素对人体健康的影响；另一方面，充分利用有利环境进行保健活动，比如疗养、温泉等，都是很好的利用环境养生的方法。

保持营区环境整洁，减少空气和噪声的污染，改善居住环境质量，对于增强官兵体质，维护健康都具有重要意义。

同时，应根据部队驻地不同的地理条件和气候环境，进行相应的调护。

（四）饮食调护

饮食调护，就是按照中医理论，调整饮食，注意饮食宜忌，合理地摄取食物，以增进健康、益寿延年的养生方法。饮食调护，并非是无限度地补充营养，而是必须遵循一定的原则和法度。

一要合理调配，全面营养，才是保证健康的必要条件。早在 2000 多年前，《素问·脏气法时论》中就指出："五谷为养，五果为助，五畜为益，五菜为充，气味合而服之，以补精益气"。因此，在平时连队饮食调配上，要注意营养均衡。

二要饮食有节。所谓饮食有节，是指进食的时间和进食的量而言，即进食要定时、定量，饮食规律，饥饱适宜，方能收到养生的效果。

三要饮食卫生，防止病从口入。饮食物要保证新鲜、清洁，宜以熟食为主。

四要因时因人而宜，根据不同四时气候的变化，不同的年龄、体质、个性、习惯等进行饮食调节。

（五）作息调护

作息调护首先要在"天人相应"原则的指导下，与自然界阴阳消长的变化规律相适应，要根据一年四季、昼夜变化、地理环境变化，安排作息时间，古人所说的"日出而作，日入而息"就是根据自然界阴阳变化来调节作息时间的例子。

作息调护还要求作息要规律，有规律的周期性变化是宇宙间的普遍现象，从天体运行到人体生命活动，都有内在规律或节律。现代医学已证实，人的生命活动都遵循着一定周期或节律而展开。培养规律生活习惯的最好措施是主动安排合理的生活作息制度，做到定时睡卧、饮食、工作、训练等，这样，对人体健康长寿是大有益处的。

作息调护中要注意劳逸结合，劳逸适度。根据个人情况和体质制订适当的计划，合理安排休息和工作、训练的时间和强度，安排合理的睡眠时间，保证充足的睡眠时间和良好的睡眠质量。

第三章　常用技术

第一节　腧穴辨识

一、手太阴肺经及其腧穴

（一）经脉循行

手太阴肺经经脉循行路线（见图 3-1）。

（二）主治概要

1. 肺系病证

咳嗽，气喘，咽喉肿痛，咯血，胸痛等。

2. 经脉循行部位的其他病证

肩背痛，肘臂挛痛，手腕痛等。

（三）本经腧穴

1. 尺泽

【定位】在肘区，肘横纹上，肱二头肌腱桡侧缘凹陷中（见图 3-2）。

【主治】①咳嗽、气喘、咯血、咽喉肿痛等肺系实热病证；②肘臂挛痛；③急性吐泻、中暑、小儿惊风等急症。

【操作】直刺 0.8 ～ 1.2 寸，或点刺出血。

2. 列缺

【定位】在前臂，腕掌侧远端横纹上 1.5 寸，拇短伸肌腱和拇长展肌腱之间，拇长展肌腱沟的凹陷中（见

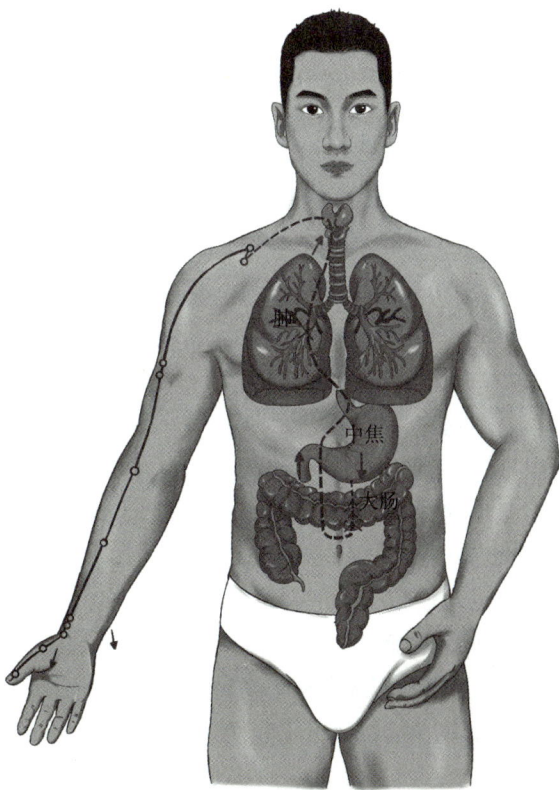

图 3-1　手太阴肺经经脉循行示意图

图 3-2)。

简便取穴法：两手虎口自然平直交叉，一手示指按在另一手桡骨茎突上，指尖下凹陷中是穴。

【主治】①咳嗽、气喘、咽喉肿痛等肺系病证；②偏正头痛、齿痛、项强痛、口眼㖞斜等头面部病证；③手腕痛。

【操作】向上斜刺 0.5 ～ 0.8 寸。

3. 鱼际

【定位】在手外侧，第 1 掌骨桡侧中点赤白肉际处（见图 3-2 ）。

【主治】①咳嗽、咯血、咽干、咽喉肿痛、失音等肺系实热病证；②掌中热；③小儿疳积。

【操作】直刺 0.5 ～ 0.8 寸。治小儿疳积可用割治法。

4. 少商

【定位】在手指，拇指末节桡侧，指甲根角侧上方 0.1 寸（指寸）（见图 3-2 ）。

【主治】①咽喉肿痛、鼻衄、高热等肺系实热病证；②昏迷、癫狂等急症。

【操作】浅刺 0.1 寸，或点刺出血。

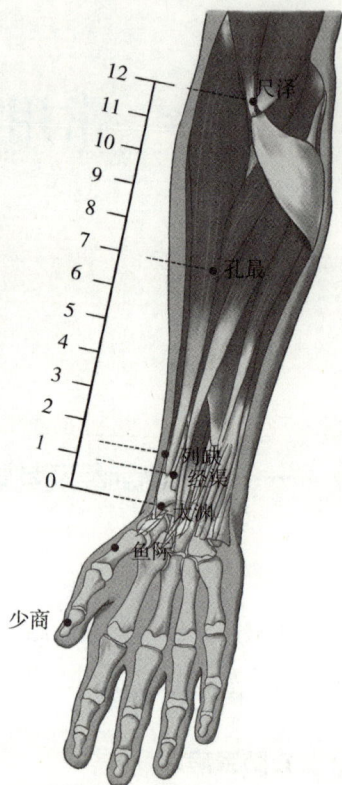

图 3-2　尺泽、列缺、鱼际、少商

二、手阳明大肠经及其腧穴

（一）经脉循行

手阳明大肠经经脉循行路线（见图 3-3 ）。

（二）主治概要

1. 头面五官病证

目病，齿痛，咽喉肿痛，鼻衄，口眼㖞斜，耳聋等。

2. 热病，神志病

热病昏迷，眩晕，癫狂等。

3. 肠腑病证

腹胀，腹痛，肠鸣，泄泻等。

4. 经脉循行部位的其他病证

手臂酸痛，半身不遂，手臂麻木等。

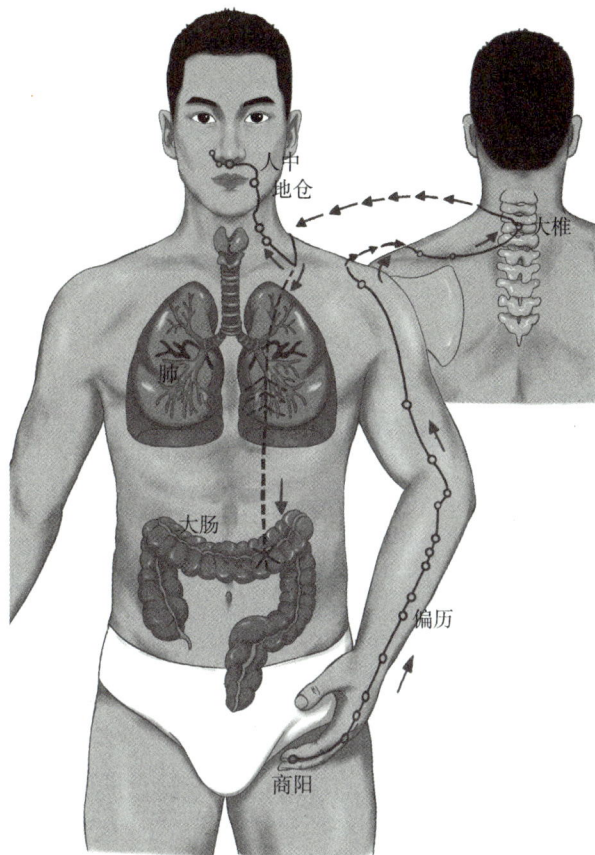

图 3-3　手阳明大肠经经脉循行示意图

（三）本经腧穴

1. 商阳

【定位】在手指，示指末节桡侧，指甲根角侧上方 0.1 寸（见图 3-4）。

【主治】①齿痛，咽喉肿痛，耳鸣，耳聋；②热病，昏迷；③手指麻木。

【操作】浅刺 0.1 寸，或点刺出血。

2. 合谷

【定位】在手背，第 1、2 掌骨之间，第 2 掌骨桡侧的中点处（见图 3-4）。

简便取穴法：以一手的拇指指间关节横纹，放在另一手拇、示指之间的指蹼缘上，当拇指尖下是穴。

【主治】①头痛、目赤肿痛、齿痛、鼻衄、口眼㖞斜、耳聋等头面五官病证；② 发热恶寒等外感病证；③热病无

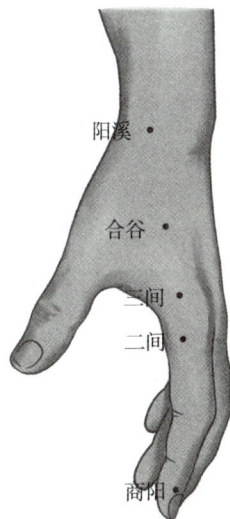

图 3-4　商阳、合谷、阳溪

汗或多汗；④痛经、经闭、滞产等妇产科病证；⑤各种痛证，为牙拔除术、甲状腺手术等五官及颈部手术针麻常用穴。

【操作】直刺 0.5 ～ 1 寸，针刺时手呈半握拳状。孕妇不宜针。

3. 阳溪

【定位】在腕区，腕背侧远端横纹桡侧，桡骨茎突远端，解剖学"鼻烟窝"凹陷中（见图 3-4）。

【主治】①头痛、目赤肿痛、耳聋等头面五官病证；②手腕痛。

【操作】直刺或斜刺 0.5 ～ 0.8 寸。

4. 手三里

【定位】在前臂，肘横纹下 2 寸，阳溪与曲池连线上（见图 3-5）。

【主治】①手臂无力，上肢不遂；②腹痛，腹泻；③齿痛，颊肿。

【操作】直刺 1 ～ 1.5 寸。

5. 曲池

【定位】在肘区，肘横纹外侧端，尺泽与肱骨外上髁连线中点凹陷中（见图 3-5）。

图 3-5 手三里、曲池

【主治】①手臂痹痛，上肢不遂；②热病；③眩晕；④腹痛、吐泻等肠胃病证；⑤咽喉肿痛、齿痛、目赤肿痛等五官热性病证；⑥瘾疹、湿疹、瘰疬等皮肤、外科病证；⑦癫狂。

【操作】直刺 1 ～ 1.5 寸。

6. 臂臑

【定位】在肩外侧，三角肌止点处，当曲池与肩髃连线上，曲池上 7 寸（见图 3-6）。

【主治】肩臂疼痛，颈项疼痛，拘挛等。

【操作】直刺或向上斜刺 0.8 ～ 1.5 寸，可灸。

7. 肩髃

【定位】在三角肌区，肩峰外侧缘前端与肱骨大结节两骨间凹陷中（见图 3-6）。

简便取穴法：屈臂外展，肩峰外侧缘呈现前后两个凹陷，前下方的凹陷即是本穴。

【主治】①肩臂挛痛，上肢不遂；②瘾疹。

【操作】直刺或向下斜刺 0.8 ～ 1.5 寸。肩周炎宜向肩关节方向直刺，上肢不遂宜向三角肌方向斜刺。

8. 迎香

【定位】在面部，鼻翼外缘中点旁，鼻唇沟中（见图 3-7）。

【主治】①鼻塞、鼽衄等鼻病；②口歪、面痒等口面部病证；③胆道蛔虫症。

【操作】略向内上方斜刺或平刺 0.3 ～ 0.5 寸。

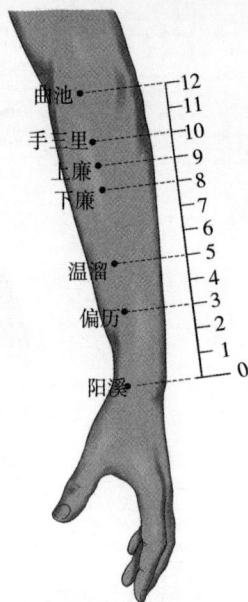

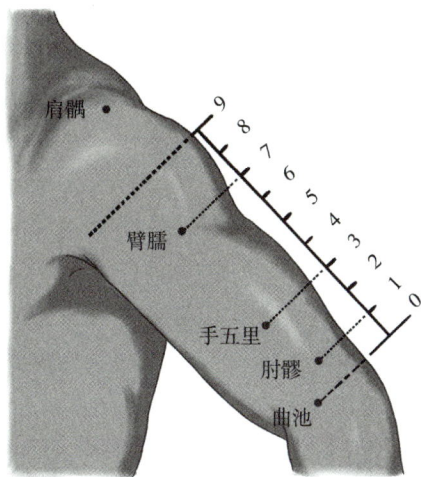

图 3-6 臂臑、肩髃

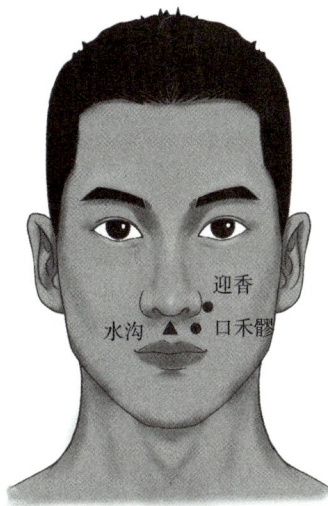

图 3-7 迎香

三、足阳明胃经及其腧穴

(一) 经脉循行

足阳明胃经经脉循行路线（见图 3-8）。

(二) 主治概要

1. 胃肠病证

食欲不振，胃痛，呕吐，噎膈，腹胀，泄泻，痢疾，便秘等。

2. 头面五官病证

目赤痛痒，目翳，眼睑眴动，鼻衄，齿痛，耳病。

3. 神志病证

癫狂。

4. 热病

热病汗出。

5. 经脉循行部位的其他病证

下肢痿痹，转筋，腰膝冷痛、半身不遂。

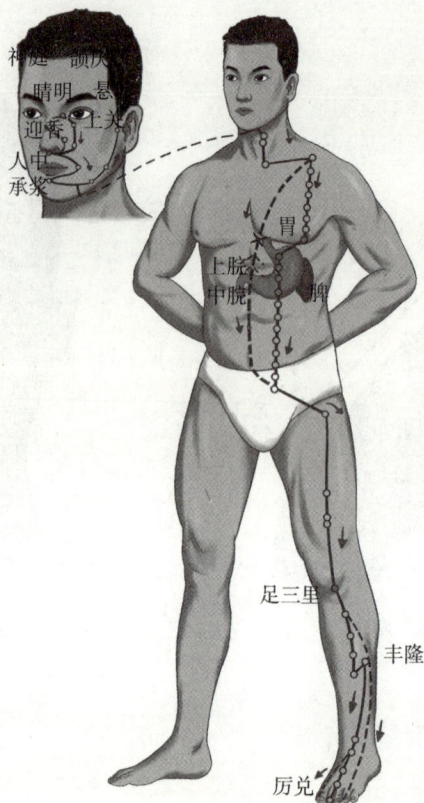

图 3-8　足阳明胃经经脉循行示意图

（三）本经腧穴

1. 四白

【定位】在面部，眶下孔处（见图 3-9）。

【主治】①目赤痛痒、眼睑瞤动、目翳等眼部病证；②口眼㖞斜、面痛、面肌痉挛等面部病证；③头痛，眩晕。

【操作】直刺或微向上斜刺 0.3～0.5 寸，不可深刺，以免伤及眼球，不可过度提插捻转。

2. 地仓

【定位】在面部，口角旁开 0.4 寸（指寸）（见图 3-9）。

【主治】口角㖞斜、流涎、面痛、齿痛等局部病证。

【操作】斜刺或平刺 0.5～0.8 寸。可向颊车穴透刺。

3. 颊车

【定位】在面部，下颌角前上方一横指（中指），闭

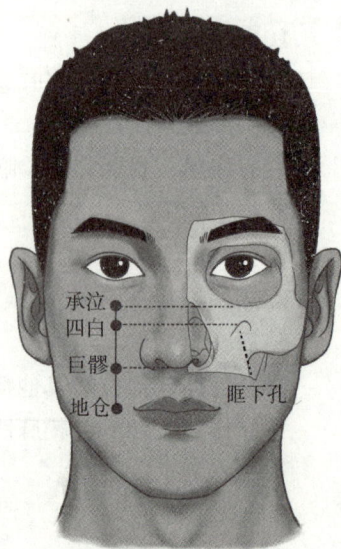

图 3-9　四白、地仓

口咬紧牙时咬肌隆起，放松时按之有凹陷处（见图 3-10）。

【主治】齿痛、牙关不利、颊肿、口角㖞斜等局部病证。

【操作】直刺 0.3～0.5 寸，或平刺 0.5～1 寸。可向地仓穴透刺。

4. 下关

【定位】在面部，颧弓下缘中央与下颌切迹之间凹陷中（见图 3-10）。

【主治】①牙关不利、面痛、齿痛、口眼㖞斜等面口病证；②耳聋、耳鸣、聤耳等耳疾。

【操作】直刺 0.5～1 寸。留针时不可做张口动作，以免弯针、折针。

5. 头维

【定位】在头部，额角发际直上 0.5 寸，头正中线旁开 4.5 寸（见图 3-10）。

【主治】头痛、目眩、目痛等头目病证。

【操作】平刺 0.5～1 寸。

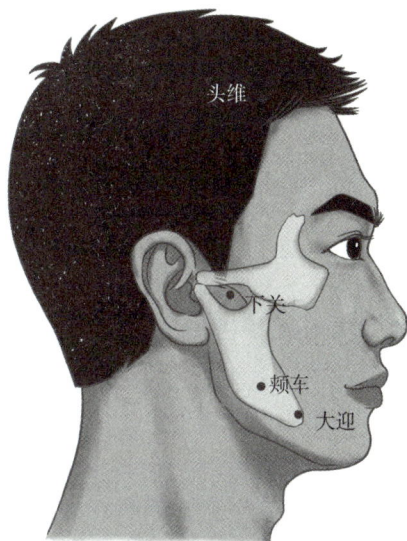

图 3-10　颊车、下关、头维

6. 梁门

【定位】在上腹部，脐中上 4 寸，前正中线旁开 2 寸（见图 3-11）。

【主治】①纳少，胃痛，呕吐；②腹胀肠鸣，泄泻。

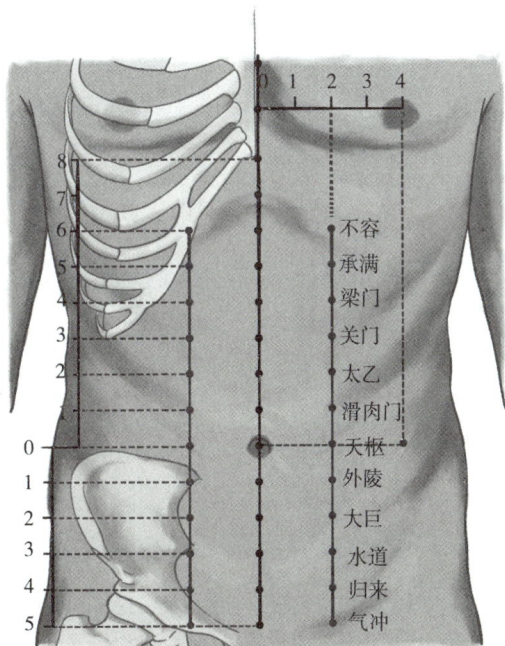

图 3-11　梁门、天枢、归来

【操作】直刺 1～1.5 寸。

7. 天枢

【定位】在腹部，横平脐中，前正中线旁开 2 寸（见图 3-11）。

【主治】①腹痛、腹胀、便秘、腹泻、痢疾等胃肠病证；②月经等妇科病证。

【操作】直刺 1～1.5 寸。

8. 归来

【定位】在下腹部，脐中下 4 寸，前正中线旁开 2 寸（见图 3-11）。

【主治】①腹痛；②疝气；③月经不调。

【操作】直刺 1～1.5 寸。

9. 梁丘

【定位】在股前区，髌底上 2 寸，股外侧肌与股直肌肌腱之间（见图 3-12）。

【主治】①膝肿痛、下肢不遂等病证；②急性胃痛；③乳痈、乳痛等乳疾。

【操作】直刺 1 ～ 1.5 寸；可灸。

10. 犊鼻

【定位】在膝部，髌韧带外侧凹陷处的中央（见图 3-12）。

【主治】腿痛、膝痛。

【操作】向膝中斜刺 0.5 ～ 1 寸；可灸。

11. 足三里

【定位】在小腿外侧，犊鼻下 3 寸，胫骨前嵴外 1 横指处，犊鼻与解溪连线上（见图 3-12 ）。

【主治】①胃痛、呕吐、噎膈、腹胀、腹泻、痢疾、便秘等胃肠病证；②下肢痿痹；③癫狂等神志病；④乳痈、肠痈等外科疾患；⑤虚劳诸证，为强壮保健要穴。

【操作】直刺 1 ～ 2 寸。强壮保健常用温灸法。

12. 上巨虚

【定位】在小腿外侧，犊鼻下 6 寸，犊鼻与解溪连线上（见图 3-12）。

【主治】①肠鸣、腹痛、腹泻、便秘、肠痈、痢疾等胃肠病证；②下肢痿痹。

【操作】直刺 1 ～ 2 寸。

13. 下巨虚

【定位】在小腿外侧，犊鼻下 9 寸，犊鼻与解溪连线上（见图 3-12）。

【主治】①腹泻、痢疾、小腹痛等胃肠病证；②下肢痿痹；③乳痈。

【操作】直刺 1 ～ 1.5 寸。

14. 丰隆

【定位】在小腿外侧，外踝尖上 8 寸，胫骨前肌外缘；条口外侧一横指处（见图 3-12）。

【主治】①头痛，眩晕；②癫狂；③咳嗽、痰多等痰饮病证；④下肢痿痹；⑤腹胀，便秘。

【操作】直刺 1 ～ 1.5 寸。

15. 解溪

【定位】在踝区，踝关节前面中央凹陷中，当蹈长伸肌腱与趾长伸肌腱之间（见图 3-12）。

【主治】①下肢痿痹、踝关节病、足下垂等下肢、踝关节疾患；②头痛，眩晕；③癫狂；④腹胀，便秘。

【操作】直刺 0.5 ～ 1 寸。

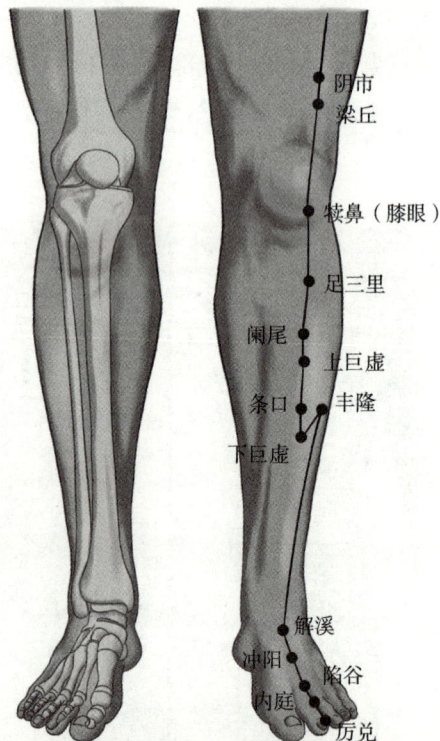

图 3-12 梁丘、犊鼻、足三里、上巨虚、下巨虚、丰隆、解溪

四、足太阴脾经及其腧穴

（一）经脉循行

足太阴脾经经脉循行路线（见图 3-13）。

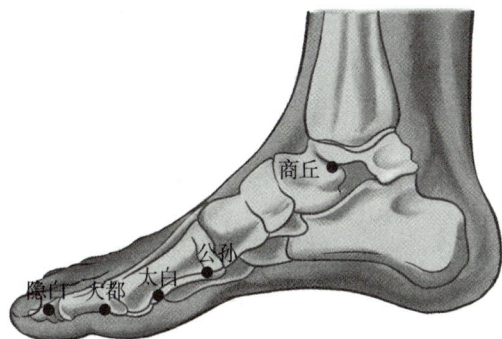

图 3-13 足太阴脾经经脉
循行示意图

（二）主治概要

1. 脾胃病证

胃痛，呕吐，腹痛，泄泻，便秘等。

2. 妇科病证

月经过多，崩漏等。

3. 前阴病

阴挺，不孕，遗精，阳痿等。

4. 经脉循行部位的其他病证

下肢痿痹，胸胁痛等。

（三）本经腧穴

1. 公孙

【定位】在跖区，第 1 跖骨底的前下缘赤白肉际处（见图 3-14）。

【主治】①胃痛、呕吐、腹痛、腹泻、痢疾等脾胃肠腑病证；②心烦、失眠、狂证等神志病证；③逆气里急、气上冲心（奔豚气）等冲脉病证。

【操作】直刺 0.6 ～ 1.2 寸。

2. 三阴交

【定位】在小腿内侧，内踝尖上 3 寸，胫骨内侧缘后际（见图 3-15）。

【主治】①肠鸣、腹胀、腹泻等脾胃虚弱诸证；②月经不调、带下、阴挺、不孕、滞产等妇产科病证；③遗精、阳痿、遗尿等生殖泌尿系统疾患；④心悸，失眠，高血压；⑤下肢痿痹；⑥阴虚诸证。

【操作】直刺 1 ～ 1.5 寸。孕妇禁针。

3. 地机

【定位】在小腿内侧，阴陵泉下 3 寸，胫骨内侧缘后际（见图 3-15）。

【主治】①痛经、崩漏、月经不调等妇科病；②腹痛、腹泻等肠胃病证；③疝气；④小便不利、水肿等脾不运化水湿病证。

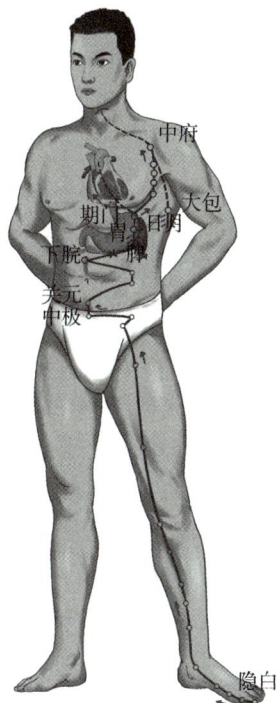

图 3-14 公孙

【操作】直刺 1～1.5 寸。

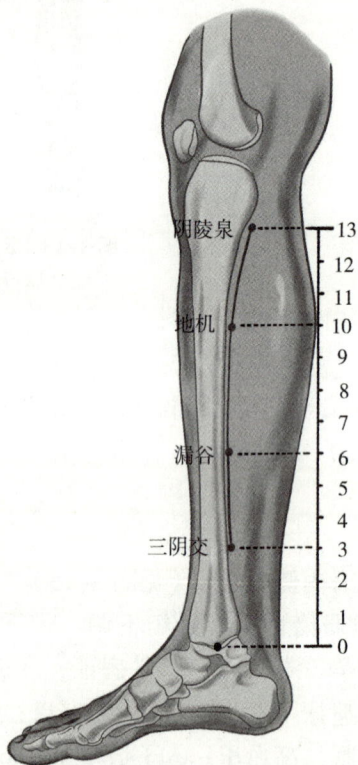

4. 阴陵泉

【定位】在小腿内侧，胫骨内侧髁下缘与胫骨内侧缘之间的凹陷中（见图 3-15）。

【主治】①腹胀，腹泻，水肿，黄疸；②小便不利，遗尿，尿失禁；③阴部痛，痛经，遗精；④膝痛。

【操作】直刺 1～2 寸。治疗膝痛可向阳陵泉或委中方向透刺。

5. 血海

【定位】在股前区，髌底内侧端上 2 寸，股内侧肌隆起处（见图 3-16）。

【主治】①月经不调、痛经、闭经等妇科病；②瘾疹、湿疹、丹毒等血热性皮肤病；③膝股内侧痛。

【操作】直刺 1～1.5 寸。

图 3-15　三阴交、地机、阴陵泉　　　　图 3-16　血海

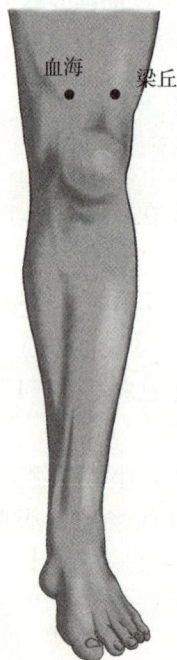

五、手少阴心经及其腧穴

（一）经脉循行

手少阴心经经脉循行路线（见图 3-17）。

（二）主治概要

1. 心、胸、神志病证

心痛，心悸，癫狂痫等。

2. 经脉循行部位的其他病证

肩臂疼痛，胁肋疼痛，腕臂痛等。

（三）本经腧穴

1. 少海

【定位】在肘前区，横平肘横纹，肱骨内上髁前缘（见图 3-18）。

【主治】①心痛、癔症等心病、神志病；②肘臂挛痛，臂麻手颤；③头项痛，腋胁部痛；④瘰疬。

【操作】直刺 0.5 ～ 1 寸。

2. 神门

【定位】在腕前区，腕掌侧远端横纹尺侧端，尺侧腕屈肌腱的桡侧缘（见图 3-18）。

【主治】①心痛、惊悸等心系病证；②骨蒸盗汗；③吐血，衄血。

【操作】直刺 0.3 ～ 0.5 寸。不宜深刺，以免伤及血管和神经。

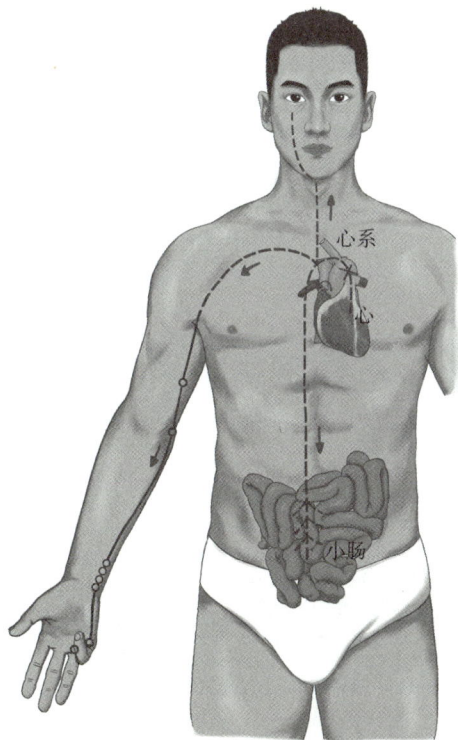

图 3-17　手少阴心经经脉循行示意图

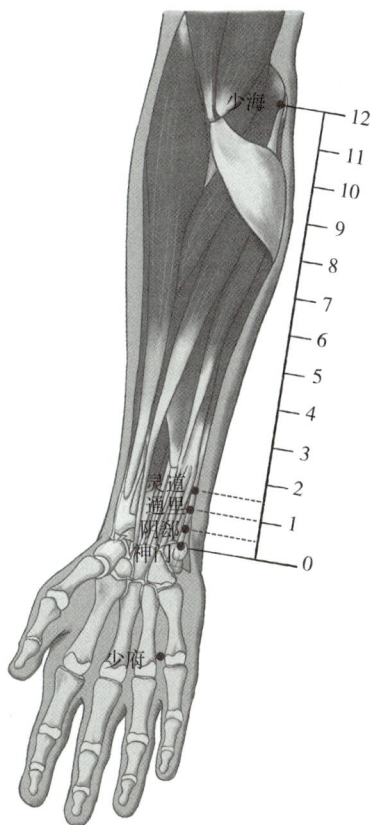

图 3-18　少海、神门

六、手太阳小肠经及其腧穴

（一）经脉循行

手太阳小肠经经脉循行路线（见图 3-19）。

（二）主治概要

1. 头面五官病证

头痛，目翳，咽喉肿痛等。

2. 神志病、热病、发热等

3. 经脉循行部位的其他病证

项背强痛，腰背痛，手指及肘臂挛痛等。

（三）本经腧穴

1. 后溪

【定位】在手内侧，第 5 掌指关节尺侧近端赤白肉际凹陷中（见图 3-20）。

【主治】①头项强痛、腰背痛、手指及肘臂挛痛等痛证；②耳聋，目赤；③癫狂痫；④疟疾。

【操作】直刺 0.5 ～ 1 寸。治疗手指挛痛可透刺合谷穴。

2. 阳谷

【定位】在腕后区，尺骨茎突与三角骨之间的凹陷中（见图 3-20）。

【主治】①颈颌肿痛、臂外侧痛、腕痛等痛证；②头痛、目眩、耳鸣、耳聋等头面五官病证；③热病；④癫狂痫。

【操作】直刺 0.3 ～ 0.5 寸。

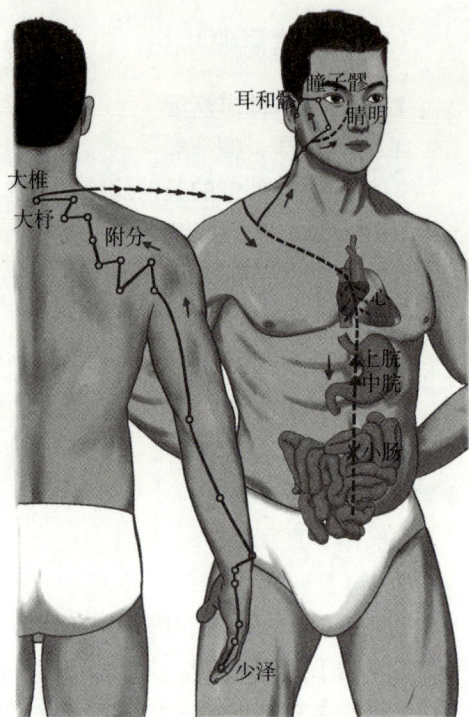

图 3-19　手太阳小肠经经脉循行示意图

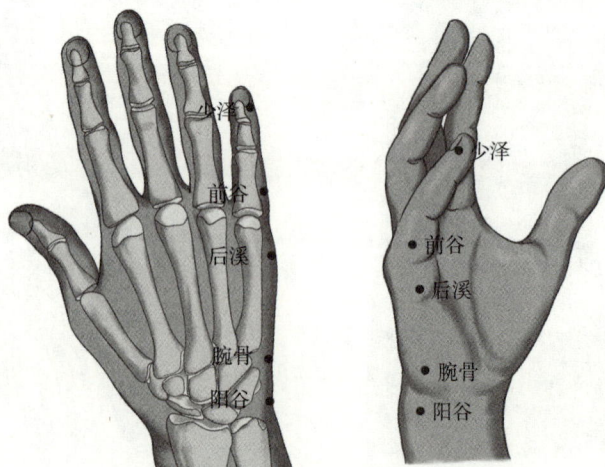

图 3-20　后溪、阳谷

3. 养老

【定位】在前臂后区，腕背横纹上 1 寸，尺骨头桡侧凹陷中（见图 3-21）。

【主治】①目视不明；②肩、背、肘、臂酸痛。

【操作】直刺或斜刺 0.5 ～ 0.8 寸。强身保健可用温和灸。

4. 肩贞

【定位】在肩胛区，肩关节后下方，腋后纹头直上 1 寸（见图 3-22）。

【主治】①肩臂疼痛，上肢不遂；②瘰疬。

【操作】直刺 1 ～ 1.5 寸。不宜向胸侧深刺。

5. 天宗

【定位】在肩胛区，肩胛冈中点与肩胛骨下角连线上 1/3 与下 2/3 交点凹陷中（见图 3-22）。

【主治】①肩胛疼痛、肩背部损伤等局部病证；②气喘。

【操作】直刺或斜刺 0.5 ～ 1 寸。遇到阻力不可强行进针。

6. 秉风

【定位】肩胛骨冈上窝中，天宗穴直上（见图 3-22）。

图 3-21

【主治】肩背疼痛、上肢麻木。

【操作】直刺或斜刺 0.5 ～ 1 寸。

7. 肩外俞

【定位】在脊柱区，第 1 胸椎棘突下，后正中线旁开 3 寸（见图 3-22）。

【主治】肩背疼痛、颈项强急等肩背、颈项痹证。

【操作】向外斜刺 0.5 ～ 0.8 寸，不宜直刺、深刺。

8. 肩中俞

【定位】在脊柱区，第 7 颈椎棘突下，后正中线旁开 2 寸（见图 3-22）。

【主治】①咳嗽，气喘；②肩背疼痛。

【操作】直刺或向外斜刺 0.5 ～ 0.8 寸，不宜深刺。

9. 颧髎

【定位】在面部，当目外眦直下，颧骨下缘凹陷处（见图 3-23）。

【主治】①面瘫；②牙痛。

【操作】直刺 0.3 ～ 0.5 寸，斜刺或平刺 0.5 ～ 1 寸。

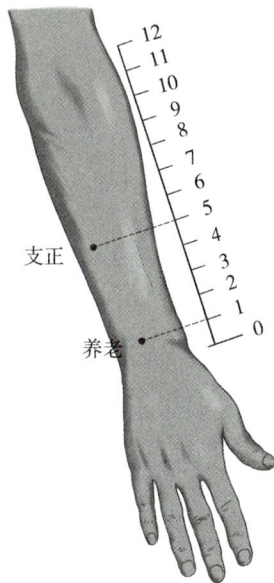

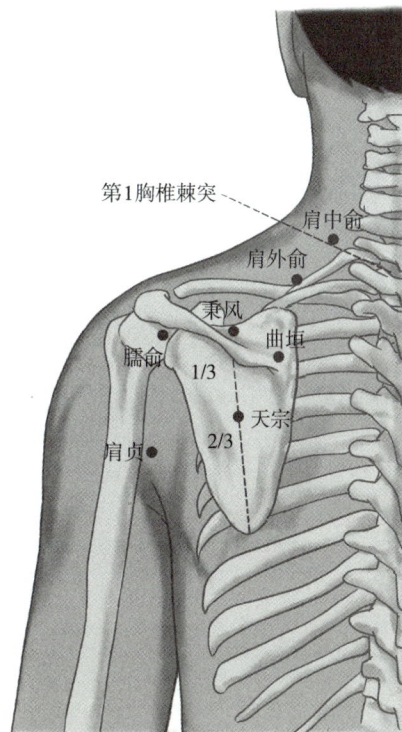

图 3-22　肩贞、天宗、秉风、肩外俞、肩中俞

10. 听宫

【定位】在耳屏中点前缘与下颌关节之间，张口时凹陷处，微张口取穴（见图 3-23）。

【主治】①耳鸣，耳聋；②牙痛。

【操作】张口，直刺 0.5～1 寸。

七、足太阳膀胱经及其腧穴

（一）经脉循行

足太阳膀胱经经脉循行路线（见图 3-24）。

（二）主治概要

1. 脏腑病证

十二脏腑及其相关组织器官病证。

2. 神志病

癫、狂、痫等。

3. 头面五官病证

头痛、鼻塞、鼻衄等。

4. 经脉循行部位的其他病证

项、背、腰、下肢病证等。

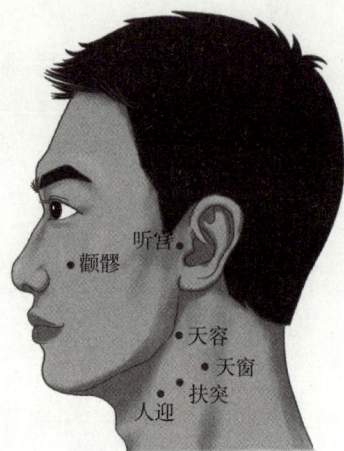

图 3-23　颧髎、听宫

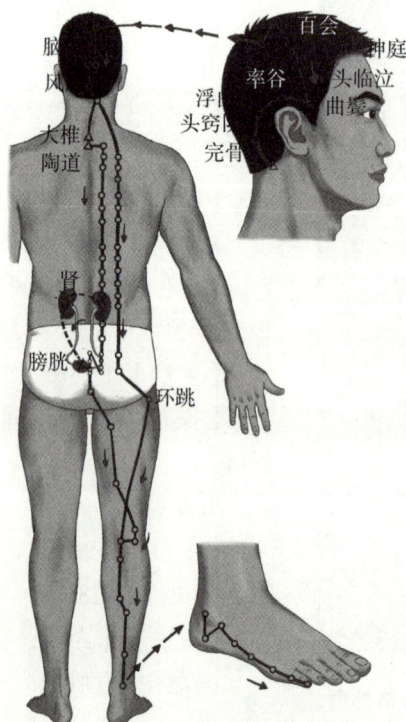

图 3-24　足太阳膀胱经经脉循行示意图

（三）本经腧穴

1. 睛明

【定位】目内眦角稍上方凹陷处（见图3-25）。

【主治】近视，结膜炎，夜盲，迎风流泪等。

【操作】嘱患者闭目，医者以左手轻推眼球向外侧固定，右手持针紧靠眼眶缘缓慢进针，直刺0.3～0.5寸，不能提插和大幅度捻转，出针按压针孔1～2分钟，以防出血，禁灸。

2. 攒竹

【定位】在面部，眉头凹陷中，额切迹处（见图3-25）。

图 3-25　睛明、攒竹

【主治】①头痛，眉棱骨痛；②眼睑𥆧动、眼睑下垂、口眼㖞斜、目视不明、流泪、目赤肿痛等目疾。

【操作】可向眉中或向眼眶内缘平刺或斜刺0.3～0.5寸，或直刺0.2～0.3寸。禁直接灸。

3. 风门

【定位】在脊柱区，第2胸椎棘突下，后正中线旁开1.5寸（见图3-26）。

【主治】①感冒、咳嗽、发热、头痛等外感病证；②项强，胸背痛。

【操作】斜刺0.5～0.8寸。热证宜点刺放血。

4. 肺俞

【定位】在脊柱区，第3胸椎棘突下，后正中线旁开1.5寸（见图3-26）。

【主治】①咳嗽、气喘、咯血等肺系病证；②骨蒸潮热、盗汗等阴虚病证；③瘙痒、瘾疹等皮肤病。

【操作】斜刺0.5～0.8寸。热证宜点刺放血。

5. 心俞

【定位】在脊柱区，第5胸椎棘突下，后正中线旁开1.5寸（见图3-26）。

【主治】①心痛、惊悸、失眠、健忘、癫痫等心与神志病证；②咳嗽、咯血等肺系病证；③盗汗，遗精。

【操作】斜刺0.5～0.8寸。

6. 膈俞

【定位】在脊柱区，第7胸椎棘突下，后正中线旁开1.5寸（见图3-26）。

【主治】①呃逆，呕吐，胃痛，食少；②咳喘，潮热盗汗，胸痛。

【操作】斜刺0.5～0.8寸。

7. 肝俞

【定位】在脊柱区，第9胸椎棘突下，后正中线旁开1.5寸（见图3-26）。

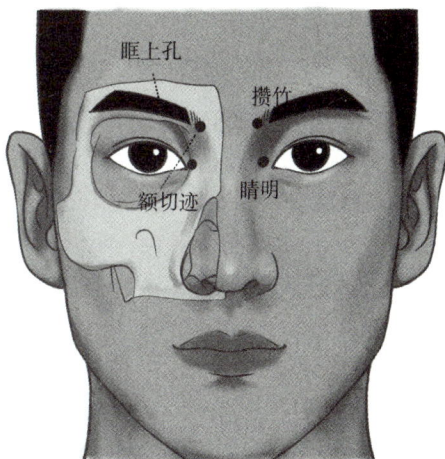

【主治】①胁痛、黄疸等肝胆病证；②目赤、目视不明、目眩、夜盲、迎风流泪等目疾；③癫狂痫；④脊背痛。

【操作】斜刺 0.5 ～ 0.8 寸。

8. 脾俞

【定位】在脊柱区，第 11 胸椎棘突下，后正中线旁开 1.5 寸（见图 3-26）。

【主治】①腹胀、纳呆、呕吐、腹泻、痢疾、便血、水肿等脾胃肠腑病证；②多食善饥，身体消瘦；③背痛。

【操作】斜刺 0.5 ～ 0.8 寸。

9. 胃俞

【定位】在脊柱区，第 12 胸椎棘突下，后正中线旁开 1.5 寸（见图 3-26）。

【主治】①胃脘痛、呕吐、腹胀、肠鸣等胃肠病证；②多食善饥，身体消瘦。

【操作】斜刺 0.5 ～ 0.8 寸。

10. 膏肓

【定位】在脊柱区，第 4 胸椎棘突下，后正中线旁开 3 寸（见图 3-26）。

【主治】①咳嗽，气喘；②健忘，盗汗，头晕目眩；③肩背痛。

【操作】斜刺 0.5 ～ 0.8 寸；不宜直刺深刺。

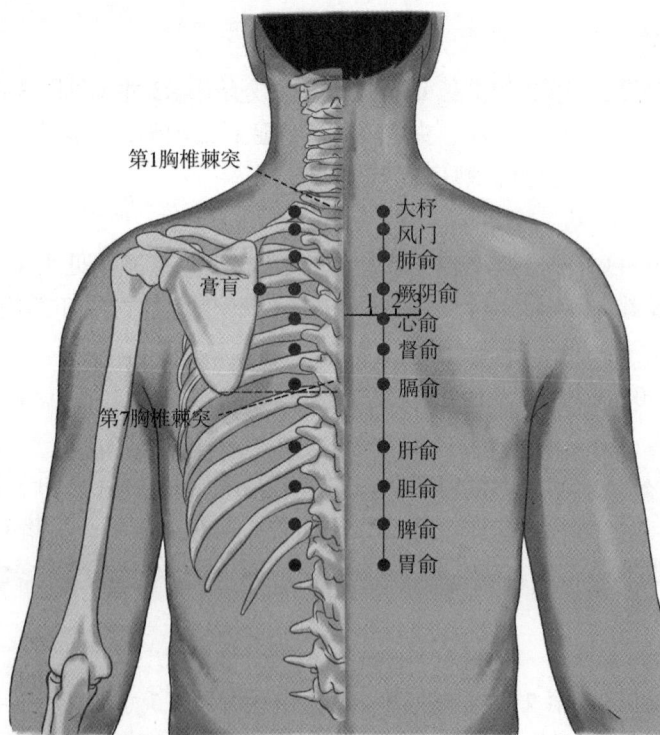

图 3-26 风门、肺俞、心俞、膈俞、肝俞、脾俞、胃俞、膏肓

11. 肾俞

【定位】在脊柱区，第 2 腰椎棘突下，后正中线旁开 1.5 寸（见图 3-27）。

【主治】①头晕、耳鸣、耳聋、腰酸痛等肾虚病证；②遗尿、遗精、阳痿、早泄、不育等泌尿生殖系统疾患；③月经不调、带下、不孕等妇科病证；④消渴。

【操作】直刺 0.5～1 寸。

12. 大肠俞

【定位】在脊柱区，第 4 腰椎棘突下，后正中线旁开 1.5 寸（见图 3–27）。

【主治】①腰腿痛；②腹胀、腹泻、便秘等胃肠病证。

【操作】直刺 0.8～1.2 寸。

13. 膀胱俞

【定位】在骶区，横平第 2 骶后孔，骶正中嵴旁开 1.5 寸（见图 3–27）。

【主治】①小便不利、遗尿等膀胱气化功能失调病证；②腹泻，便秘；③腰脊强痛。

【操作】直刺或斜刺 0.8～1.2 寸。

14. 上髎

【定位】在骶区，正对第 1 骶后孔中（见图 3–27）。

【主治】①大小便不利；②月经不调、带下、阴挺等妇科病证；③遗精，阳痿；④腰骶痛。

【操作】直刺 1～1.5 寸。

15. 次髎

【定位】在骶区，正对第 2 骶后孔中（见图 3–27）。

【主治】①月经不调、痛经、带下等妇科病证；②小便不利、遗精、阳痿等；③疝气；④腰骶痛，下肢痿痹。

【操作】直刺 1～1.5 寸。

16. 中髎

【定位】在骶区，正对第 3 骶后孔中（见图 3–27）。

【主治】①便秘，泄泻；②小便不利；③月经不调，带下；④腰骶痛。

【操作】直刺 1～1.5 寸。

17. 下髎

【定位】在骶区，正对第 4 骶后孔中（见图 3–27）。

【主治】①腹痛，便秘；②小便不利；③带下；④腰骶痛。

【操作】直刺 1～1.5 寸。

18. 秩边

【定位】在骶区，平第 4 骶后孔，骶正中嵴旁开 3 寸（见图 3–27）。

【主治】腰腿痛，下肢瘫痪。

【操作】直刺 1.5～2 寸。

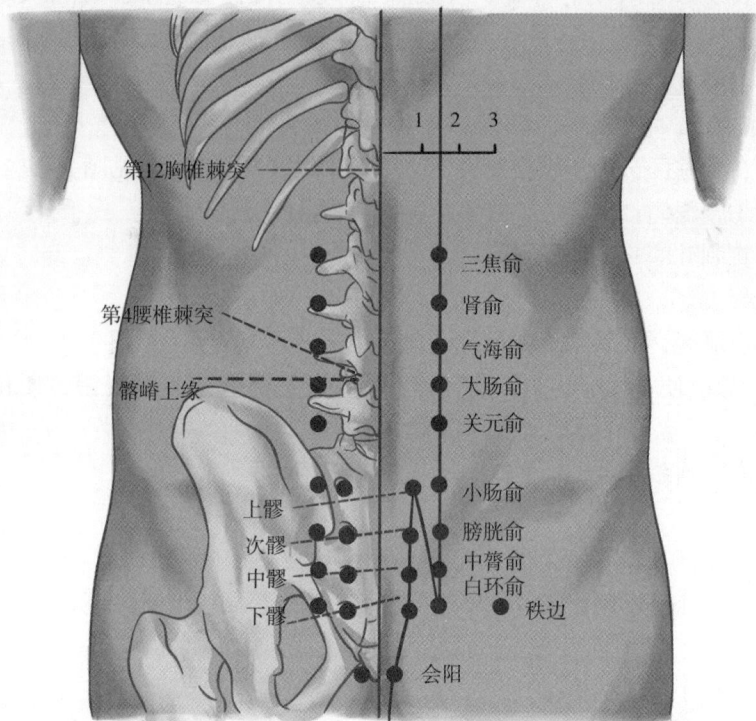

图 3-27 肾俞、大肠俞、膀胱俞、上髎、次髎、中髎、下髎、秩边

19. 承扶

【定位】在股后区，臀沟的中点（见图 3-28）。

【主治】①腰、骶、臀、股部疼痛；②痔疾。

【操作】直刺 1～2 寸。

20. 殷门

【定位】在股后区，臀沟下 6 寸，股二头肌与半腱肌之间（见图 3-28）。

【主治】腰痛，下肢痿痹。

【操作】直刺 1～2 寸。

21. 委中

【定位】在膝后区，腘横纹中点（见图 3-28）。

【主治】①腰背痛、下肢痿痹等腰及下肢病证；②腹痛、急性吐泻等急症；③瘾疹，丹毒；④小便不利，遗尿。

【操作】直刺 1～1.5 寸，或用三棱针点刺腘静脉出血。针刺不宜过快、过强、过深，以免损伤血管和神经。

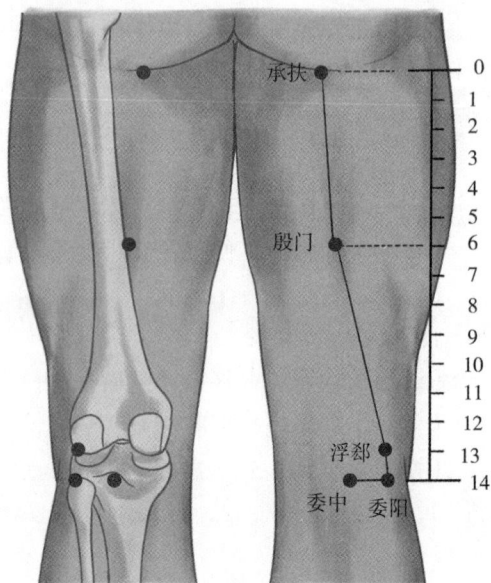

图 3-28 承扶、殷门、委中

22. 承山

【定位】在小腿后区，腓肠肌两肌腹与肌腱交角处（见图 3-29）。

【主治】①腰腿拘急、疼痛；②痔疾，便秘；③腹痛，疝气。

【操作】直刺 1～2 寸。不宜做过强的刺激，以免引起腓肠肌痉挛。

23. 昆仑

【定位】在踝区，外踝尖与跟腱之间的凹陷中（见图 3-29）。

【主治】①后头痛，项强，目眩；②腰骶疼痛，足踝肿痛；③癫痫；④滞产。

【操作】直刺 0.5～0.8 寸。孕妇禁用，经期慎用。

24. 申脉

【定位】在踝区，外踝尖直下，外踝下缘与跟骨之间凹陷中（见图 3-30）。

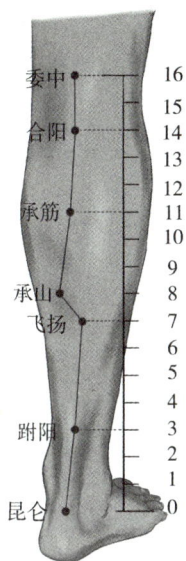

图 3-29　承山、昆仑

【主治】①头痛，眩晕；②失眠、癫狂痫等神志病证；③腰腿酸痛。

【操作】直刺 0.3～0.5 寸。

25. 至阴

【定位】在足趾，足小趾末节外侧，趾甲根角侧后方 0.1 寸（指寸）（见图 3-30）。

【主治】①胎位不正，滞产；②头痛，目痛；③鼻塞，鼻衄。

【操作】浅刺 0.1 寸。胎位不正用灸法。

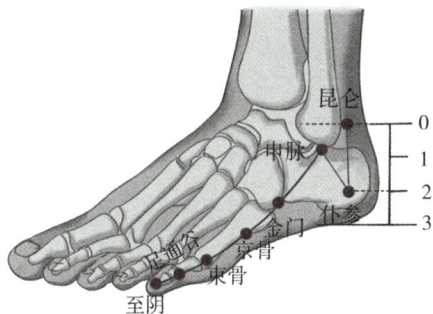

图 3-30　申脉、至阴

八、足少阴肾经及其腧穴

（一）经脉循行

足少阴肾经经脉循行路线（见图 3-31）。

（二）主治概要

1. 头和五官病证

头痛，目眩，咽喉肿痛，齿痛，耳聋，耳鸣等。

2. 妇科病，前阴病

月经不调，遗精，阳痿，小便频数等。

3. 经脉循行部位的其他病证

下肢厥冷，内踝肿痛等。

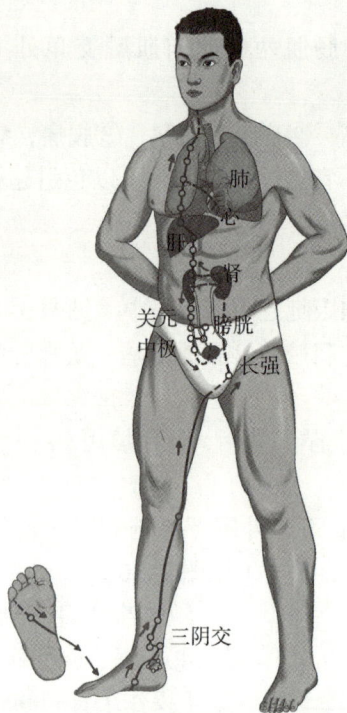

图 3-31　足少阴肾经经脉循行示意图

（三）本经腧穴

1. 涌泉

【定位】在足底，屈足卷趾时足心最凹陷中；约当足底第 2、3 趾蹼缘与足跟连线的前 1/3 与后 2/3 交点凹陷中（见图 3-32）。

【主治】①昏厥、中暑、小儿惊风、癫狂痫等急症及神志病证；②头痛，头晕，目眩，失眠；③咯血、咽喉肿痛、喉痹、失音等肺系病证；④大便难，小便不利；⑤奔豚气；⑥足心热。

【操作】直刺 0.5 ～ 1 寸，针刺时要防止刺伤足底动脉弓。临床常用灸法或药物贴敷。

2. 照海

【定位】在踝区，内踝尖下 1 寸，内踝下缘边际凹陷中（见图 3-33）。

【主治】①失眠、癫痫等神志病证；②咽喉干痛、目赤肿痛等五官热性病证；③月经不调、痛经、带下、阴挺等妇科病证；④小便频数，癃闭。

【操作】直刺 0.5 ～ 0.8 寸。

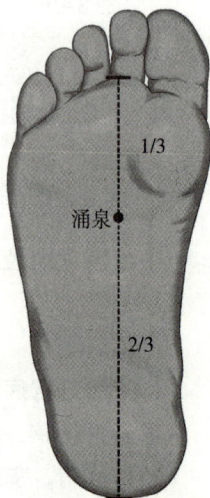

图 3-32　涌泉

3. 太溪

【定位】在足踝区，内踝尖与跟腱之间凹陷中（图3-33）。

【主治】①头痛、目眩、失眠、健忘、遗精、阳痿等肾虚证；②咽喉肿痛、齿痛、耳鸣、耳聋等阴虚性五官病证；③咳嗽、气喘、咯血、胸痛等肺系疾患；④消渴，小便频数，便秘；⑤月经不调；⑥腰脊痛，下肢厥冷，内踝肿痛。

【操作】直刺0.5～1寸。

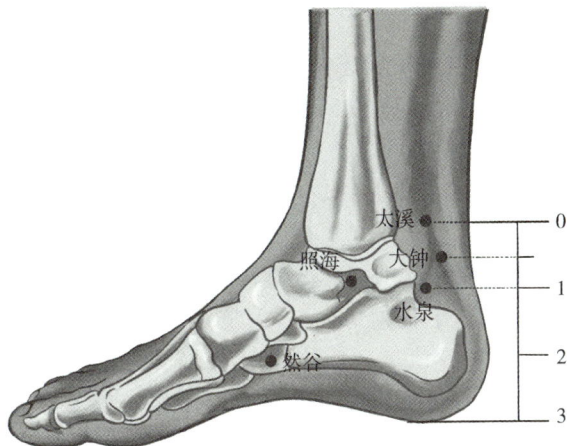

图3-33 照海、太溪

九、手厥阴心包经及其腧穴

（一）经脉循行

手厥阴心包经经脉循行路线（见图3-34）。

（二）主治概要

1. 心胸、神志病证

心痛，心悸，心烦，胸闷，癫狂痫等。

2. 胃腑病证

胃痛，呕吐等。

3. 经脉循行部位的其他病证

上臂内侧痛，肘、臂、腕挛痛，掌中热等。

（三）本经腧穴

1. 曲泽

【定位】在肘前区，肘横纹上，肱二头肌腱的尺侧缘凹陷中（见图3-35）。

【主治】①心痛、心悸、善惊等心系病证；②胃痛、呕血、呕吐等胃热病证；③暑热病；④肘臂挛痛，上肢颤动。

【操作】直刺1～1.5寸；或点刺出血。

2. 内关

【定位】在前臂前区，腕掌侧远端横纹上2寸，掌长肌腱与桡侧腕屈肌腱之间（见图3-35）。

【主治】①心痛、胸闷、心动过速或过缓等

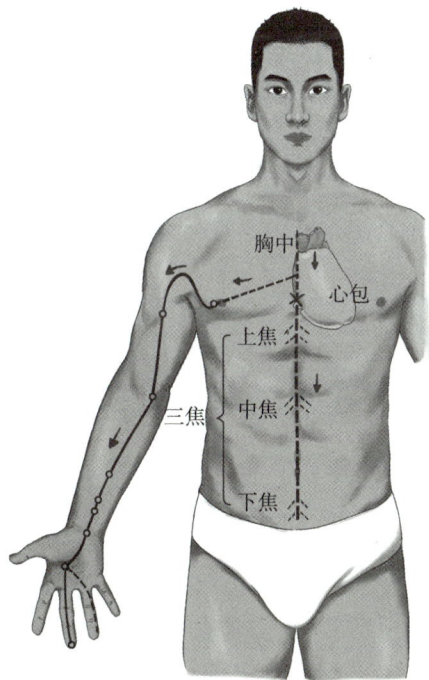

图3-34 手厥阴心包经经脉循行示意图

心系病证；②胃痛、呕吐、呃逆等胃腑病证；③中风，偏瘫，眩晕，偏头痛；④失眠、郁证、癫狂痫等神志病证；⑤肘、臂、腕挛痛。

【操作】直刺 0.5 ～ 1 寸。

3. 劳宫

【定位】在手掌心，当第 2、3 掌骨之间偏于第 3 掌骨，握拳屈指时中指尖处（见图 3-36）。

【主治】①心痛，心悸；②癫狂症；③口疮，口臭。

【操作】直刺 0.3 ～ 0.5 寸。

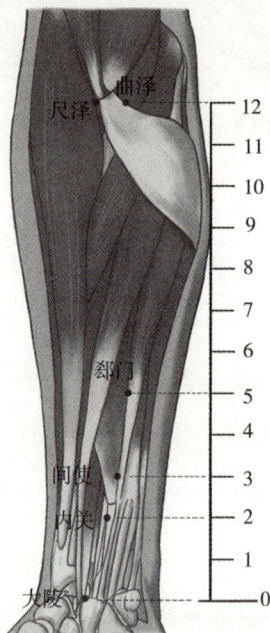

图 3-35　曲泽、内关

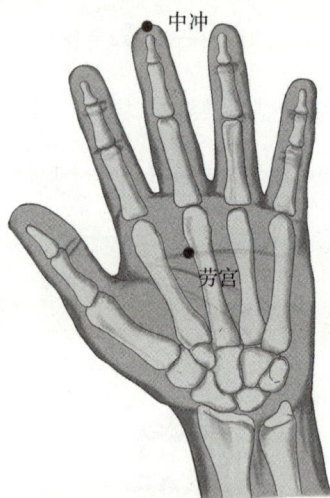

图 3-36　劳宫

十、手少阳三焦经及其腧穴

（一）经脉循行

手少阳三焦经经脉循行路线（见图 3-37）。

（二）主治概要

1. 头面五官病证

头、目、耳、颊、咽喉病等。

2. 热病

热病汗出。

3. 经脉循行部位的其他病证

胸胁痛，肩臂外侧痛，上肢挛急、麻木、不遂等。

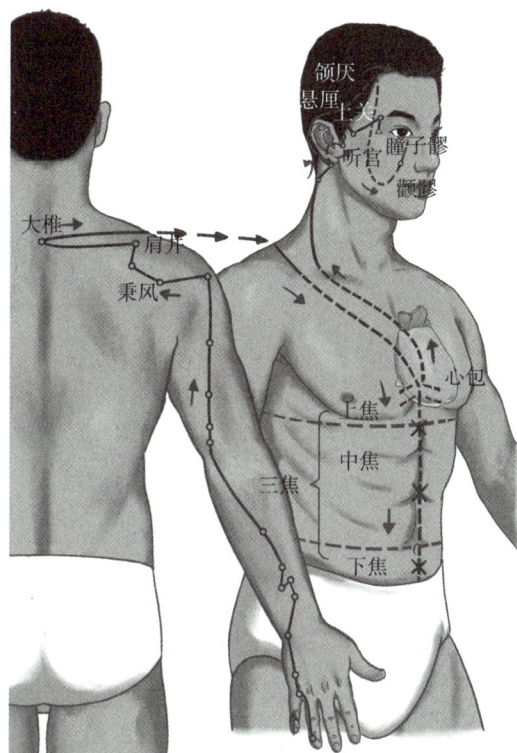

图 3-37 手少阳三焦经经脉循行示意图

（三）本经腧穴

1. 外关

【定位】在前臂后区，腕背侧远端横纹上 2 寸，尺骨与桡骨间隙中点（见图 3-38）。

【主治】①热病；②头痛、目赤肿痛、耳鸣、耳聋等头面五官病证；③瘰疬；④胁肋痛；⑤上肢痿痹不遂。

【操作】直刺 0.5～1 寸。

2. 支沟

【定位】在前臂后区，腕背侧远端横纹上 3 寸，尺骨与桡骨间隙中点（见图 3-38）。

【主治】①耳聋，耳鸣，暴喑；②胁肋痛；③便秘；④瘰疬；⑤热病。

【操作】直刺 0.5～1 寸。

3. 丝竹空

【定位】在面部，眉梢凹陷中（见图 3-39）。注：瞳子髎直上。

【主治】①癫痫；②头痛、目眩、目赤肿痛、眼睑瞤动等头目病证；③齿痛。

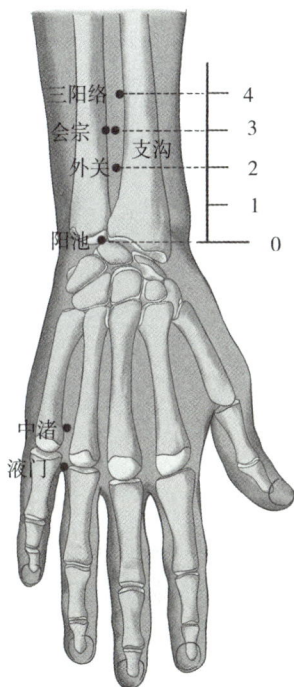

图 3-38 外关、支沟

【操作】平刺 0.3 ～ 0.5 寸。

4. 翳风

【定位】耳垂后方，乳突与下颌角之间的凹陷处（见图 3-40）。

【主治】耳鸣、耳聋，面瘫，头痛，颊肿，牙痛，牙关紧闭。

【操作】直刺 0.8 ～ 1.2 寸。

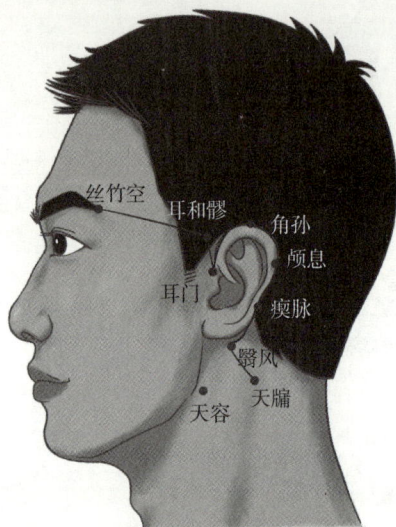

图 3-39 丝竹空

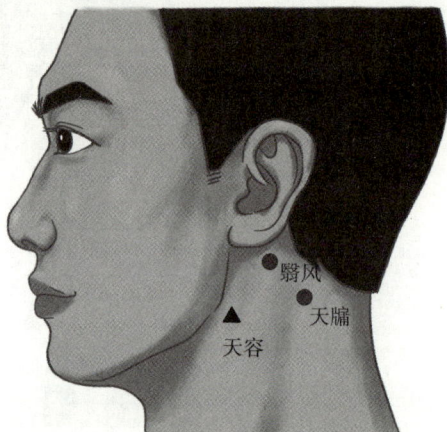

图 3-40 翳风

十一、足少阳胆经及其腧穴

（一）经脉循行

足少阳胆经经脉循行路线（见图 3-41）。

（二）主治概要

1. 头面五官病证

侧头、目、耳、咽喉病等。

2. 肝胆病证

黄疸、口苦、胁痛等。

3. 热病、神志病证

发热、癫狂等。

4. 经脉循行部位的其他病证

下肢痹痛、麻木、不遂等。

（三）本经腧穴

1. 瞳子髎

【定位】在面部，目外眦外侧 0.5 寸凹陷

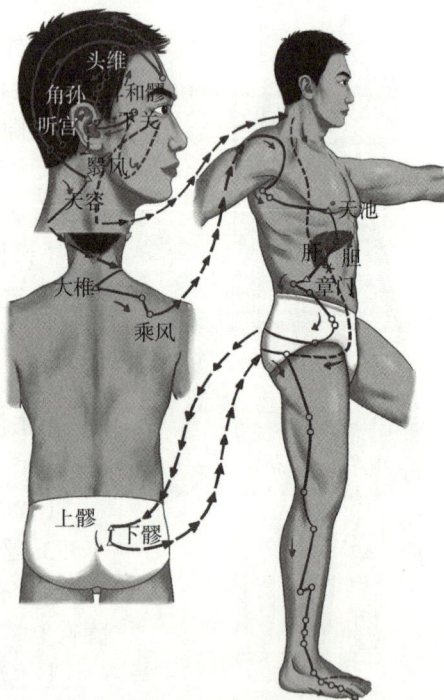

图 3-41 足少阳胆经经脉循行示意图

中（见图 3-42）。

【主治】①头痛；②目赤肿痛、羞明流泪、内障、目翳等目疾。

【操作】平刺 0.3 ~ 0.5 寸；或用三棱针点刺出血。

2. 率谷

【定位】在头部，耳尖直上入发际 1.5 寸（见图 3-42）。

【主治】①偏头痛，眩晕；②小儿急、慢惊风。

【操作】平刺 0.5 ~ 0.8 寸。

3. 阳白

【定位】在头部，眉上 1 寸，瞳孔直上（见图 3-43）。

【主治】①前头痛；②眼睑下垂，口眼㖞斜；③目赤肿痛、视物模糊、眼睑瞤动等目疾。

【操作】平刺 0.5 ~ 0.8 寸。

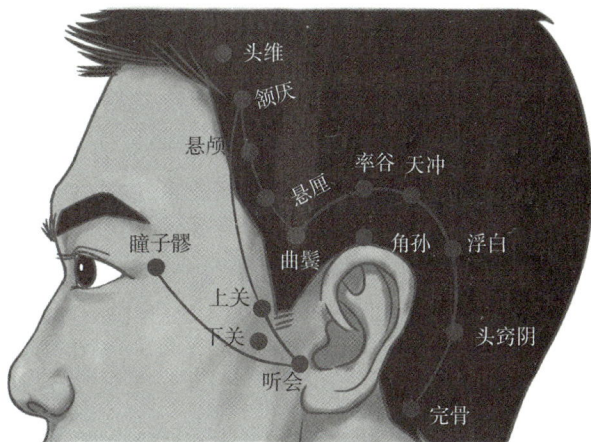

图 3-42 瞳子髎、率谷

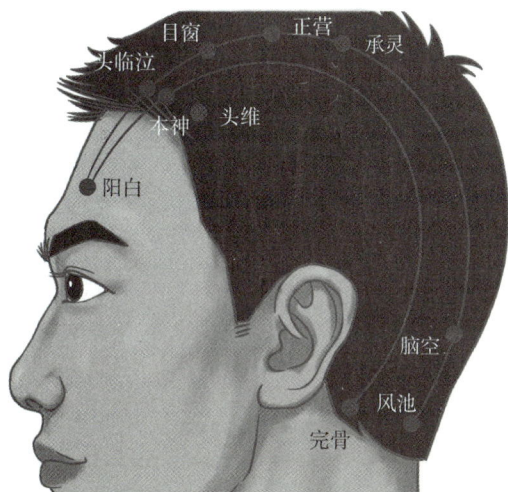

图 3-43 阳白、风池

4. 风池

【定位】在颈后区，枕骨之下，胸锁乳突肌上端与斜方肌上端之间的凹陷中（见图 3-43）。注：项部枕骨下两侧，横平风府，胸锁乳突肌与斜方肌之间凹陷中。

【主治】①中风、癫痫、头痛、眩晕、耳鸣、耳聋等内风所致的病证；②感冒、鼻塞、衄血、目赤肿痛、口眼㖞斜等外风所致的病证；③颈项强痛。

【操作】针尖微下，向鼻尖斜刺 0.8 ~ 1.2 寸；或平刺透风府穴。深部中间为延髓，必须严格掌握针刺的角度与深度。

5. 肩井

【定位】在肩胛区，第7颈椎棘突与肩峰最外侧点连线的中点（见图3-44）。

【主治】①颈项强痛，肩背疼痛，上肢不遂；②滞产、乳痈、乳汁不下、乳癖等妇产科及乳房疾患；③瘰疬。

【操作】直刺0.3～0.5寸。内有肺尖，不可深刺；孕妇禁针。

6. 环跳

【定位】在臀区，股骨大转子最凸点与骶管裂孔连线的外1/3与内2/3交点处（见图3-45）。

【主治】腰胯疼痛、下肢痿痹、半身不遂等腰腿疾患。

【操作】直刺2～3寸。

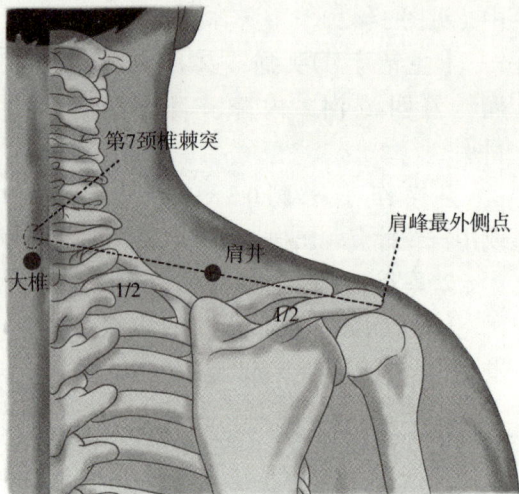

图3-44 肩井

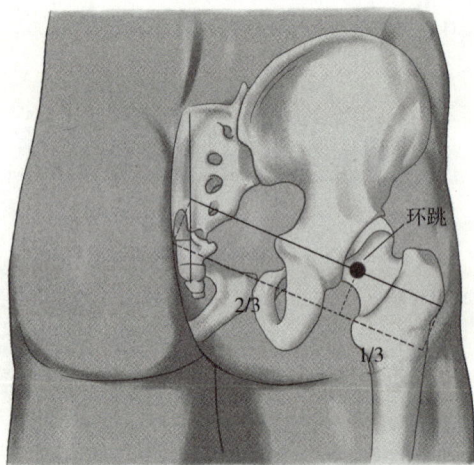

图3-45 环跳

7. 风市

【定位】在股部，髌底上7寸，直立垂手，掌心贴于大腿时，中指尖所指凹陷中，髂胫束后缘（见图3-46）。

【主治】①下肢痿痹、麻木及半身不遂等下肢疾患；②遍身瘙痒，脚气。

【操作】直刺1～1.5寸。

8. 阳陵泉

【定位】在小腿外侧，腓骨头前下方凹陷中（见图3-47）。

【主治】①黄疸、胁痛、口苦、呕吐、吞酸等肝胆犯胃病证；②膝肿痛、下肢痿痹及麻木等下肢、膝关节疾患；③小儿惊风；④肩痛。

【操作】直刺 1 ～ 1.5 寸。

9. 悬钟

【定位】在小腿外侧，外踝尖上 3 寸，腓骨前缘（见图 3-47）。

【主治】①痴呆、中风等髓海不足疾患；②颈项强痛，胸胁满痛，下肢痿痹。

【操作】直刺 0.5 ～ 0.8 寸。

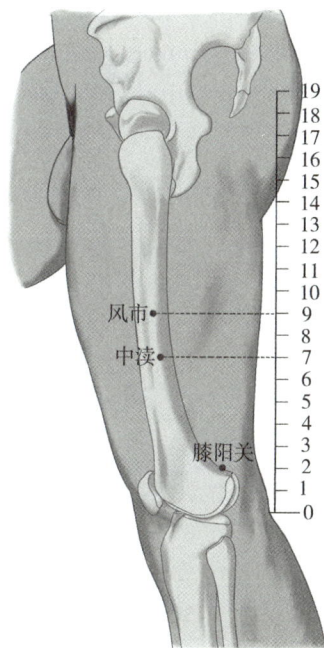

10. 丘墟

【定位】在踝区，外踝的前下方，趾长伸肌腱的外侧凹陷中（见图 3-47）。

【主治】①目赤肿痛、目翳等目疾；②颈项痛、腋下肿、胸胁痛、外踝肿痛等痛证；③足内翻，足下垂。

【操作】直刺 0.5 ～ 0.8 寸。

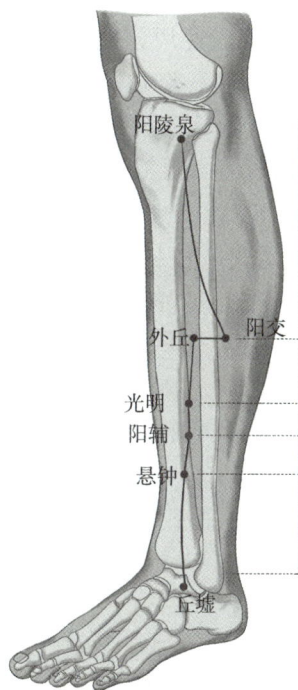

图 3-46　风市　　　图 3-47　阳陵泉、悬钟、丘墟

十二、足厥阴肝经及其腧穴

（一）经脉循行

足厥阴肝经经脉循行路线（见图 3-48）。

（二）主治概要

1. 肝胆病证

黄疸，胸胁胀痛，呕逆，以及肝风内动所致的中风、头痛、眩晕、惊风等。

2. 妇科病、前阴病

月经不调、痛经、崩漏、带下、遗尿、小便不利等。

3. 经脉循行部位的其他病证

下肢痹痛、麻木、不遂等。

（三）本经腧穴

1. 行间

【定位】在足背，第 1、2 趾间，趾蹼缘后方赤白肉际处（见图 3-49）。

【主治】①中风、癫痫、头痛、目眩、目赤肿痛、青盲、口歪等肝经风热病证；②月经不调、痛经、闭经、崩漏、带下等妇科病；③阴中痛，疝气；④遗尿、癃闭、五淋等泌尿系病证；⑤胸胁满痛。

【操作】直刺 0.5 ～ 0.8 寸。

2. 太冲

【定位】在足背，第 1、2 跖骨间，跖骨底结合部前方凹陷中，或触及动脉搏动（见图 3-49）。

【主治】①中风、癫狂痫、小儿惊风、头痛、眩晕、耳鸣、目赤肿痛、口歪、咽痛等肝经风热病证；②月经不调、痛经、经闭、崩漏、带下、滞产等妇产科病证；③黄疸、胁痛、口苦、腹胀、呕逆等肝胃病证；④癃闭，遗尿；⑤下肢痿痹，足跗肿痛。

【操作】直刺 0.5 ～ 1 寸。

3. 章门

【定位】在侧腹部，第 11 肋游离端的下际（见图 3-50）。

【主治】①腹胀，腹泻；②两肋疼痛。

【操作】直刺 0.8 ～ 1 寸。

4. 期门

【定位】在乳头直下，第 6 肋间隙处（见图 3-50）。

【主治】①腹胀；②胸胁疼痛。

【操作】斜刺或平刺 0.5 ～ 0.8 寸，不可直刺深刺，以免伤及内脏。

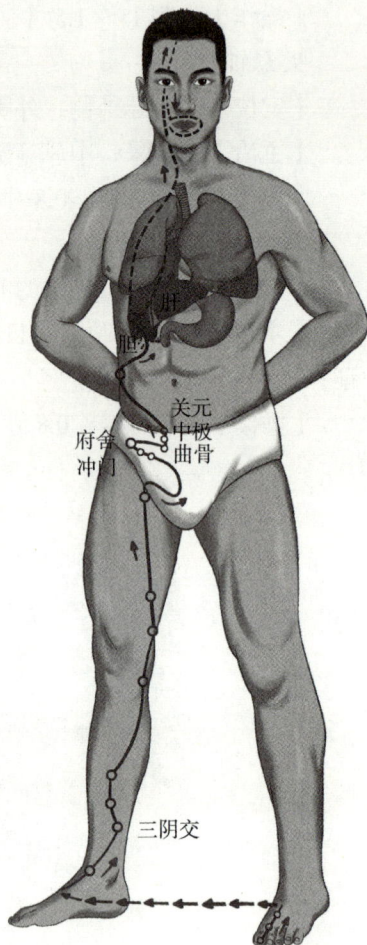

图 3-48　足厥阴肝经经脉循行示意图

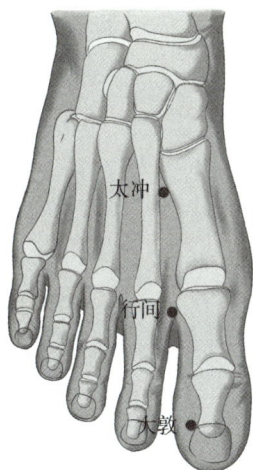

图 3-49 行间、太冲

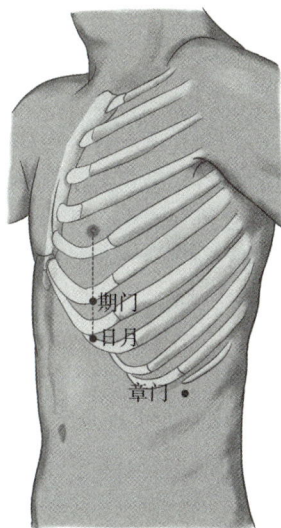

图 3-50 章门、期门

十三、督脉及相关腧穴

(一)经脉循行

督脉循行路线(见图 3-51)。

(二)主治概要

1.神志病、热病

失眠、健忘、癫痫、昏迷、发热、中暑、惊厥等。

2.头面五官病

头痛、眩晕、口、齿、鼻、目病症等。

3.经脉循行部位及其他病证

头项、脊背、腰骶疼痛、下肢痿痹等。

(三)本经腧穴

1.腰阳关

【定位】在脊柱区,第 4 腰椎棘突下凹陷中,后正中线上(见图 3-52)。

【主治】①腰骶疼痛,下肢痿痹;②月经不调、赤白带下等妇科病证;

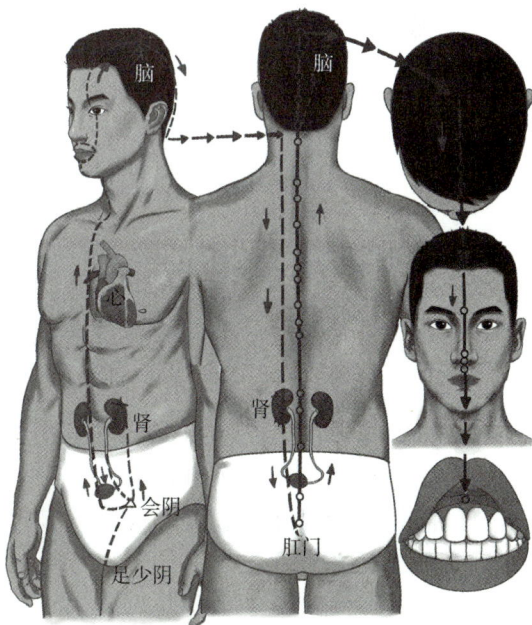

图 3-51 督脉循行示意图

③遗精、阳痿等男科病证。

【操作】直刺或向上斜刺 0.5 ~ 1 寸；多用灸法。

2. 命门

【定位】在脊柱区，第 2 腰椎棘突下凹陷中，后正中线上（见图 3-52）。

【主治】①腰脊强痛，下肢痿痹；②月经不调、赤白带下、痛经、经闭、不孕等妇科病证；③遗精、阳痿、精冷不育、小便频数等男子肾阳不足病证；④小腹冷痛，腹泻。

【操作】直刺或向上斜刺 0.5 ~ 1 寸；多用灸法。

3. 至阳

【定位】在脊柱区，第 7 胸椎棘突下凹陷中（见图 3-52）。

【主治】①黄疸，胸胁胀痛；②咳嗽，气喘；③胃痛，脊背强痛。

【操作】向上斜刺 0.5 ~ 1 寸；可灸。

4. 大椎

【定位】在脊柱区，第 7 颈椎棘突下凹陷中，后正中线上（见图 3-52）。

【主治】①热病、疟疾、恶寒发热、咳嗽、气喘等外感病证；②骨蒸潮热；③癫狂痫证、小儿惊风等神志病；④项强，脊痛；⑤风疹，痤疮。

【操作】向上斜刺 0.5 ~ 1 寸。

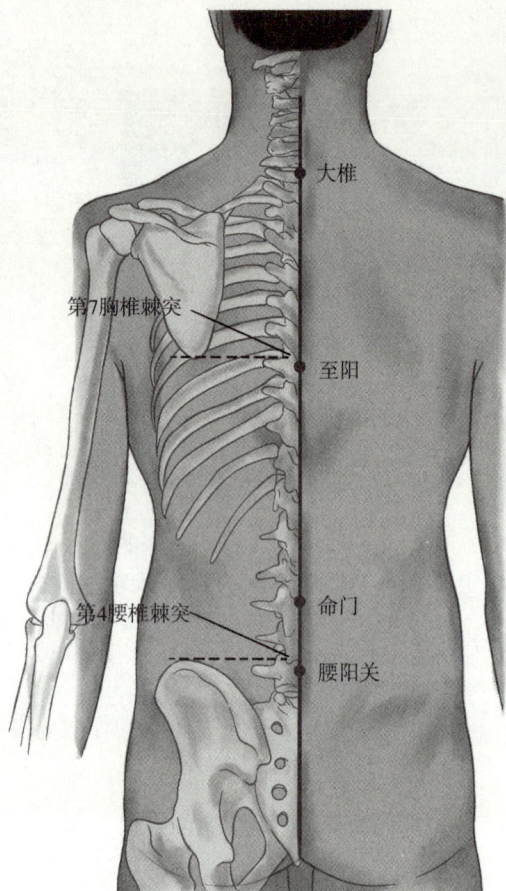

图 3-52　腰阳关、命门、至阳、大椎

5. 百会

【定位】在头部，前发际正中直上 5 寸（见图 3-53）。

【主治】①痴呆、中风、失语、瘛疭、失眠、健忘、癫狂痫证、癔症等神志病；②头痛，眩晕，耳鸣；③脱肛、阴挺、胃下垂、肾下垂等气失固摄而致的下陷性病证。

【操作】平刺 0.5 ~ 0.8 寸；升阳举陷可用灸法。

6. 神庭

【定位】在头部，前发际正中直上 0.5 寸（见图 3-53）。

【主治】①癫狂痫、失眠、惊悸等神志病；②头痛、目眩、目赤、目翳、鼻渊、鼻衄等头面五官病。

【操作】平刺 0.5 ~ 0.8 寸。

7. 印堂

【定位】两眉头连线中点（见图 3-53）。

【主治】①头痛，眩晕；②鼻炎等。

【操作】向下平刺 0.3 ～ 0.5 寸。

8. 水沟

【定位】在面部，人中沟的上 1/3 与中 1/3 交点处（见图 3-53）。

【主治】①昏迷、晕厥、中风、中暑、休克、呼吸衰竭等急危重症，为急救要穴之一；②癫症、癫狂痫、急慢惊风等神志病；③鼻塞、鼻衄、面肿、口歪、齿痛、牙关紧闭等面鼻口部病证；④闪挫腰痛。

【操作】向上斜刺 0.3 ～ 0.5 寸，强刺激，或指甲掐按。

十四、任脉及相关腧穴

（一）经脉循行

任脉循行路线（见图 3-54）。

（二）主治概要

1. 妇科病、前阴病

月经不调、痛经、崩漏、带下、遗精、阳痿、小便不利、遗尿等。

2. 颈及面口病

瘿气、梅核气、咽喉肿痛、口歪、齿痛等。

3. 神志病

癫痫、失眠等。

（三）本经腧穴

1. 中极

【定位】在下腹部，脐中下 4 寸，前正中线上（见图 3-55）。

【主治】①遗尿，癃闭，小便不利，遗精，阳痿等泌尿生殖病证；②月经不调，痛经，不孕，崩漏，带下，子宫脱垂等妇科病证。

【操作】直刺 0.5 ～ 1 寸，需排尿后进行针刺；可灸，孕妇禁针。

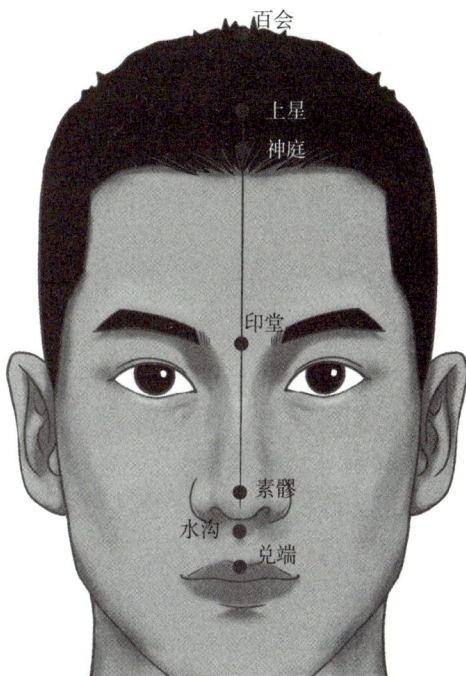

图 3-53 百会、神庭、印堂、水沟

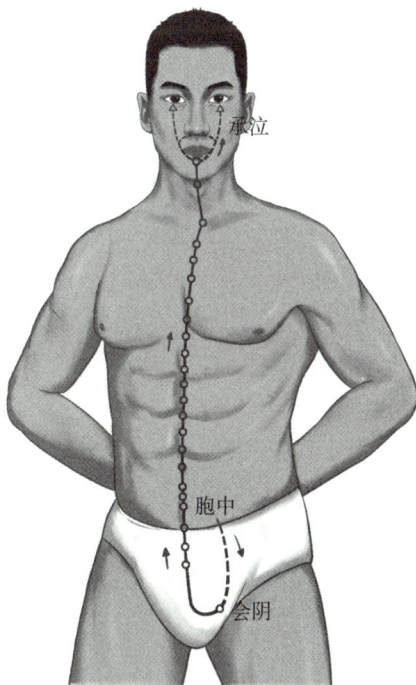

图 3-54 任脉循行示意图

2. 关元

【定位】在下腹部，脐中下 3 寸，前正中线上（见图 3-55）。

【主治】①中风脱证、虚劳冷惫、羸瘦无力等元气虚损病证；②少腹疼痛，疝气；③腹泻、痢疾、脱肛、便血等肠腑病证。

【操作】直刺 1 ~ 1.5 寸，需排尿后进行针刺；多用灸法。孕妇慎用。

3. 气海

【定位】在下腹部，脐中下 1.5 寸，前正中线上（见图 3-55）。

【主治】①虚脱、形体羸瘦、脏气衰惫、乏力等气虚病证；②绕脐疼痛、腹泻、痢疾、便秘等肠腑病证；③小便不利、遗尿等前阴病；④遗精，阳痿。

【操作】直刺 1 ~ 1.5 寸；多用灸法。孕妇慎用。

4. 神阙

【定位】在脐区，脐中央（见图 3-55）。

【主治】①虚脱、中风脱证等元阳暴脱；②腹痛、腹胀、腹泻、痢疾、便秘、脱肛等肠腑病证；③水肿，小便不利；④保健灸常用穴。

【操作】一般不针，多用艾条灸或艾炷隔盐灸法。

5. 下脘

【定位】在上腹部，脐中上 2 寸，前正中线上（见图 3-55）。

【主治】①腹痛、腹胀、腹泻、呕吐、完谷不化、小儿疳积等脾胃病；②痞块。

【操作】直刺 1 ~ 1.5 寸。

6. 中脘

【定位】在上腹部，脐中上 4 寸，前正中线上（见图 3-55）。

【主治】①胃痛、腹胀、纳呆、呕吐、吞酸、呃逆、小儿疳积等脾胃病；②黄疸；③癫狂，脏躁。

【操作】直刺 1 ~ 1.5 寸。

7. 上脘

【定位】在上腹部，脐中上 5 寸，前正中线上（见图 3-55）。

【主治】①胃痛、呕吐、呃逆、腹胀等胃腑病证；②癫痫。

【操作】直刺 1 ~ 1.5 寸。

8. 膻中

【定位】在胸部前正中线，

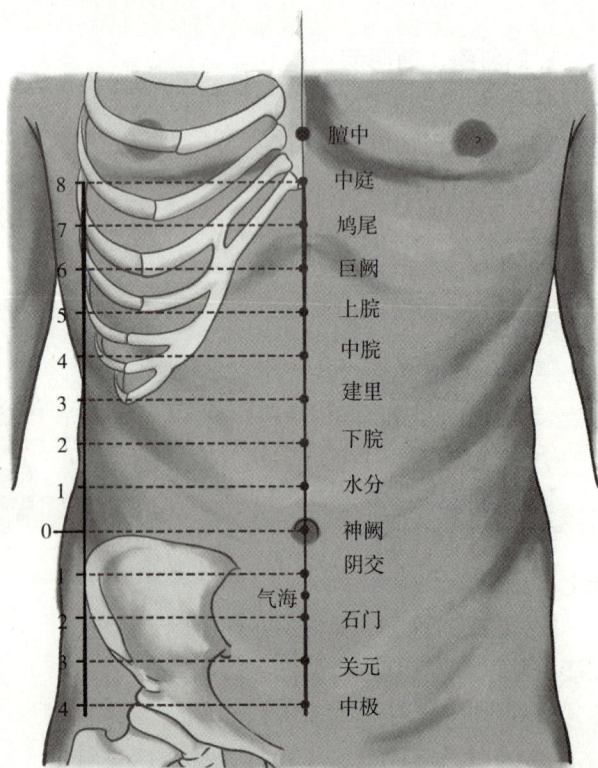

图 3-55 中极、关元、气海、神阙、下脘、中脘、上脘、膻中

平第 4 肋间隙处（见图 3-55）。

【主治】①咳嗽，气喘等肺经病证；②胸闷，胸痛，心悸。

【操作】平刺 0.3 ～ 0.5 寸。

十五、经外奇穴

1. 鱼腰

【定位】在额部，瞳孔直上，眉毛中（见图 3-56）。

【主治】①眉棱骨痛；②近视，迎风流泪，结膜炎。

【操作】平刺 0.3 ～ 0.5 寸；不宜灸。

2. 太阳

【定位】在眉梢与目外眦之间向后约 1 寸凹陷处（见图 3-57）。

【主治】①头痛，眩晕；②结膜炎；③感冒等。

【操作】直刺或向下斜刺 0.3 ～ 0.5 寸；可点刺放血；禁灸。

3. 耳尖

【定位】在耳区，在外耳轮的最高点（见图 3-57）。

【主治】①目疾；②头痛；③咽喉肿痛。

【操作】直刺 0.1 ～ 0.2 寸，或三棱针点刺出血。可灸。

4. 安眠

【定位】在项部，当翳风穴与风池穴连线的中点（见图 3-57）。

【主治】①失眠，头痛，眩晕；②心悸；③癫狂。

【操作】直刺 0.8 ～ 1 寸；可灸。

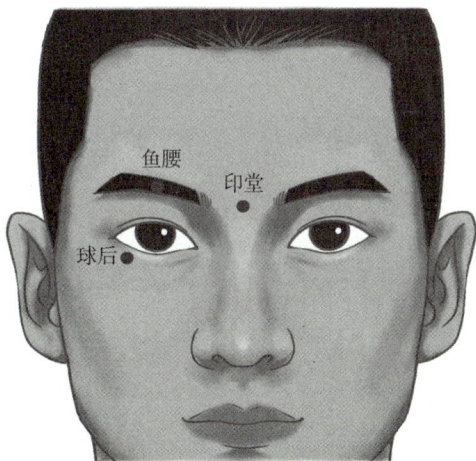

图 3-56 鱼腰

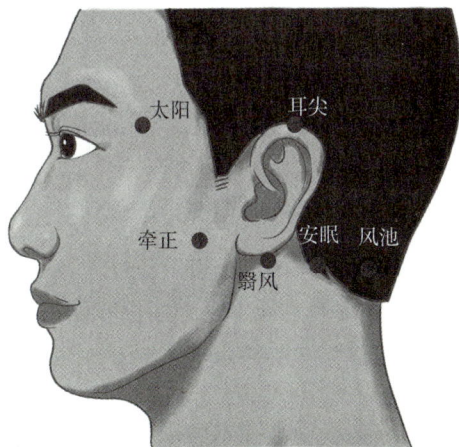

图 3-57 太阳、耳尖、安眠

5. 颈百劳

【定位】在颈部，第 7 颈椎棘突直上 2 寸，后正中线旁开 1 寸（见图 3-58）。

【主治】①颈项强痛；②咳嗽、盗汗。

【操作】直刺或向内斜刺 0.5 ～ 1 寸。

6. 夹脊

【定位】在脊柱区，第 1 胸椎至第 5 腰椎棘突下两侧，后正中线旁开 0.5 寸，一侧 17 穴（见图 3-59）。

【主治】适应范围较广，其中，上胸部的穴位治疗心肺、上肢疾病；下胸部的穴位治疗脾胃肝胆疾病；腰部的穴位治疗肾病、腰腹及下肢疾病。

【操作】根据部位的不同直刺 0.3 ～ 1 寸，或用梅花针叩刺。

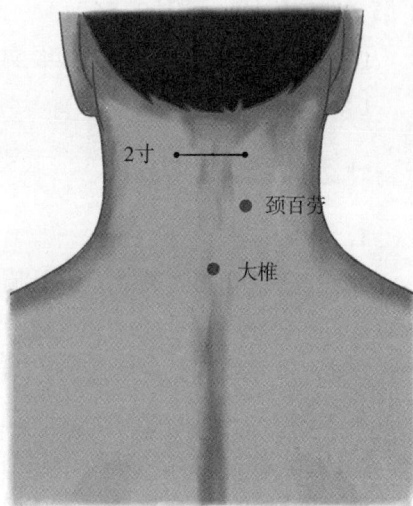

图 3-58　颈百劳

7. 十七椎

【定位】在腰区，第 5 腰椎棘突下凹陷中（见图 3-60）。

【主治】①腰骶痛，下肢瘫痪；②月经不调，痛经，带下，遗尿。

【操作】直刺 0.5 ～ 1 寸；可灸。

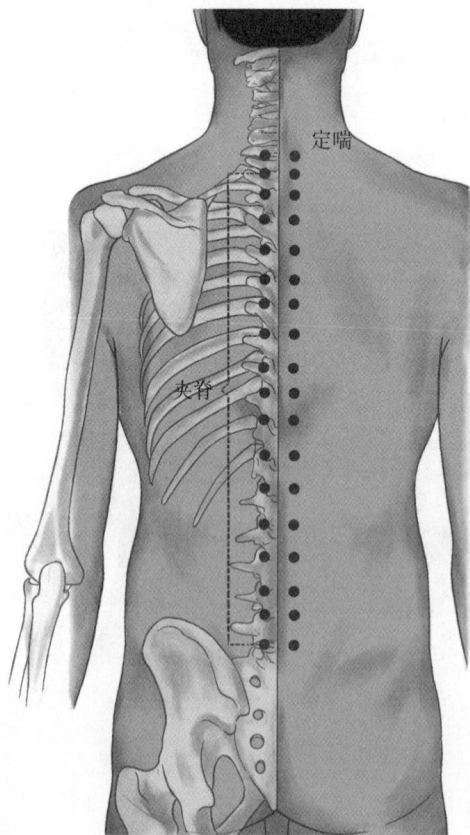

图 3-59　夹脊

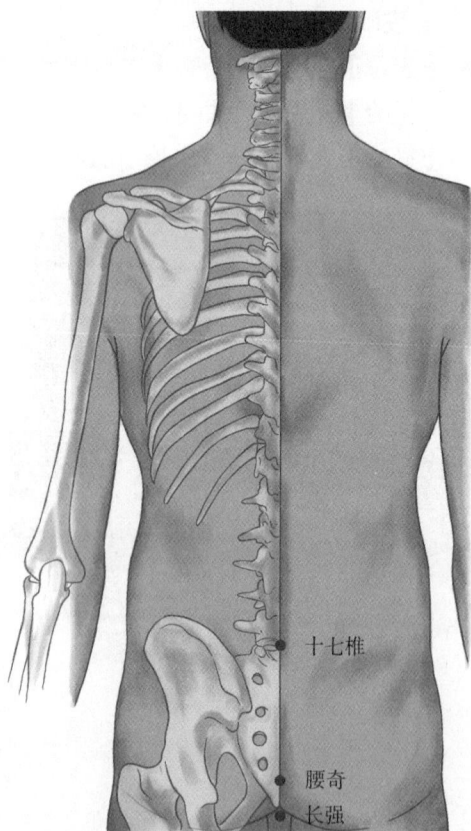

图 3-60　十七椎

8. 子宫

【定位】在下腹部，脐中下 4 寸，前正中线旁开 3 寸（见图 3-61）。

【主治】①阴挺；②月经不调，痛经，崩漏；③不孕症。

【操作】直刺 0.8 ～ 1.2 寸；可灸。

9. 腰痛点

【定位】在手背，第 2、3 掌骨及第 4、5 掌骨之间，腕背侧横纹远端与掌指关节中点处，一手 2 穴（见图 3-62）。

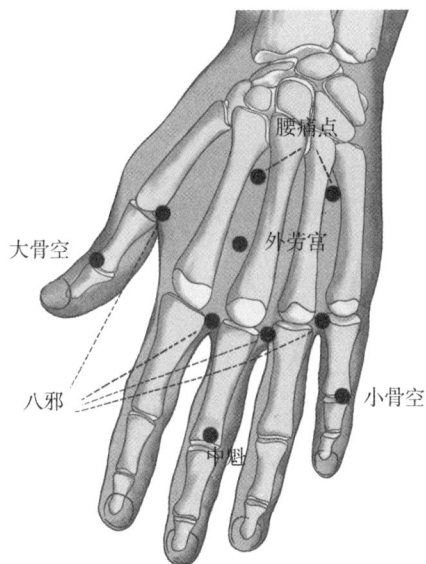

图 3-62 腰痛点、外劳宫

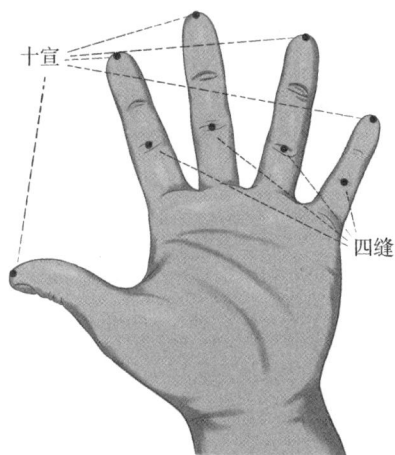

图 3-63 十宣、四缝

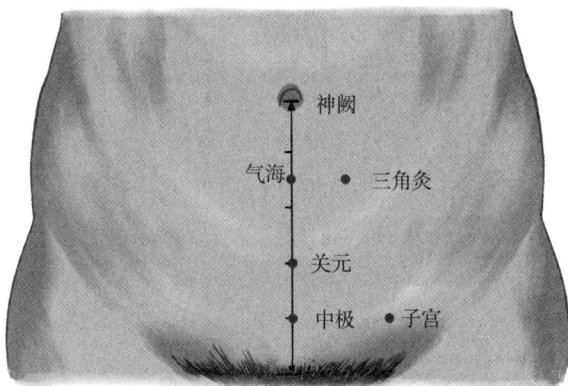

图 3-61 子宫

【主治】急性腰扭伤。

【操作】由两侧向掌中斜刺 0.5 ～ 0.8 寸。

10. 外劳宫

【定位】在手背，第 2、3 掌骨间，掌指关节后 0.5 寸（指寸）凹陷中（见图 3-62）。

【主治】①落枕；②手臂肿痛；③脐风。

【操作】直刺 0.5 ～ 0.8 寸。

11. 十宣

【定位】在手指，十指尖端，距指甲游离缘 0.1 寸（指寸），左右共 10 穴（见图 3-63）。

【主治】①昏迷；②癫痫；③高热，咽喉肿痛；④手指麻木。

【操作】浅刺 0.1 ～ 0.2 寸；或点刺出血。

12. 四缝

【定位】在手指，第 2 ～ 5 指掌面的近侧指骨间关节横纹的中央，一手 4 穴（见图 3-63）。

【主治】①小儿疳积；②百日咳。

【操作】点刺出血或挤出少许黄色透明黏液。

13. 肩前

【定位】垂臂，腋前皱襞头上 1.5 寸（见图 3-64）。

【主治】①肩痛；②上肢疾患。

【操作】直刺 0.5 ～ 1 寸；可灸。

14. 内膝眼

【定位】在膝部，髌韧带内侧凹陷处的中央（见图 3-65）。

【主治】①腿痛，膝痛；②脚气。

【操作】向膝中斜刺 0.5 ～ 1 寸，或透刺对侧膝眼；可灸。

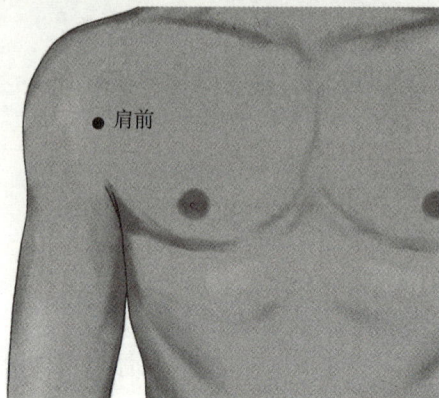

图 3-64　肩前

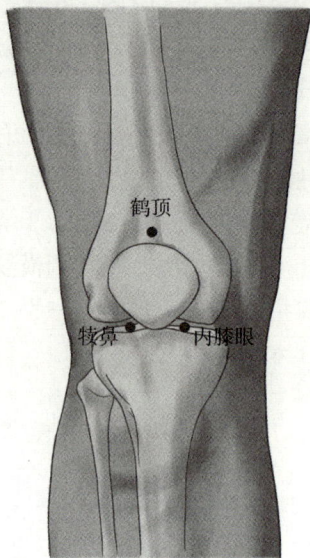

图 3-65　内膝眼

第二节　刮痧技术

　　刮痧技术，是指通过刮拭、捏挤等手法，对人体的经络穴位及患病部位，加以良性刺激，从而起到调整阴阳、活血化瘀、排出毒素的作用，并且通过增强机体自身的抗病能力，达到扶正祛邪、防病治病目的的一种方法。痧，指用刮痧器具在皮肤上刮出红色、紫红色的斑点、斑块，是疾病在发展过程中反映在皮表的现象。现代医学认为，痧是在疾病过程中，由于细菌、病毒的侵害，产生了毒素、毒性物质，或当人体组织器官功能减退时，代谢产物不能及时排出体外，毒素、毒性物质和代谢产物在体内出现不同程度的潴留，成为危害机体健康的内毒素，这些毒素使毛细血管通透性异常，以致黏膜、肌肤之下呈现充血或充血点，或刮拭时在皮肤表面呈现斑点或斑块。

　　刮痧疗法同针灸疗法一样，有着几千年的悠久历史，是中医非药物疗法中的重要组成部分，该疗法具有操作简便、经济实用、治疗与保健兼顾、而且不受环境条件限制、易于掌握等优点，尤其适于在基层部队开展。它通过施术于皮肤、经络、穴位和病变部位，把阻滞在人体内的病理代谢产物通过皮肤排泄出来，从而起到治疗疾病及预防保健的作用。

一、基本知识

（一）作用

1. 泄热

刮痧可使局部组织形成高度充血，血管神经受到刺激使血管扩张，血流及淋巴液流动增快，吞噬作用及搬运力量增强，使体内热邪、毒素加速排出，可以减轻病势，促进康复。

2. 活血

刮痧通过对经络的反复刺激，使经络通畅，气血调和，则瘀血消散。现代医学认为，刮痧可使局部皮肤充血，毛细血管扩张，组织周围的血液循环加快，增加组织流量，从而起到"活血化瘀""祛瘀生新"的作用。

3. 散寒

通过对患者体表皮肤的刮拭，可以使皮肤出现充血现象，同时伴有毛细血管的扩张，促使寒邪从皮肤排出，有利于祛除邪气，可以将充斥体表病灶、经络、穴位乃至深层组织器官的风寒、痰湿排出体外。

4. 保健

刮痧可直接通过腧穴的作用调理脾胃，使机体气血旺盛，正气内守，不易被邪气伤害，有强身保健之功效。现代医学认为，刮痧直接刺激神经末梢，增强其传导，以加强人体的防御功能。

（二）器具

刮痧的器具，取材方便，主要有刮痧板和刮痧介质。

1. 刮痧板

（1）材质　专业的刮痧板多选用天然水牛角和玉石为原材料，因为水牛角和玉石对人体皮肤无毒性刺激和不良化学反应，并且水牛角本身是一种中药，具有清热、解毒、凉血的作用;《本草纲目》记载玉石具有"滋养五脏""利血脉"的功效。民间多使用瓷匙、钱币、茶杯盖的边缘，甚至梳子边缘等。不论哪种器具，都要求边缘圆钝光滑，没有裂纹，板面洁净。

（2）构造　临床常用的刮痧板多呈长方形，有四边、四角、两面，或有凹槽。四边包括两个长边、两个短边；一个长边稍厚称为"厚边"，略呈弧形或呈直形；一个长边稍薄称为"薄边"，呈直形；两个短边通常均呈直形，没有凹槽。四个棱角包括两个在厚边的棱角与两个在薄边的棱角。两面包括刮痧板的正、反两个接近于长方形的板面。刮痧板也可在一个或两个短边处有 1～2 个凹槽（见图 3-66）。

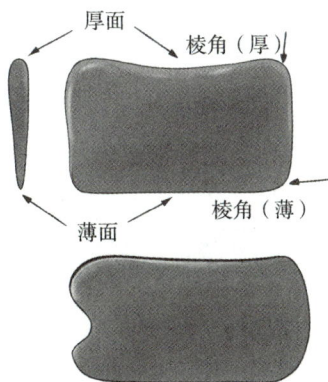

厚面　棱角（厚）

薄面　棱角（薄）

图 3-66　刮痧板

治疗疾病通常用薄边刮拭皮肤，保健强身则往往用厚边刮拭皮肤，关节附近凹陷处的腧穴及需要点按的腧穴，多用棱角进行操作，鼻梁、手指、脚趾等呈凸曲面部位，多用刮痧板的凹槽进行操作，可以获得最大的接触面，取得理想的治疗效果。

临床还包括多种异形刮痧板，如梳状、角状、勺状等，多与施术者的习惯、操作的部位及用途有关。

2. 刮痧介质

刮痧介质可以选用刮痧油，或食用油、凡士林、清水等，目的是起润滑作用，一方面便于术者操作，另一方面防止划伤皮肤。

二、操作方法

（一）操作手法

临床常用的刮痧疗法有以下几种：刮痧法、揪痧法、挤痧法。

1. 刮痧法

患者取舒适的、便于医生操作的体位，充分暴露刮痧部位，医生在患者施术部位均匀涂抹刮痧介质，或者在刮痧板上蘸取刮痧介质，然后医生手持刮痧板，与被刮拭皮肤呈45°角压在施术部位的皮肤上，沿一定方向反复进行刮拭，直至皮下出现痧痕为止。刮拭时，用力要适中、均匀，刮拭时按压力要渗透深层组织，可以根据患者的病情和耐受程度，及时调整刮动的力量（见图3-67）。

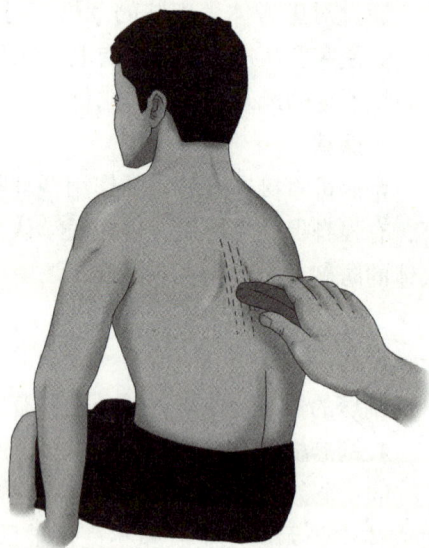

2. 揪痧法

在施术部位涂上刮痧介质，然后医生五指屈曲，用示指、中指的第二指节对准施术部位，也可以在指背蘸清水、乙醇或低度酒，揪起皮肤和肌肉，再瞬间用力向外滑动再松开，这样一揪一放，反复操作5～6次，连续发出"啪啪"的响声，被揪起部位的皮肤会出现痧点。操作时不可用蛮力，以患者能够承受为度（见图3-68）。

3. 挤痧法

医生用双手的大拇指和示指在施术部位迅速用力挤压，随即松开，皮肤上可挤出一小块紫红色痧斑。根据病情可以灵活选择施术部位，多选用前额、项背、太阳穴和印堂穴处（见图3-69）。

图 3-67　刮痧法

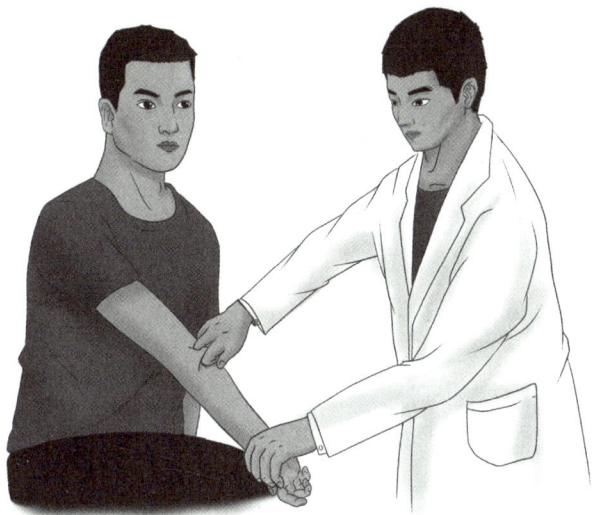

图 3-68　揪痧法

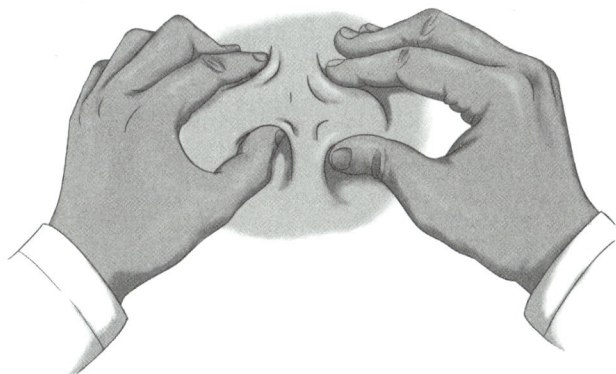

图 3-69　挤痧法

（二）刮痧的部位

刮痧部位为头面部、脊背、颈部、胸腹、肘窝、腘窝、跟腱、喉骨两旁，刮痧时刮拭面尽量拉长，头部由前向后方向刮拭，胸部、腹部、肩部由内向外，其他部位由上向下刮拭。

（三）操作流程

1. 持板方法

医者辅助手将刮痧板长边（薄边或厚边）置于持板手中，紧贴掌心，持板手拇指和另外并拢的四指分开，呈弯曲状，五指分别自然握在刮痧板的两面，要求掌虚指实。

2. 选择体位

刮痧时对体位的选择，应以医者能够正确取穴并施术方便，患者感到舒适自然并能持久配合为原则。常用的体位有以下几种。

（1）仰卧位　适用于胸腹部、头部、面部、颈部、四肢前侧的刮痧。

（2）俯卧位　适用于头、颈、肩、背、腰、四肢的后侧刮痧。

（3）侧卧位　适用于侧头部，面颊一侧，颈项和侧腹、侧胸及上下肢该侧的刮痧。

（4）仰靠坐位　适用于前头、颜面、颈前和上胸部的刮痧。

（5）俯伏坐位　适用于头顶、后头、项背部的刮痧。

（6）侧伏坐位　适用于侧头、面颊、颈侧、耳部的刮痧。

根据患者的病情，确定治疗部位，选择合适的体位。

3. 涂抹介质

在刮拭部位上均匀涂抹刮痧油，用量宜薄不宜厚。因为刮痧油过多，不利于刮拭，还会顺皮肤流下，弄脏衣服。保健刮痧和头部刮痧可不用介质，亦可隔物刮拭。

4. 刮拭方法

右手持刮痧工具，灵活运用腕力、臂力，忌用蛮力，刮具一般与被刮拭皮肤之间的角度以 45° 为宜。用力要均匀适中，由轻渐重，不可忽轻忽重，以病人能耐受为度。刮拭的按压力要渗透深层组织，刮拭面要尽量拉长。刮痧时要顺一个方向反复进行刮拭，方向多为由上到下，由内到外，刮痧不要来回刮，皮下出现轻微紫红或紫黑色痧点、斑块即可。

5. 刮拭结束

刮完后，擦干皮肤，让病人穿好衣服，适当饮用一些姜汁、糖水或白开水，促进新陈代谢。

（四）治疗时间

应根据患者的年龄、体质、病情及施术部位灵活掌握刮痧时间。一般每个部位刮拭3分钟以内，整体操作时间不超过30分钟。保健刮痧无严格时间要求，以患者感到舒适为度。出痧后第 1～2 天，皮肤可能轻度疼痛、发痒，这些反应属正常现象。

本次刮痧与再次刮痧的时间需间隔 3～6 天，原则上以皮肤痧斑退尽后，再进行第二次刮痧。一般连续 4～5 次为 1 个疗程，休息两周后再开始第 2 个疗程。随着刮痧次数的增多，出痧也逐渐减少，说明病情趋向缓解。

三、注意事项

1. 根据病情，辨证施治，确定刮拭的部位。

2. 不要面向电风扇刮痧，尽量避风。

3. 头部、面部刮痧，不必抹油。

4. 刮痧后喝 1 杯温开水，以补充体内消耗的津液。

5. 刮痧后，会使汗孔扩张，3 小时内不要冲冷水澡。

6. 刮痧不必强出痧。

7. 待痧褪后，可进行下一次刮痧，以加强治疗的效果。

8. 下肢静脉曲张者，宜由下而上采取相应手法。

9. 婴幼儿及年老体弱者，刮拭手法要轻。

四、适应证、慎用证与禁忌证

(一) 适应证

刮痧疗法临床应用广泛，适用于内、外、妇、儿、五官等各科和各系统疾病，如消化系统、循环系统、呼吸系统病等，刮痧疗法不但适用于疾病的治疗，还适用于预防疾病和保健强身。

1. 呼吸系统疾病

如感冒、咳嗽、气管炎、哮喘、肺炎等。

2. 消化系统疾病

如胃病、反胃、呃逆、吐酸、呕吐、急性胃炎、胃肠神经官能症、胆道感染、肠易激综合征、便秘、腹泻、腹痛等。

3. 泌尿系统疾病

如泌尿系统感染、尿失禁、膀胱炎等。

4. 神经系统疾病

如眩晕、失眠、头痛、多汗症、神经衰弱、抑郁症、坐骨神经痛等。

5. 心血管系统疾病

如心悸、高血压等。

6. 运动系统疾病

如腱鞘炎、腕管综合征、网球肘、落枕、肩痛、肋间神经痛、腰痛、肥大性脊椎炎、急性腰扭伤、慢性腰肌纤维炎、梨状肌综合征等。

7. 妇科疾病

如月经不调、痛经、闭经、经期发热、经期头痛、经前紧张综合征、更年期综合征、产后缺乳、急性乳腺炎等。

8. 五官科疾病

如牙痛、咽喉肿痛、急性鼻炎、鼻衄、耳鸣、失音等。

9. 内分泌系统疾病

如糖尿病等。

10. 其他

如中暑、水肿、保健等。

(二) 慎用证和禁忌证

刮痧疗法尽管可以用于多种病症的治疗，但它也有慎用证和禁忌证。

1. 有出血倾向的疾病，忌用本法治疗或慎用本法治疗。如血小板减少性疾病、过敏性紫癜症、白血病等，不宜用泻法刮疗，宜用补法或平补平泻手法刮疗。

2. 凡危重病症，如急性传染病、重症心脏病等，应立即住院观察治疗。如果没有其他办法，可用本法进行暂时的急救措施，以争取时间和治疗机会。

3. 新发生的骨折患部不宜刮痧，须待骨折愈合后，方可在患部刮疗。外科手术瘢痕处亦应在 2 个月以后，方可局部刮痧。恶性肿瘤患者手术后，瘢痕局部慎刮。

4. 传染性皮肤病，如疖肿、痈疮、瘢痕、溃烂、性传播性皮肤病及皮肤不明原因的包块等，不宜直接在病灶部位刮拭。

5. 年老体弱者、空腹者，女性面部忌用大面积泻法刮拭。

6. 对刮痧恐惧或过敏者，忌用本法。

7. 孕妇、妇女经期，禁刮下腹部及三阴交穴、合谷穴、足三里穴等穴位。刮拭手法宜轻，用补法。

第三节　艾灸技术

艾灸技术，是指以艾绒为主要材料，点燃后在体表一定部位或穴位上，进行烧灼、熏烤、温熨，给人以温热刺激，达到温经散寒、畅行气血、治病防病的一种外治法。

艾灸技术在我国已有数千年历史，早在春秋战国时期，人们已经开始广泛使用艾灸技术。艾灸能激发、提高机体的免疫功能，增强机体的抗病能力，可健身、防病、治病。由于其安全性高、无毒副作用，这种疗法日益为人们所认识和接受，并且艾灸的防病保健作用已成为重要保健方法之一。

一、基本知识

（一）作用

1. 温经散寒

灸法以温热性刺激为主，艾火的热力能渗透到经络、肌肉组织，温热作用能疏通经脉，又能散寒。因此，凡阳虚导致的虚寒证，或寒邪侵袭所致的实寒证，都是灸法的适应范围，这也是灸法作用的重要特点之一。

2. 活血化瘀

灸法的温热刺激，可使气血调和，起到行气活血、消肿散结的作用。因此，寒湿、痰浊及训练伤等所导致的气血凝滞是灸法的适宜病证。

3. 扶阳固脱

临床上，灸法多用于阳气虚脱证和中气不足引起的遗尿、脱肛等。

4. 防病保健

常灸足三里、关元、气海等穴，可激发人体正气、增强抗病能力。

（二）器具

艾灸操作所用器具材料主要是艾叶制成的艾绒。艾绒有以下优点：有温通经络、散寒等作用；便于搓捏成大小不同的艾炷而不散；易于燃烧，气味芳香；价格低廉等。

二、操作方法

艾灸法依据操作方式的不同，又可分为艾炷灸、艾条灸、温针灸、温灸器灸。常用灸法如下图（见图3-70）。

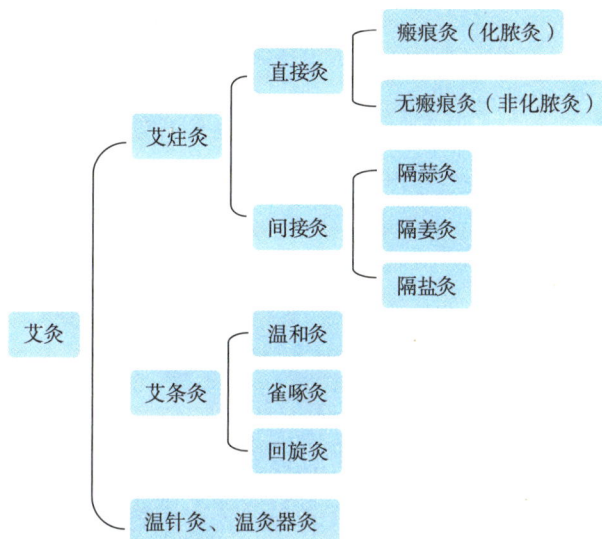

图3-70　常用灸法

（一）艾炷灸

艾炷的制作　将艾绒放在平板上，用拇、食、中三指边捏边捻转，做成底面直径和高均约2cm的圆锥形状，底面直径与锥高还可因治疗需要而增大或缩小，做成黄豆大、枣核大、蚕豆大、红枣大等不同大小。每一个艾炷，称一壮。施灸时，以艾炷大小和壮数多少来掌握治疗量（见图3-71）。

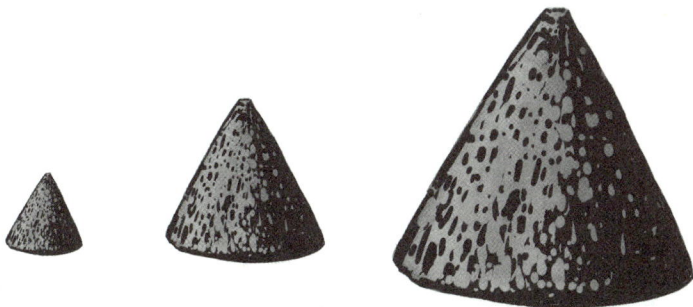

图3-71　艾炷

1.直接灸

又称着肤灸、明灸，指将艾炷直接放在皮肤上施灸。在放艾炷前，可在腧穴上涂抹一层凡士林，使艾炷能黏附皮肤不致脱落，点燃艾炷后，于腧穴周围轻轻拍打以减轻灼痛感。该法对于血虚、眩晕、慢性胃肠病、体质虚弱等疗效较佳（见图3-72）。根据施灸的程度不同，灸后有无烧伤化脓，又分为化脓灸（瘢痕灸）和非化脓灸（非瘢痕灸）。

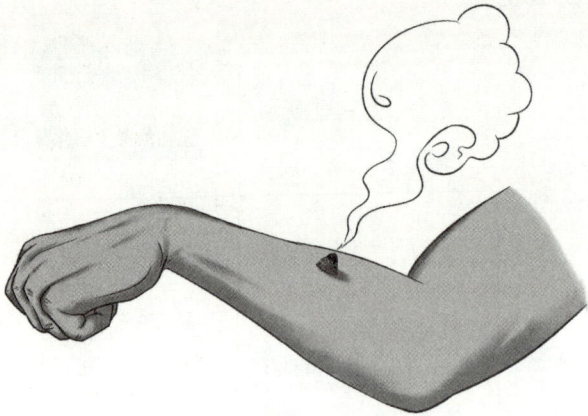

图 3-72　直接灸

（1）化脓灸　化脓灸法灼伤较重，可使局部皮肤溃破、化脓，并留永久瘢痕，故又称烧灼灸、瘢痕灸。先于施灸穴位涂以大蒜汁，再将小艾炷放置在穴位上燃烧，燃尽后继续加炷，一般灸5～10壮，使局部皮肤灼伤，起疱化脓，愈合后留有瘢痕，在施灸过程中，艾炷燃烧可引起灼痛，医者可在灸穴附近按摩或叩打，以减轻灼痛，本法适用于顽固性疾病。由于现代人难以接受本法，所以临床应用并不广泛，但对于一些疑难病证，使用本法有着施灸次数少、疗效高的优点。

（2）非化脓灸　本法以达到温烫为主，使穴位局部皮肤发生红晕或轻微烫伤，灸后不化脓，不留瘢痕，近现代应用较多。其方法是，先将施灸部位涂以少量凡士林，然后将小艾炷放在穴位上，并将之点燃，不等艾火烧到皮肤，当患者感到灼痛时，即用镊子将艾炷夹去或压灭，更换艾炷再灸，灸满规定的壮数为止，一般每穴灸3～7壮，以局部皮肤出现轻度红晕为度。本法适应证广泛，一般常见病均可应用，因其灸时痛苦小，且灸后不化脓、不留瘢痕，易为患者接受。

2. 间接灸

又称隔物灸，即用姜、蒜、盐或其他药物，将艾炷与施灸部位隔开而灸（见图3-73）。

（1）隔姜灸　将鲜生姜切成直径2～3cm、厚0.2～0.3cm的薄片，中间用针刺数孔，放于欲灸部位，再将艾炷置姜片上面，点燃。当艾炷燃至姜片下皮肤灼痛时，易炷再灸，灸完规定壮数，以皮肤潮红而不起泡为度。常用于寒性腹痛、腹泻、呕吐及关节疼痛等。

（2）隔蒜灸　将鲜独头蒜切成厚0.2～0.3cm的薄片，中间用针刺数孔，余下操作同隔姜灸。也可将蒜捣成蒜泥，敷于局部，在蒜泥上置艾炷施灸。隔蒜灸多用于治疗肺结核、毒虫咬伤、腹中积块等。

（3）隔盐灸 先用湿纸铺脐，纸上再平撒细面食盐，或盐上再放一薄姜片，上置大艾炷施灸，可防食盐受火爆起。一般灸 3 ～ 7 壮。隔盐灸有回阳救逆、温中散寒的作用，多用于受凉或脾胃虚弱引起的各种胃肠不适。

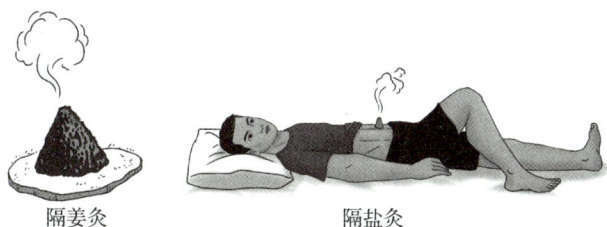

隔姜灸　　　　　　　　隔盐灸

图 3-73　间接灸

（二）艾条灸

艾条是用柔软疏松而坚韧的桑皮纸包裹艾绒，卷成直径约 2cm、长约 20cm、粗细均匀的圆柱即成，也可在艾绒里加入温经散寒、祛风胜湿、活血化瘀等药物。

艾条灸，即艾条悬在穴位上方灸。根据操作手法的不同分为温和灸、雀啄灸、回旋灸。

1. 温和灸

将艾条一端点燃，对准施灸的腧穴部位或患处，距离皮肤 2 ～ 3cm 处，进行熏烤，使局部有明显的温热感而无灼痛为宜，一般每处灸 5 ～ 7 分钟，至皮肤红晕为度（见图 3-74）。

2. 雀啄灸

施灸时，点燃艾条一端，在施灸部位上方，像麻雀啄米一样，一上一下活动地施灸（见图 3-75）。

3. 回旋灸

施灸时，艾条点燃的一端与施灸部位皮肤保持在一定的距离，但位置不固定，而是均匀地向左右方向移动或反复旋转地进行施灸（见图 3-76）。

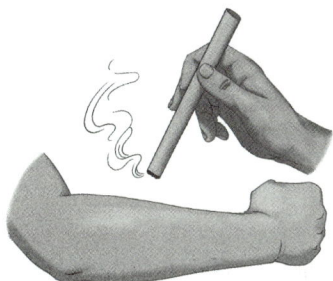
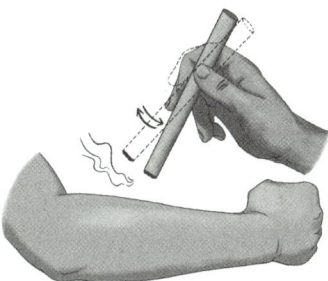
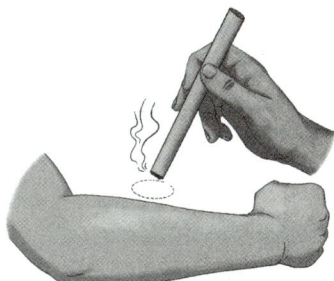

图 3-74　温和灸　　　　　　图 3-75　雀啄灸　　　　　　图 3-76　回旋灸

（三）温针灸

是针刺与艾灸合一的方法，适用于既需艾灸又需针刺留针的疾病。

针刺得气后，针柄上穿置一段长约 2cm 的艾卷，或针尾上捏少许艾绒，点燃施灸，燃尽、去灰、取针。此法艾绒燃烧的热力可通过针身传入体内，发挥针和灸的作用，操作时注意防止灰火脱落伤及皮肤（见图 3-77）。

（四）温灸器灸

常用的温灸器有温灸盒和温灸筒。将艾绒点燃后放入温灸盒或温灸筒里的铁网内，然后将盒或筒放在施灸部位即可。适用于灸治腹部、腰背部寒凉性疾病（见图 3-77）。

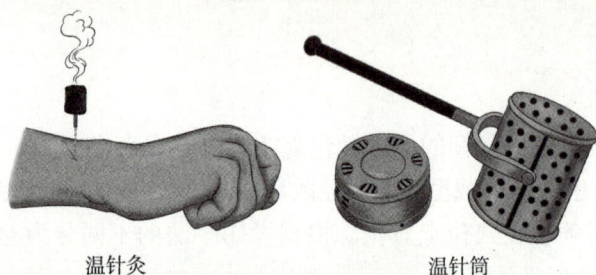

温针灸　　　　　　　温针筒

图 3-77　温针灸和温灸筒

三、注意事项

1. 面部穴位、眼部周围、乳头、大血管等处不宜直接灸，以免烫伤形成瘢痕。
2. 灸能助阳，也能伤阴，热证不可灸。
3. 孕妇腰骶部，合谷、三阴交、子宫穴不灸。
4. 施灸过量，出现水疱，小者不要擦破，可任其自然吸收；大者可用消毒毫针刺破水疱放出水液，再涂碘伏。

四、适应证与禁忌证

（一）适应证

根据灸法的特点，其适应证以虚证、寒证为主，适用于慢性久病及阳气不足之证，如胃痛、腹痛、腹泻、痛经、关节肌肉痛、扭伤及预防感冒、强身健体等。

（二）禁忌证

灸法适应范围虽然广泛，但和其他疗法一样也有其禁忌证，大致包括以下几方面。
1. 禁灸和慎灸的穴位有：睛明、丝竹空、瞳子髎、人迎、经渠、曲泽、委中。
2. 颜面部、心前区、大血管和关节活动处，不可用瘢痕灸。

3. 妇女妊娠期腰骶部和少腹部不宜施灸。

4. 对外感热病、阴虚内热、阴液不足及邪热炽盛的患者，一般不宜施灸。

5. 患者过劳、过饱、过饥、大渴、大惊、大恐、大怒之时，禁灸。

第四节　拔罐技术

拔罐技术，是指以罐为工具，利用燃烧、抽吸、蒸汽等方法造成罐内负压，使之吸附于腧穴或患处的一定部位，并保持一定时间，使局部皮肤充血、瘀血，产生良性刺激，达到调整机体功能、防治疾病的一种外治方法。

拔罐技术有简便、有效的特点，不仅可以用于军队常见病和军事训练伤的治疗，也适应于在战争环境中战伤的救治。随着医疗实践的不断发展，罐的材质和拔罐方法也得到不断改进和发展，治疗范围也逐渐扩大。

一、基本知识

（一）作用

1. 负压作用

国内外学者研究发现，人体在火罐负压吸拔的时候，皮肤表面有大量气泡溢出，从而加强局部组织的气体交换。同时，负压使局部的毛细血管通透性产生变化和毛细血管破裂，少量血液进入组织间隙，从而产生瘀血，红细胞受到破坏，血红蛋白释出，出现自身溶血现象。在机体自我调整中产生行气活血、舒筋活络、消肿止痛、祛风除湿等功效，起到一种良性刺激，促其恢复正常功能的作用。

2. 温热作用

拔罐法对局部皮肤有温热刺激作用，以火罐、水罐、药罐最明显。温热刺激能使血管扩张，促进以局部为主的血液循环，改善充血状态，加强新陈代谢，使体内的废物、毒素加速排出，改变局部组织的营养状态，增强血管壁通透性，增强白细胞和网织红细胞的吞噬能力，增强局部耐受性和机体的抵抗力，起到温经散寒、清热解毒等作用，从而达到促使疾病好转的目的。

3. 调节作用

首先，是对神经系统的调节作用，由于自身溶血及温热刺激等作用于神经系统末梢感受器，传导到大脑皮层，借以调节大脑皮层的兴奋与抑制过程，从而加强了大脑皮层对身体各部分的调节功能；其次，是调节微循环，提高新陈代谢，其功能的调节在生理、病理方面都有重要意义，且还能使淋巴循环加强，淋巴细胞的吞噬能力活跃；此外，由于拔罐后自身溶血现象，随即产生一种类组胺的物质，随体液周流全身，刺激各个器官，增强其功能活力，这也有助于机体功能的恢复。

4. 不同罐法不同作用

走罐法具有与按摩疗法、刮痧疗法相似的效应，可以改善皮肤的呼吸与营养，促进局部血液循环，防止肌肉萎缩，增强胃肠蠕动，加强静脉血管中血液回流，减轻心脏负担。缓慢而轻的走罐手法对神经系统具有镇静作用，急速而重的走罐手法对神经系统具有一定的兴奋作用。循经走罐法还能分别改善各经功能，有利于经络整体功能的调整。药罐法可使局部毛孔、汗腺开放，毛细血管扩张，血液循环加快，以更多地直接吸收药物。如对于皮肤病，药罐法的局部治疗作用就更为明显；水罐法以温经散寒为主；刺络拔罐法以逐瘀化滞、解闭通结为主；针罐结合则因选用的针法不同，可产生多种效应。

（二）罐具的种类

1. 竹罐

用坚固的细毛竹制成，一端留节为底，一端为罐口，中间略粗，形同腰鼓。其优点是取材容易、制作方便、轻巧价廉、不易摔碎；缺点是容易燥裂、漏气、吸着力不大（见图 3-78）。

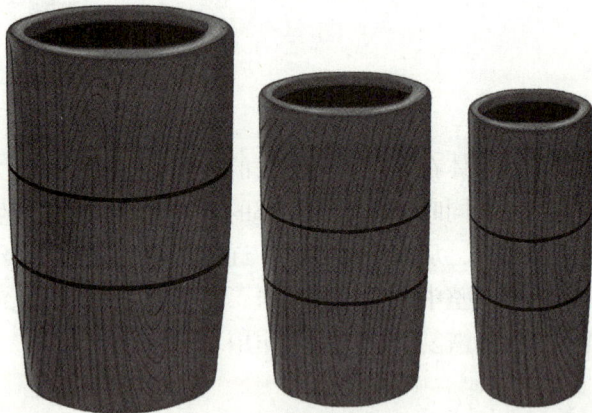

图 3-78　竹罐

2. 玻璃罐

玻璃罐由耐热质硬的透明玻璃烧制而成，形如球，罐口平滑，口平腔大底圆，口缘稍厚略外翻，内外光滑，一般按照罐的规格从小到大依次分为 1～5 号。其优点是，罐体透明，使用时可以随时观察罐内皮肤的变化，便于掌握拔罐时间的长短，有利于开展各种手法的操作，吸附力大；缺点是，易摔碎（见图 3-79）。

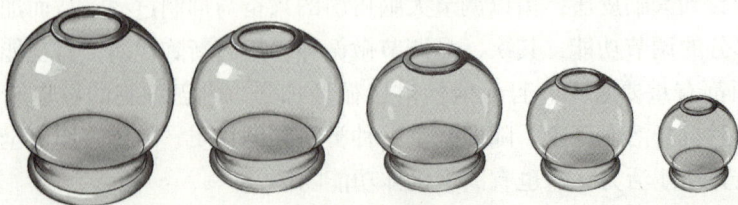

图 3-79　玻璃罐

3. 抽气罐

抽气罐是用有机玻璃等材料制成的，带有抽气装置的罐具，分为罐体和抽气筒两部分，罐的大小规格很多。抽气罐分为连体式和分体式两种。其优点是操作简便、安全、容易掌握；缺点是没有火力的温热刺激（见图3-80）。

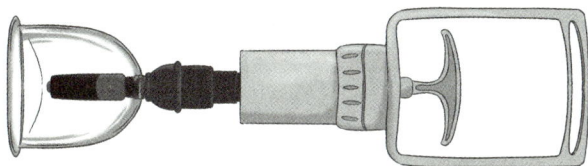

图 3-80　抽气罐

4. 多功能罐

即在拔罐的同时，实现其他治疗的现代新型罐具。如在罐顶中央安置刺血工具的刺血罐，灸与罐结合的艾灸罐、天灸罐；罐内安有电加热元件的电热罐（电罐）；集电疗、磁疗、拔罐等功能于一体的电磁罐；集拔罐、远红外治疗、脉冲电疗三合一的远红外罐疗仪等（见图3-81）。

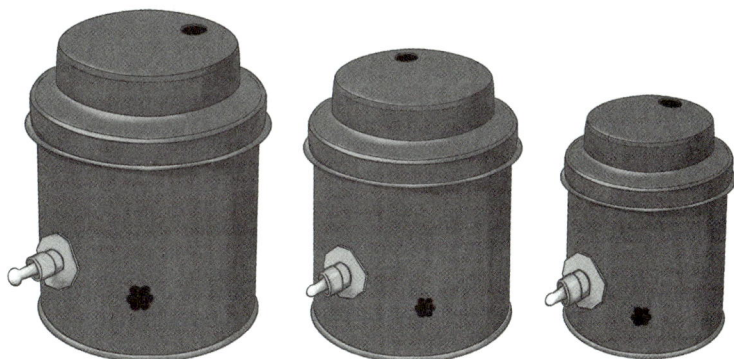

图 3-81　多功能罐

5. 代用罐具

凡是口小腔大，口部光滑平整，能产生一定吸拔力的容器，均可用作罐具，如玻璃罐头瓶、玻璃药瓶、杯子等。用时需选边沿光滑、无破损者，以免伤及皮肤。

二、操作方法

（一）罐的吸拔方法

罐的吸拔方法分为火罐法、水罐法、抽气罐法、其他罐法。

1. 火罐法

火罐法是利用燃烧时火的热力排出罐内空气，形成负压，将罐吸在皮肤上。常见的火罐法操作有以下三种。

（1）闪火法　闪火法因不易烫伤皮肤，操作较为安全，且不受体位限制，方便在基层部队卫生机构广泛开展。用止血钳或镊子等夹住 95% 乙醇棉球，一手握罐体，将棉球点燃后，立即伸入罐内停留 1 ～ 2 秒后快速撤出，速将罐扣于欲拔部位。需反复练习，才能使停—撤—扣三个动作快速连贯完成（见图 3-82）。

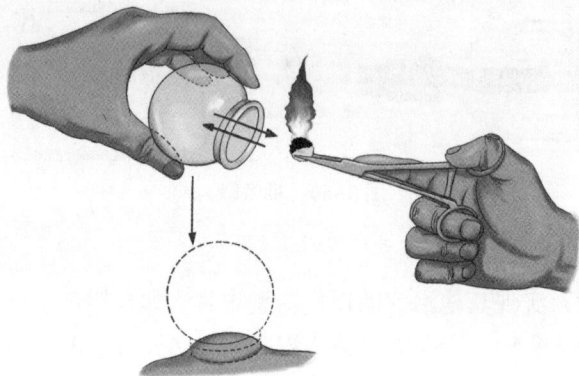

图 3-82　闪火法

操作时应注意以下几点：①镊子要夹紧棉球，最好用止血钳，以免操作过程中燃烧着的棉球脱落，烧伤皮肤。②棉球火焰足够大，才能在瞬间燃尽罐内氧气。③棉球火焰尽量伸到罐底，勿烧到罐口。如火焰较大时，伸到罐底也会烧到罐口，这时要左右转动罐口，以免火焰只烧一处罐口，使其过热，烫伤皮肤。④扣罐前，罐与拔罐部位的距离尽可能接近，以缩短扣罐过程所用时间。⑤动作要熟练迅速。

留罐 15 ～ 20 分钟。若罐内吸拔力极强时，可缩短留罐时间，以免起疱。

起罐时，用一手拇指按压在罐口周围皮肤，使空气进入罐内，另一手扶罐体将罐取下。

（2）投火法　投火法操作简便、吸附力大，使用时受体位限制。将易燃软质纸片（卷）或 95% 乙醇酒精棉球点燃后，投入罐内，迅速将罐扣于欲拔部位（见图 3-83）。

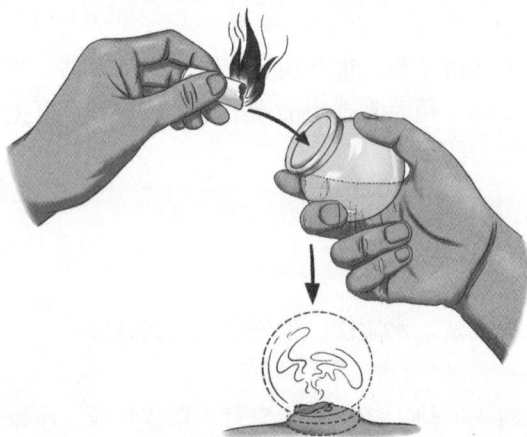

图 3-83　投火法

操作时应注意以下情况：①棉球或纸团不可过大，医用乙醇不可过多，保证扣罐后燃烧物因缺氧快速熄灭，不至于烫伤皮肤。②扣罐前，罐与拔罐部位的距离要近，扣罐要迅速。③将燃烧的纸团完全放入罐内，勿将部分纸片夹在罐口而烧伤皮肤。④操作时应侧面横拔，以免燃烧物落下，烧伤皮肤，提高操作的安全性。

（3）贴棉法　贴棉法操作简便、吸附力大，使用时受体位限制。将 1 ~ 2cm 的 95% 乙醇棉片贴于罐内壁，点燃后迅速将罐扣于应拔部位。

操作时应注意以下情况：①棉片不可过大或过小，所蘸乙醇必须适量，乙醇过多时易淌流于罐口，引起皮肤烫伤。②棉片要贴紧罐壁，防止燃烧后脱落。

2. 水罐法

包括水煮罐法和蒸汽罐法。水煮罐法一般使用竹罐。

（1）水煮罐法　此法吸拔力较小，但温热作用强，可罐药结合。将竹罐放入水中或药液中，煮沸 2 ~ 3 分钟，然后用镊子将罐倒置（罐口朝下），夹起，迅速用多层干毛巾捂住罐口片刻，以吸去罐内的水液，降低罐口温度（但保持罐内热气），趁热将罐拔于应拔部位，然后轻按罐具 30 秒左右，令其吸牢。水液中可放入祛风散寒、活血通络的中药，如川乌、草乌、桂枝、独活、羌活、麻黄、附子、木瓜、桃仁、红花、川芎、当归等，即称药罐，用于治疗风寒湿痹等病证。

操作时应注意以下情况：①操作要轻、快、准，要掌握好时机。②出水后，拔罐过快易烫伤皮肤，过慢又易致吸拔力不强。

（2）蒸汽罐法　此法吸拔力较小，但温热作用强，可罐药结合。将水或药液在小水壶内煮沸，至水蒸气从壶嘴或套于壶嘴的皮管内大量喷出时，将壶嘴或皮管插入罐内 2 ~ 3 分钟后取出，速将罐扣于应拔部位。

操作时应注意以下情况：①壶内水或药液勿超过壶嘴。②吸拔时，用手轻按罐体数秒，使之吸牢。

3. 抽气罐法

将选好的罐具顶部活塞上提一下，以保证通气。将配套抽气枪口轻轻套住罐具顶部活塞后，置于应拔部位，垂直快速提拉杆数次，至罐内皮肤隆起，患者可耐受为度。罐具吸附于体表之后，将抽气枪口左右轻旋向后退下，轻按一下罐具活塞，以防漏气。

4. 其他罐法

如拔气罐、电磁罐、远红外罐、药物多功能罐等，可根据其说明书操作。

（二）拔罐的方法

1. 闪罐

用闪火法将罐吸拔于应拔部位，随即取下，再拔住，再取下，反复吸拔至局部皮肤潮红，或罐体底部发热为度。动作要迅速而准确。必要时也可在闪罐后留罐。

2. 留罐

将吸拔在皮肤上的罐具留置一定的时间，使局部皮肤潮红，甚或皮下瘀血呈紫黑色后，再将罐具取下。

3. 走罐

走罐又称推罐、拉罐。选用口径大、罐口平滑的玻璃火罐，先在需要走罐部位涂适量凡士林或其他润滑剂（润肤霜、植物油、肥皂水等），再拔罐，然后双手或单手握住罐体，在需要治疗的部位往返推动（推罐时，罐口后半边着力重，前半边着力轻），至走罐部位皮肤潮红、充血，甚或瘀血时，起罐。走罐多用于面积较大，肌肉丰厚的部位，如腰背、大腿等部位。

4. 排罐

沿某一经脉或某一肌束的体表位置顺序，成行排列吸拔多个罐具。

5. 针罐

是毫针疗法与拔罐疗法的结合。临床多采用留针拔罐与出针拔罐两种形式。

（1）留针拔罐　在毫针针刺留针时，以针为中心拔罐，留置后起罐、起针。

（2）出针拔罐　在出针后，立即于该部位拔罐，留置后起罐，起罐后再用消毒棉球将拔罐处擦净。

6. 刺络拔罐

在用皮肤针或三棱针、粗毫针等点刺出血或三棱针挑治后，再行拔罐、留罐。起罐后，用消毒棉球擦净血迹。挑刺部位用消毒敷料或创可贴贴护。

7. 药罐

常用的药罐法有煮药罐和贮药罐两种。

（1）煮药罐　将配制好的药物装入布袋内，扎紧袋口，放入清水，煮至适当浓度，再把竹罐放入药液内煮15分钟。使用时，按水罐法吸拔在治疗部位上，多用于风湿痛等病症。

（2）贮药罐　在抽气罐内事先盛贮适量的药液（根据病情配制的药液），按抽气罐的操作法拔罐。本法常用于风湿痛、哮喘、咳嗽、感冒、慢性胃炎、消化不良、牛皮癣等。

（三）起罐方法

起罐时，一般先用右手夹住罐具，左手拇指或示指从罐口旁边按压一下，使气体进入罐内，即可将罐取下。若罐吸拔过强时，切不可用力猛拔，以免擦伤皮肤。

1. 一般罐

一手握住罐体底部稍倾斜，另一手拇指或示指按压罐口边缘的皮肤，使罐口与皮肤之间产生空隙，空气进入罐内，即可将罐取下。

2. 抽气罐

提起抽气罐上方的塞帽，使空气注入罐内，罐具即可脱落。也可用一般罐的起罐方法起罐。

3. 水（药）罐

为防止罐内有残留水（药）液漏出，若吸拔部位呈水平面，应先将拔罐部位调整为侧面后，再起罐。

三、施术后处理及注意事项

（一）施术后处理

1. 拔罐的正常反应

在拔罐处若出现点片状紫红色瘀点、瘀斑，或兼微热痛感，或局部发红，片刻后消失，恢复正常皮色，皆是拔罐的正常反应，一般不予处理。

2. 拔罐的善后处理

起罐后应用消毒棉球轻轻拭去拔罐部位紫红色罐斑上的小水珠，若罐斑处微觉痛痒，不可搔抓，数日内自可消退。起罐后，如果出现小水疱，只要不擦破，可任其自然吸收。若水疱过大，可用一次性消毒针从疱底刺破，放出水液后，再用消毒敷料覆盖。若出血，应用消毒棉球拭净。若皮肤破损，应常规消毒，并用无菌敷料覆盖其上。若用拔罐治疗疮痈，起罐后应拭净脓血，并常规处理疮口。

（二）注意事项

1. 拔罐前应充分暴露应拔部位，有毛发者，宜剃去，操作部位应注意防止感染。

2. 选好体位，嘱患者体位应舒适，局部宜舒展、松弛，勿移动体位，以防罐具脱落。

3. 老年、儿童、体质虚弱及初次接受拔罐者，拔罐数量宜少，留罐时间宜短。妊娠妇女及婴幼儿慎用拔罐方法。

4. 起罐操作时不可硬拉或旋转罐具，否则会引起疼痛，甚至损伤皮肤。

5. 拔罐过程中，如果出现拔罐局部疼痛，处理方法有减压放气、立即起罐等。

6. 拔罐过程中，若出现头晕、胸闷、恶心欲呕、肢体发软、冷汗淋漓，甚至瞬间意识丧失等晕罐现象，处理方法是立即起罐，使患者呈头低脚高卧位，必要时可饮用温开水或温糖水，或掐水沟穴等。密切注意血压、心率变化，严重时按晕厥处理。

四、适应证与禁忌证

（一）适应证

适用范围较广，部队中常见的胃痛、腹痛、腰背酸痛、风寒湿痹痛、头痛、感冒、咳嗽、哮喘、痛经等均可应用；因其具有拔毒外出的作用，故也可在野外驻训时用于毒蛇咬伤、丹毒、疮疡初期等外科疾病。

（二）禁忌证

1. 急性严重疾病、接触性传染病、严重心脏病、心力衰竭、皮肤高度过敏、传染性皮肤病，以及皮肤肿瘤部、皮肤溃烂部、心尖区体表大动脉搏动处及静脉曲张处。

2. 精神分裂症、抽搐、高度神经质及不合作者。

3. 军事训练中导致的急性外伤性骨折、中度和重度水肿部位。

4. 眼、耳、口、鼻等五官孔窍部。

第五节　毫针针刺技术

毫针针刺技术，是指利用金属制成的毫针，通过一定的手法，刺激人体腧穴，以治疗人体多种疾病的针刺技术。《标幽赋》中说："观夫九针之法，毫针最微。七星上应，众穴主持。"毫针是古代"九针"之一，通用于全身任何穴位，是临床应用最为广泛的一种针具。

一、基本知识

（一）毫针的构造

目前毫针制针的原料以不锈钢丝为主，用这种合金所制成的毫针，针身光滑，坚韧而富有弹性，其他还有采用金、银、合金等为原料而制成的。

毫针的结构，可分为五个部分：以钢丝或铝丝紧密缠绕的一端，称针柄；针柄的末端多缠绕成圆筒状，称为针尾；针的尖端锋锐的部分，称为针尖；针柄与针尖之间的部分，称为针身；针柄与针身的连接之处，称为针根（见图3-84）。

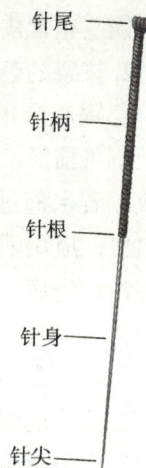

图 3-84　毫针结构

（二）毫针的规格

毫针的规格，以针身的长短和粗细来分（见表3-1、表3-2）。

表 3-1　毫针长度规格表

规格（寸）	0.5	1.0	1.5	2.0	2.5	3.0	3.5	4.0	4.5
长度（mm）	15	25	40	50	65	75	90	100	115

1寸长为25mm。在整寸的基础上，每增加0.5寸，则长度增加15mm；每增加1寸，则长度增加25mm。

表 3-2　毫针直径规格表

规格（号数）	26	27	28	29	30	31	32	33
直径（mm）	0.45	0.42	0.38	0.34	0.32	0.30	0.28	0.26

（三）毫针的选择与检修

目前毫针多以不锈钢为制针材料。不锈钢毫针硬度适中，有弹性和韧性，防锈、防化学腐蚀、耐热，所以质量较好。铁针、普通钢针因弹性、韧性较差，且易生锈，已不使用。

针尖：不可过于尖锐或过于圆钝，形似松针为佳。针尖不可有钩，可用一手拇、示、中指捏住针柄，一边捻转、一边用同手无名指端抵住针尖，如有钩则可觉出；或用棉球裹住针身下端，另一只手将针反复捻转退出，如针尖带有棉絮，说明针尖有钩。

针身：要光滑挺直、具有良好的韧性和弹性。锈痕及弯曲者，不宜用。针身的长短粗细与所刺穴位要适宜。针身明显的弯曲或剥蚀，容易发现；弯曲不明显者，可将针体平放在平面上，慢慢滚动，如某处出现拱形，说明有弯曲。

针根：要牢固。有剥蚀损伤者，不宜用。

针柄：金属丝缠绕要紧密，不能松动。

二、操作方法

（一）针刺练习

由于毫针针身细软，如果没有一定的指力和协调的动作，往往会造成进针困难和针刺疼痛，不能随意进行各种手法操作，影响疗效。因此，必须在临床操作之前，进行针刺指力和手法练习。

练习的材料，可用纸垫或棉纱球，前者用草纸数张折叠成厚 1 ～ 2cm，长约 8cm，宽约 5cm，用线作"井"字形扎紧，做成纸垫；后者用纱布将棉花包裹，用线封口扎紧，做成直径 6 ～ 7cm 的棉团（见图 3–85）。

操作练习时，先选用较短毫针，在纸垫或棉团上练习进针、出针、上下提插、左右捻转等基本操作方法，待短针应用自如以后，再改用长针练习。为了更好地掌握针刺方法，体验各种针刺感觉，还应进行自身试针，或学员间相互试针，如此反复体会，在实际临床操作时才能心中有数，运用自如。

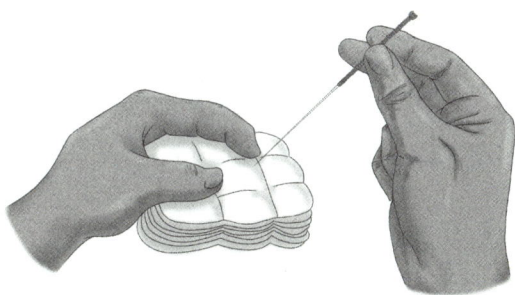

（二）针刺前的准备

1. 做好诊断、辨证及解释工作

针刺治疗前，应认真收集患者的四诊资料，辨证分析疾病所在，确定治疗方案。对初诊患者还应耐心做好解释工作，使患者对针刺疗法有所认识，消除对针刺疼痛的畏惧心理，积极配合治疗，才能发挥针刺治疗效果，避免或减少异

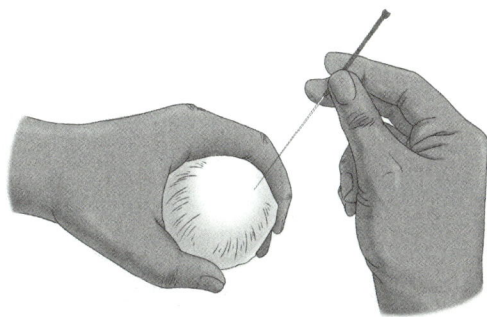

图 3–85　纸垫、棉团练针示意图

常情况的发生。

2. 检查、选择针具

选择毫针，应以针根无松动，针身挺直、光滑、坚韧而富有弹性，针尖圆而不钝，但也不太尖，呈松针形者为好，如针体弯曲损伤，针尖钩毛者，应予剔除或修理。

3. 体位选择

患者的体位是否合适，对于准确取穴、针灸操作、留针得气，以及防止意外事故的发生，均有很大影响。因此，选择适当的体位，具有重要临床意义。临床常用的体位有以下几种（见图 3-86）。

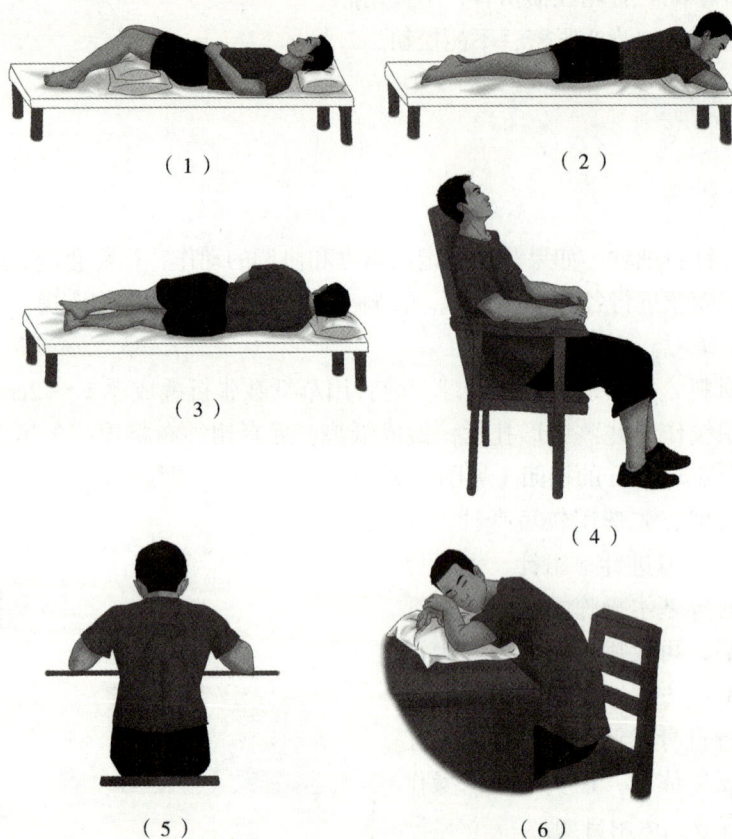

（1）仰卧位　（2）俯卧位　（3）侧卧位
（4）仰靠坐位　（5）俯伏卧位　（6）侧伏坐位

图 3-86　常用针刺体位

（1）仰卧位　适用于头、面、颈、胸、腹部、四肢前面和侧面的腧穴，如神庭、百会、中脘、天枢、关元、足三里、阴陵泉、内关、曲池等穴。

（2）俯卧位　适用于头、项、肩、背、腰、骶、臀、下肢后面等部位的腧穴，如百会、风池、风府、大椎、背俞穴、承扶、委中、承山等穴。

（3）侧卧位　适用于侧头部、侧胸、侧腹、臀、下肢外侧部的腧穴，如率谷、角孙、大包、京门、环跳、风市、阳陵泉、悬钟等穴。

（4）仰靠坐位　适用于头顶、头两侧、面、胸和上肢的腧穴，如神庭、上星、百会、印堂、阳白、太阳、下关、肩髃、曲池、外关等穴。

（5）俯伏坐位　适用于头顶、后头、项部、肩部、背部的腧穴，如风池、风府、肩井、天宗、背俞穴等。

（6）侧伏坐位　适用于侧头部、侧颈部的腧穴，如头维、太阳、颊车、翳风、率谷、角孙等穴。

4. 灭菌与消毒

（1）针具灭菌　将待灭菌毫针按长短插在纱布垫上，置于针盒或针盘内，盖上盖，送入脉动真空蒸汽灭菌器内，当压力到 250 ～ 270kPa，温度至 121℃ ±3℃状态时，时间保持 16 分钟以上，即可达到灭菌目的。

（2）医者手指消毒　先用肥皂水洗手，再用 75% 乙醇棉球或碘伏（有效碘含量 4.5 ～ 5.5g/L）擦手，方可持针操作。

（3）穴位消毒　用 75% 乙醇棉球或碘伏棉球，由穴位中心向外绕圈擦拭。如用三棱针放血时，须先用 2% 碘酊棉球涂擦，再用 75% 乙醇棉球脱碘。

（三）毫针针法

1. 进针法

进针法是医师采用各种方法将毫针刺入腧穴皮下的操作方法。常用的进针法有以下几种。

（1）单手进针法　①插入法：右手拇、示指夹持针柄，中指指端置穴位旁，指腹抵住针身中部，当拇、示指向下用力时，中指随之屈曲，三指协同将针插入腧穴皮下（见图 3-87）。②捻入法：右手拇、示指夹持针柄，针尖抵于腧穴皮肤时，运用指力稍加捻动将针尖刺入腧穴皮下的手法（见图 3-88）。③快速插入法：拇、示指捏住针身下端，针尖露出少许（0.5 ～ 1.0cm），在穴位上方对准穴位，快速将针刺入。此法进针，患者几乎感觉不到进针痛。插入法和捻入法多用于短针进针，而长针用之，则不如短针方便；快速插入法既适用于短针，也适用于长针。

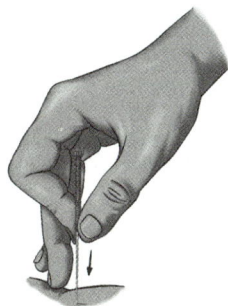 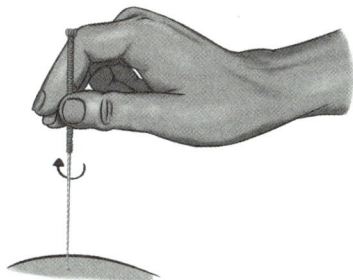

图 3-87　插入法　　　　　　　　　图 3-88　捻入法

（2）双手进针法　①指切进针法：左手拇指或示指指甲切按在腧穴旁，右手持针紧贴左手指甲面，将针迅速刺入。此法适用于短针进针，亦可用于腧穴局部紧邻重要的组织器官者（见图3-89）。②夹持进针法：左手拇、示指夹捏住针身下端，露出针尖，并将针尖固定在欲刺穴位的皮肤表面；右手拇、示二指或拇、食、中三指捏持针柄，使针身垂直；右手用力下按的同时，左手辅助用力，两手协同将针刺入。左手作用：把针尖固定在穴位表面；进针时辅助用力及防止针身打弯。此法适用于长针进针（见图3-90）。③提捏进针法：左手拇、示指将腧穴部位皮肤捏起，右手持针从捏起皮肤的上端，将针刺入。此法适用于皮肉浅薄部位的腧穴，如印堂穴（见图3-91）。④舒张进针法：左手拇、示指或示、中指将穴位皮肤向两侧撑开绷紧，右手持针刺入。此法适用于皮肤松弛部位的腧穴，如腹部穴位（见图3-92）。

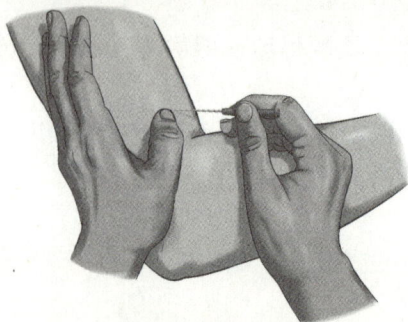

图 3-89　指切进针法

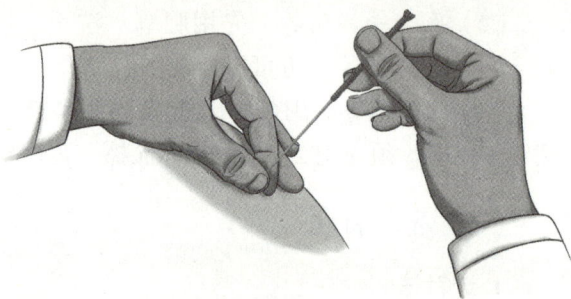

图 3-90　夹持进针法

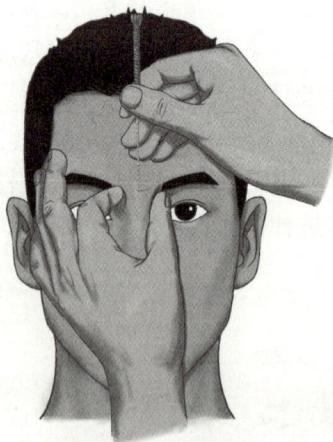

图 3-91　提捏进针法

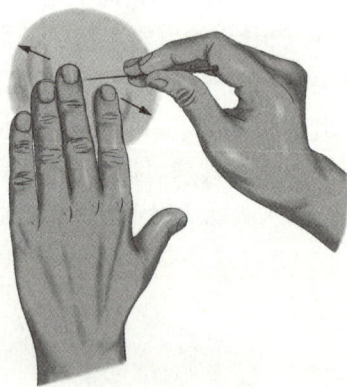

图 3-92　舒张进针法

（3）管针进针法　针管由金属、玻璃、塑料制成，管长比针身略短，管径比针身略粗。将针放入针管内，针尖端置穴位上，左手夹持针管，右手击打露在针管上端的针尾，使针尖快速刺入皮肤，退出针管。此法进针几乎不疼。

2. 针刺的角度和深度

正确掌握针刺的角度和深度，是针刺操作过程的重要环节。它影响针刺感觉、治疗效果。临床上对针刺角度和深度的选择，主要根据穴位的特点、病情需要及患者的体质情况而定。

（1）角度　指针刺时针身和皮肤表面所成的夹角。一般有直刺、斜刺和平刺三种（见图3-93）。

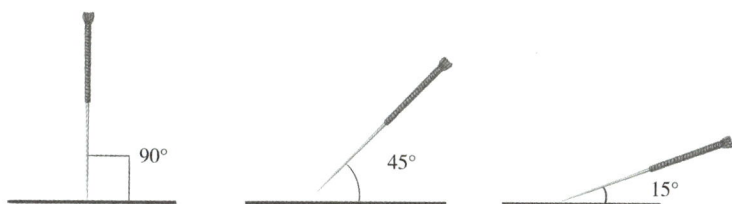

图 3-93　针刺的角度

①直刺：针身与皮肤表面呈 90° 垂直刺入。此法适用于人体大部分的腧穴，浅刺与深刺均可。②斜刺：针身与皮肤表面呈 45° 左右倾斜刺入。此法适用于骨骼边缘或内有重要脏器不宜直刺、深刺的腧穴，如需避开血管、肌腱时，也可用此法。③平刺：即横刺、沿皮刺。是针身与皮肤表面呈 15° 左右或沿皮以更小的角度倾斜刺入。此法适用于皮薄肉少部位的腧穴，如头部的腧穴。

（2）深度　针刺的深度，指针身刺入人体内的深浅度。一般以既有良好的针感又不伤及重要脏器为原则，但下列因素还需结合考虑。①年龄：年老气血衰弱、小儿机体娇嫩，宜浅刺；年轻体壮，气血旺盛，可深刺。②体质：形瘦体弱者，宜浅刺；形盛体强者，可深刺。③病情：阳证、表证、新病宜浅刺；阴证、里证、久病宜深刺。④部位：头面、胸背、肌肉薄少部位，宜浅刺；四肢、腹部、臀部、肌肉丰满部位，宜深刺。⑤经络：循行于肘臂、腿膝部位的经脉较深，宜深刺；循行于腕踝、手足部位的经脉较浅，宜浅刺。⑥得气：针刺时，患者酸麻重胀感应强、出现快者，宜浅刺；感应弱、出现慢者，宜深刺，且久留针。

针刺的角度、深度是相互关联的，深刺多选用直刺，浅刺多用斜刺或平刺。

3. 行针

又叫运针，是毫针进针后，为了使患者产生针刺感应，或进一步调整针感的强弱，或使针感向某一方向扩散、传导而采取的操作方法。行针手法分为基本手法和辅助手法。

（1）基本手法

①提插法：指将针刺入腧穴一定深度后，施以上提下插的操作手法。由深层上提到浅层叫提，由浅层下插到深层叫插。

提插幅度要适宜。提插幅度大、频率快、时间长，刺激量就大；提插幅度小、频率慢、时间短，刺激量就小。提插法刺激量的大小，应根据患者体质情况、病证的虚实、腧穴的功能等灵活掌握（见图3-94）。

②捻转法：指将针刺入腧穴一定深度后，拇、示二指或拇、示、中三指夹持针柄，施以向前向后的捻转动作，使针在腧穴内反复前后来回旋转的行针手法。

捻转时，角度掌握在180°～360°，不能单向捻转，以免引起疼痛和滞针等。捻转角度大、频率快、时间长，刺激量就大；捻转角度小、频率慢、时间短，刺激量就小（见图3-95）。

提插法和捻转法，既可单独使用，也可结合使用。

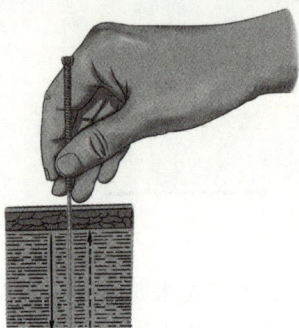
图 3-94　提插法

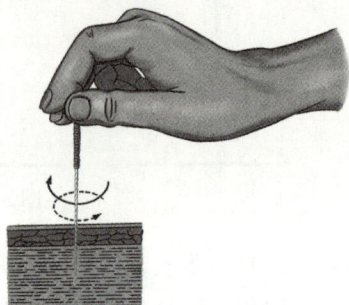
图 3-95　捻转法

（2）辅助手法

①循法：医者用手指顺着经脉的循行路线，在所针腧穴的上下部轻柔地循按。此法有推动气血，激发经气，促使针后得气的功能（见图3-96）。

②刮柄法：将针刺入一定的深度，用指甲刮动针柄。

a. 单手刮柄：拇指或示指抵住针尾，用示指指甲或拇指指甲由下而上地刮动针柄；或以拇指和中指夹持针根部位，用示指指甲由上而下地刮动针柄（见图3-97）。

b. 双手刮柄：一手夹持针身上端或针根部位，另一手拇指或示指从上至下或从下至上刮动针柄。

刮柄法可激发经气，加强针感的传导和扩散。

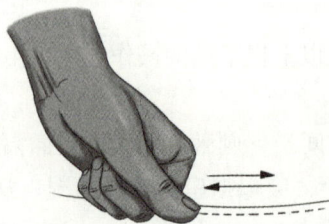
图 3-96　循法

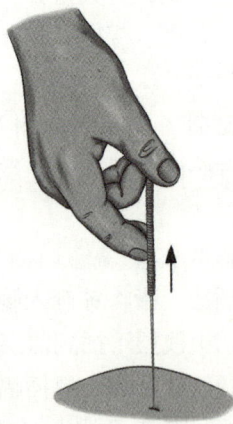
图 3-97　刮柄法

③弹柄法：针刺后，在留针过程中，用手指轻弹针柄，使针体轻轻振动，以加强针感。此法可激发经气，催气速行（见图 3-98）。

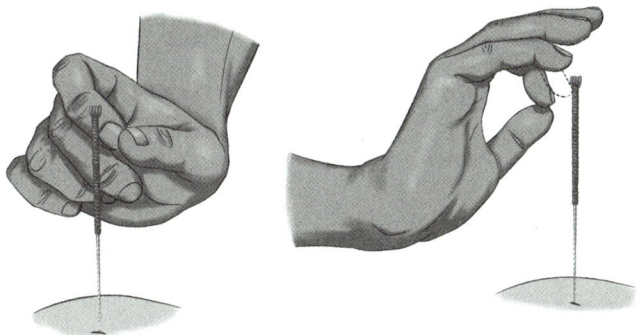

图 3-98　弹柄法

④飞法：拇、示指夹持针柄，以稍大幅度，搓捻数次，然后张开二指，状若飞鸟展翅。此法可催气、行气、增强针刺感应（见图 3-99）。

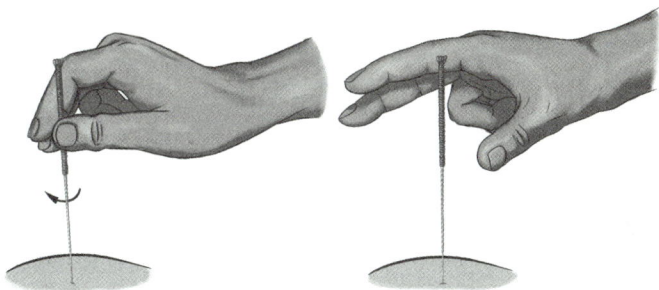

图 3-99　飞法

⑤摇法：将针刺入腧穴一定深度后，手持针柄摇动。若直立针身而摇，多由深而浅，随摇随提，以出针泻邪；若卧倒针身而摇，一左一右，不进不退，如青龙摆尾，可使针感单向传导。

⑥震颤法：将针刺入腧穴一定深度后，手持针柄，做小幅度、快频率的提插捻转动作，使针身轻微震颤，以促使得气。

4. 得气

（1）得气的概念　当针刺入腧穴一定深度后，实施行针，使针刺部位产生特殊的感觉和反应，谓之"得气"，又叫"针刺感应"，简称"针感"，也叫"气至"。得气时，医者针下有沉、重、紧、涩的感觉；患者针刺部位有酸、麻、重、胀的感觉，此感觉有时可因医者持续定向行针而沿经络循行方向扩散传导，即通常说的"循经感传"。不得气时，医者针下空虚无物，患者也无感觉。 如《标幽赋》说："轻滑慢而未来，沉涩紧而已至……气之至也，如鱼吞钩饵之浮沉；气未至也，如闲处幽堂之深邃"。《针灸大成》说："如针下沉重紧满者，为气已至……如针下轻浮虚活者，气犹未至。"

（2）得气与疗效的关系　针治效果好坏和针刺得气与否有密切的关系，良好的得气是针刺取得预期疗效的关键。针下得气，是人体正气在腧穴受刺后的应有反应。针下得气，虽然表现于腧穴局部或腧穴所属经络范围，但是能够观测机体的正气盛衰和病邪轻重，从而对判断病候好转或加重的趋向及针治效果的快慢等，有一个基本的了解。

（3）不得气的原因及处理　不得气的因素较多，大致分为医、患两方面。医者方面包括取穴不准，针刺的方向、角度、深浅不适当，行针手法不熟练等；患者方面包括久病体虚、经气不足，某种因素导致局部感觉迟钝等。因取穴不准，针刺的方向、角度、深浅不适当者，则应重新取穴，调整针刺的方向、角度、深度；因行针手法不熟练者，平时要加强手法练习；因经气不足和感觉迟钝者，继续用前述行针手法行针，以持续激发经气，促使气至；仍不得气时，可用前述循法催气，也可留针候气。对于针刺不易得气的患者，平时要注意调护正气，以蓄养精气，简要说，应调整生活方式。如作息规律、劳逸结合、饮食营养均衡全面、适量身体锻炼、戒除不良嗜好等，必要时辅以中药调养。

5. 针刺的补泻手法

补泻是提高针刺疗效的一种手法，它是根据《黄帝内经》"实则泻之，虚则补之"的理论确立的两种治疗方法，补泻是取得针刺疗效的手段。临床常用的补泻手法有以下7种。

（1）捻转补泻　补法：针刺得气后，捻转角度小、用力轻、频率低、操作时间短，在拇指向前示指向后时用力捻转；泻法：针刺得气后，捻转角度大、用力重、频率高、操作时间长，在拇指向后示指向前时用力捻转。

（2）提插补泻　补法：针刺得气后，先浅后深，重插轻提，提插幅度小、频率低、操作时间短；泻法：针刺得气后，先深后浅，重提轻插，提插幅度大、频率快、操作时间长。

（3）疾徐补泻　疾，即快；徐，即慢。以进针、出针的快慢进行补泻。补法：由浅而深，徐徐刺入，少捻转，疾速出针；泻法：进针时疾速刺入，多捻转，徐徐出针。

（4）迎随补泻　补法：进针时，针尖随着经脉循行去的方向刺入；泻法：进针时，针尖迎着经脉循行来的方向刺入。

（5）呼吸补泻　补法：患者呼气时进针，吸气时出针；泻法：患者吸气时进针，呼气时出针。

（6）开阖补泻　补法：出针时迅速揉按针孔；泻法：出针时摇大针孔而不立即按揉。

（7）平补平泻　进针得气后，均匀地提插、捻转。

6. 留针与出针

（1）留针　进针后，将针留置穴内，以加强针感和针刺的持续作用。留针时间长短，依病情而定。一般病证，只要针下得气，即可出针，或酌予留针 10 ～ 30 分钟。但对慢性、顽固性、疼痛性、痉挛性病证，可适当增加留针时间，并于其间加以行针，可增强疗效。对针感较差者，留针可以起到候气的作用。

（2）出针　施行补泻与留针完毕后，便可出针，其法是先以左手拇、示二指持消毒棉球按在针身的两旁，然后以右手拇、示二指将针柄轻轻捻动，慢慢退出，并以左手棉球轻柔按压针孔。出针后，应注意观察有无出血，尤其是头皮、眼眶等易出血部位，出针后，应用干棉球按压片刻，以免出血或血肿。出针后，还要检查、核对针数，防止遗漏。

三、针刺注意事项

1. 过饥、过饱、酒醉、大惊、劳累过度等，一般不宜针刺。

2. 久病体虚、大出血、大汗出者，针刺刺激不宜过强，并尽可能采取卧位。

3. 妊娠 3 个月以内，下腹部和腰骶部的穴位禁针；妊娠 3 个月以上，腹部穴位及能引起子宫收缩的腧穴，如合谷、三阴交、至阴等，均不宜针刺。

4. 皮肤有感染、溃疡、瘢痕或肿瘤的部位，不宜针刺。

四、针刺意外情况及处理

（一）晕针

1. 临床表现

晕针，是指患者在针刺过程中突然发生的晕厥现象。患者出现精神疲倦、头晕目眩、面色苍白、恶心欲吐、多汗、心慌、四肢发冷、血压下降、脉象沉细，或神志昏迷、扑倒在地、唇甲青紫、二便失禁、脉微细欲绝。

2. 原因分析

患者体质虚弱、精神紧张、疲劳、饥饿、大汗、大泻、大出血之后或体位不当，或医者在针刺时手法过重，而致针刺时或留针过程中发生此现象。

3. 处理

立即停止针刺，将针全部起出；使患者平卧，注意保暖，轻者仰卧片刻，给饮温开水或糖水后，即可恢复正常；重者在上述处理基础上，可刺人中、内关、足三里，灸百会、关元、气海等穴，即可恢复；若仍不省人事，呼吸细微，脉细弱者，可考虑配合其他治疗或采用急救措施。

4. 预防

晕针应注重预防。如初次接受针刺治疗或精神过度紧张、身体虚弱者，应先做好解释工作，消除对针刺的顾虑，同时选择舒适持久的体位，最好采用卧位。选穴宜少，手法要轻。若饥饿、疲劳、大渴时，应嘱进食、休息、饮水后，再予针刺。医者在针刺治疗过程中，精神要专一，随时注意观察患者的神色，询问患者的感觉。一旦有不适等晕针先兆，应及早采取处理措施，防患于未然。

（二）滞针

1. 临床表现

滞针，是指在行针时或留针后，医者感觉针下涩滞，捻转、提插、出针均感困难，而患者感觉剧痛的现象。若勉强捻转、提插时，则患者痛不可忍。

2.原因分析

患者精神紧张，当针刺入腧穴后，患者局部肌肉强烈收缩；或行针手法不当，向单一方向捻针太过，以致肌肉组织缠绕针体而成滞针。若留针时间过长，有时也可出现滞针。

3.处理

若患者精神紧张，局部肌肉过度收缩时，可稍延长留针时间，或于滞针腧穴附近进行循按或叩弹针柄，或在附近再刺一针，以宣散气血，而缓解肌肉的紧张。若行针不当或单向捻针而致者，可向相反方向将针捻回，并用刮柄、弹柄法，使缠绕的肌纤维回释，即可消除滞针。

4.预防

对精神紧张者，应先做好解释工作，消除患者的顾虑，注意行针的操作手法并避免单向捻转。若用搓法时，应注意与提插法的配合，则可避免肌纤维缠绕针身而防止滞针的发生。

（三）弯针

1.临床表现

弯针是指进针时或将针刺入腧穴后，针身在体内弯曲，针柄改变了进针或刺入留针时的方向和角度，提插、捻转及出针时均感困难，而患者感到疼痛。

2.原因分析

医生进针手法不熟练，用力过猛、过速，以致针尖碰到坚硬的组织器官，或患者在针刺或留针时移动体位，或因针柄受到某种外力压迫、碰击等，均可造成弯针。

3.处理

出现弯针后，不得再行提插、捻转等手法。如针柄轻微弯曲，应慢慢将针起出；若弯曲角度过大时，应顺着弯曲方向将针起出。若由患者移动体位所致，应使患者慢慢恢复原来的体位，局部肌肉放松后，再将针缓缓起出。切忌强行拔针以免将针体折断，留在体内。

4.预防

医者进针手法要熟练，指力要均匀并要避免进针过速、过猛。选择适当体位，在留针过程中，嘱患者不要随意变更体位。注意保护针刺部位，针柄不得受外物硬碰和压迫。

（四）断针

1.临床表现

断针又称折针，是指针体折断在人体内。行针时或出针后，发现针身折断，其断端部分针身尚露于皮肤外，或断端全部没入皮肤之下。

2.原因分析

针具质量欠佳，针身或针根有损伤剥蚀，进针前失于检查；针刺时将针身全部刺入腧穴；行针时强力提插、捻转，肌肉猛烈收缩；留针时患者随意变更体位，或弯针滞针时未能进行及时正确的处理等，均可造成断针。

3. 处理

医者态度必须从容镇静，嘱患者切勿变换原有体位，以防断针向肌肉深部陷入。若残端部分针身显露于体外时，可用手指或镊子将针起出；若断端与皮肤相平或稍凹陷于体内者，可用左手拇、示二指垂直向下挤压针孔两旁，使断针暴露体外，右手持镊子将针取出；若断针完全深入皮下或肌肉深层时，应在 X 线定位下手术取出。

4. 预防

为了防止折针，应仔细地检查针具，对不符合质量要求的针具应剔出不用；避免过猛、过强地行针；在行针或留针时，应嘱患者不要随意更换体位。针刺时更不宜将针身全部刺入腧穴，应留部分针身在体外，以便于针根折断时取针。在进针、行针过程中，如发现弯针时，应立即出针，切不可强行刺入、行针。对于滞针等，亦应及时正确地处理，不可强行硬拔。

第六节　三棱针技术、皮肤针技术

一、三棱针技术

三棱针技术，古代称之为"刺络法"或称"刺血络法"，近代称为"放血疗法"，是指用三棱针刺破患者身体上的一定穴位或浅表血络，放出少量血液，以治疗疾病的方法。

（一）基本知识

1. 作用

三棱针技术具有活血化瘀、消肿止痛、泻热开窍、祛毒排脓的作用，对于瘀血、热邪阻滞经络、气血运行不畅者，均适用此法。

2. 器具

三棱针，即古代九针中的"锋针"，是从砭石刺血法发展而来的。现代所用的三棱针由不锈钢制成，针身长约 2 寸，针柄稍粗呈圆柱形，针身呈三棱形，尖端三面有刃，针尖锋利（见图 3-100）。在无三棱针的情况下，民间常用缝衣针代替，也可用粗毫针、注射针头或采血针临时替用，但需要注意针具的消毒。针具可以用 70% ～ 75% 的乙醇浸泡 20 ～ 30 分钟，也可以用高压蒸汽灭菌。

图 3-100　三棱针

在针刺前要检查三棱针有无锈蚀，针尖有无钩曲，及时更换针具，以免影响针刺效果或给患者造成不必要的痛苦。

（二）操作方法

常用的三棱针刺法分为点刺法、散刺法、刺络法、挑刺法四种。

1. 点刺法

针刺前，在预定针刺部位上下用左手拇、示指向针刺处推按，使血液积聚于针刺部位，达到局部充血的效果，继之用 2% 碘酊棉球消毒皮肤，再用 75% 乙醇棉球脱碘。针刺时左手拇、示、中三指（或拇示两指）夹紧被刺部位或穴位，右手持针，用拇、示两指捏住针柄，中指指腹紧靠针身下端，针尖露出 3 ～ 5mm，对准已消毒的部位或穴位，刺入 3 ～ 5mm 深，随即将针迅速退出。轻轻挤压针孔周围，使出血少许，然后用消毒棉球按压针孔。点刺法适用于昏厥、高热、中风闭证、急性咽喉肿痛等病证，多用于指、趾末端穴，如十宣穴、十二井穴及头面部的攒竹、印堂、太阳穴（见图 3-101）。

2. 散刺法

又叫"豹纹刺"，是对病变局部周围进行点刺的一种方法，由病变外缘环形向中心点刺，以促使瘀滞的瘀血或水肿得以排出，达到祛腐生新、通经活络的目的。根据病变部位大小不同，可刺 10 ～ 20 针以上，此法多用于局部瘀血、血肿或水肿、顽癣等，针刺深浅根据局部肌肉厚薄、血管深浅而定。散刺法多用于丹毒、痈疮、顽癣、扭挫伤，治疗部位多以病变局部为主（见图 3-102）。

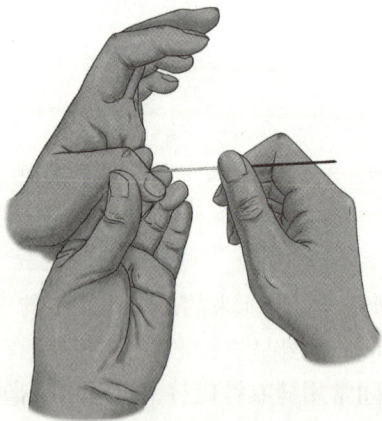

图 3-101　点刺法

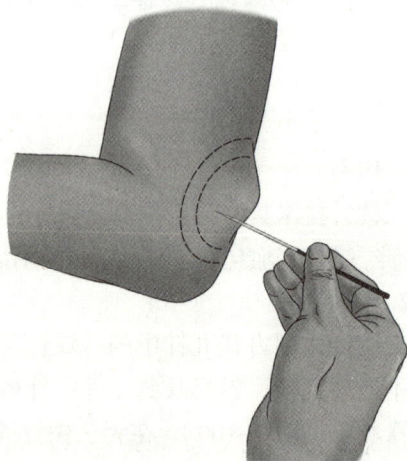

图 3-102　散刺法

3. 刺络法

先用带子或橡皮管，结扎在针刺部位上端（近心端），然后迅速消毒。针刺时，左手拇指压在被针刺部位下端，右手持三棱针对准针刺部位的静脉，刺入脉中，随即将针迅速退出，使其流出少量血液，出血停止后，再用消毒棉球按压针孔。刺络法多用于中暑、急性腰扭伤（见图 3-103）。

4. 挑刺法

常规消毒针具和皮肤后，以左手按压施术部位的两侧，或者捏起皮肤，使其固定，右手持针迅速将针刺入皮下 1 ～ 2mm，随之将针身倾斜，挑断皮肤及部分纤维组织，然后出针，局部用碘伏消毒，覆盖无菌纱布并用胶布固定。挑刺法多用于痔疮、目赤肿痛、小儿疳积、血管神经性头痛、肩周炎、支气管等病证（见图 3-104）。

每日或隔日治疗 1 次，1 ～ 3 次为 1 个疗程，出血量多者，每周 1 ～ 2 次。一般每次出血量以数滴至 3 ～ 5mL 为宜。

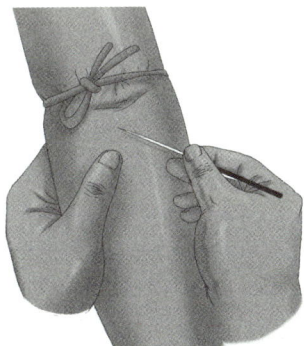

图 3-103　刺络法　　　　　　　　图 3-104　挑刺法

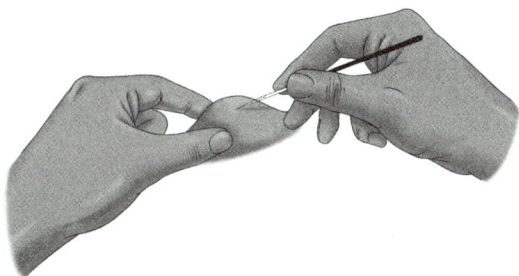

（三）注意事项

1. 注意严格消毒，预防感染。
2. 点刺放血时，手法宜轻、浅、快，勿刺伤深部动脉及重要脏器，一般出血不宜过多。
3. 三棱针刺激较强，治疗过程中须注意患者的体位要舒适，谨防晕针。

（四）适应证与禁忌证

1. 适应证
（1）较常用于急证，如昏厥、高热、中风闭证、急性咽喉肿痛、中暑等。
（2）某些慢性病，如顽癣、扭挫伤、头痛、肩周炎、丹毒、指（趾）麻木等。

2. 禁忌证
（1）皮肤有溃疡、感染的部位，不宜使用。
（2）体质虚弱、贫血、孕妇、产后，宜慎用。
（3）有出血倾向的患者，禁用。

二、皮肤针技术

皮肤针技术是用皮肤针叩刺人体一定部位或穴位的方法，即一种浅刺皮肤的方法。人体的十二皮部与脏腑经络有着密切的联系，《素问·皮部论》说："凡十二经脉者，皮之部也。是故百病之始生也，必先于皮毛。"皮肤针技术就是运用皮肤针对皮部进行刺激，激发、调整脏腑、经络的功能，从而达到防治疾病的目的。皮肤针针刺部位表浅，施术时痛感较轻，故尤其适用于妇女、儿童及年老体弱者。

（一）基本知识

1. 作用

皮肤针刺法主要采用经络学说的皮部理论，皮部位于体表，是经脉功能活动反映于体表的部位，也是络脉之气散布的所在。它对机体有保卫的作用，同时也能反映脏腑、经络的内变。因此，通过皮肤针叩刺皮部，可以调整脏腑、经络的功能，调和气血，疏通经络，扶正祛邪，从而达到治疗疾病的目的。

2. 器具

皮肤针由针柄、针盘、针束三部分组成。针柄长而扁，长 15 ～ 19cm；针盘形状如莲蓬状，连接于针柄的一端，是镶嵌针束的部分；针束由 5 ～ 7 枚松针形的不锈钢短针组成。短针的数目不同，而名称不同，5 枚针的称为"梅花针"，7 枚针的称为"七星针"（见图 3-105）。

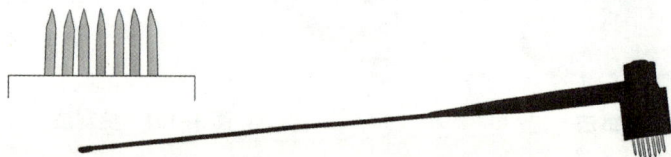

图 3-105　皮肤针

针具在使用前要消毒，一般用 75% 乙醇浸泡 30 分钟。针刺部位的皮肤用 75% 乙醇消毒。在进行操作之前，应首先检查针具、针柄是否坚固，确保针尖平齐，无偏斜、锈蚀和钩曲，可用针尖插入干棉球中再拔出，如带出棉絮说明针尖有钩曲。

（二）操作方法

1. 操作手法

皮肤针的操作多采用叩刺法。即右手拇指、中指夹持针柄，示指伸直置于针柄中段上面，针束对准所选部位或穴位，运用手腕的力量，使针束垂直叩打在皮肤，并立刻弹起，如此反复进行，叩刺要均匀有节奏。叩刺时针尖与皮肤必须垂直，避免斜刺或拖拉皮肤，引起患者疼痛。一般每分钟叩打 70 ～ 90 次。

2. 叩刺强度

患者的体质、年龄、病情、叩刺部位不同，叩刺强度有所不同。对于头面部、老人、儿童、体质虚弱者及对疼痛敏感者应轻刺，即叩刺时用力较轻，使叩刺部位皮肤略潮红即可；对于肩背部、四肢等肌肉丰满处及实证、青壮年、体质较强者，应采用重刺，即叩刺力量较重，使叩刺部位皮肤明显潮红，或微量出血；一般情况可采用中刺，即叩刺力度介于轻刺与重刺之间，叩刺部位皮肤潮红明显或有微量出血。有时可在叩刺出血后加拔火罐，以加强出血效果。

3. 叩刺部位

皮肤针的叩刺部位可分为：循经叩刺、穴位叩刺和局部叩刺 3 种。

（1）循经叩刺　是指沿经脉循行路线进行叩刺的方法。最常用的是督脉及膀胱经，因督脉能调节一身之阳气，而膀胱经的背腰部循行路线上分布有五脏六腑的背俞穴，因此其可以调节各脏腑的功能活动。其次是四肢部肘膝关节以下的经络，因其分布有原穴、络穴、穴、五输穴，可治疗相应脏腑经络的疾病。

（2）穴位叩刺　是指叩刺穴位的方法。根据穴位的主治作用，选用相应的穴位。临床上较常用的是各种特定穴、华佗夹脊穴、阿是穴。

（3）局部叩刺　是指叩刺患病部位的方法。如扭伤后局部瘀血肿痛、顽癣、斑秃等，可在局部进行叩刺。

每日或隔日 1 次，一般慢性病 10 ～ 15 天为 1 个疗程，疗程间隔 3 ～ 5 天。

（三）注意事项

1. 使用前要检查针具，注意针束是否平齐，针尖有无钩曲、锈蚀。
2. 针具与皮肤要消毒，叩刺出血者，要用干消毒棉球清洁局部，防止感染。

（四）适应证与禁忌证

1. 适应证

（1）疼痛类疾病　如头痛、疱疹后遗症、肩背痛、腰痛、痛经、痹症等。
（2）消化系统疾病　如呃逆、胃脘痛、腹痛等。
（3）呼吸系统疾病　如鼻塞、哮喘等。
（4）泌尿生殖系统疾病　如遗尿、遗精等。
（5）其他　如失眠、面瘫、斑秃、荨麻疹、痿证、肌肤麻木、小儿惊风、脑瘫等。

2. 禁忌证

（1）局部皮肤有创伤或溃疡者或传染病患者，均不宜使用此法。
（2）有出血倾向者，不宜使用本法。

第七节　推拿技术

推拿技术，是指在中医基本理论指导下，施术者以手或肢体其他部位或器械，按照规定的、规范化的技术动作要求，在受术者一定的部位或腧穴上所做的，以防治疾病和保健强身为目的的操作。

一、基本知识

（一）作用

各种手法作用于人体经络、腧穴、筋骨、关节处，能够起到疏通经络、间接调整脏腑功能、松解粘连、活血散瘀、滑利关节、理筋整复的作用。

（二）推拿的手法要求

1. 推拿手法基本要求是"柔和、有力、均匀、持久、深透"

（1）柔和　是指手法轻柔和缓，力量要轻而不浮、重而不滞。不可蛮力、暴力操作，动作变换要自然流畅，使受术者感觉舒适。

（2）有力　是指手法有一定的力量，且须根据患者体质、病情、部位等调整，使刺激量达到一定的阈值，才能产生治疗效应。柔和与有力组合后，似"棉中裹铁"。

（3）均匀　是指手法的速度不要时快时慢，力量不要时轻时重。

（4）持久　是指手法按治疗要求保持一定的作用时间。

（5）深透　是指一些手法产生的效果从浅层组织渗透到深层组织。手法施力不能只停留在皮肤表面，能够作用于肌肉、肌腱组织。手法"有力、均匀、持久"，其产生的机械能就可"深透"到深层组织，发挥治疗作用。

实际操作时，手法的选择、力量的轻重，还与患者体质强弱、疾病虚实、治疗部位之宽窄、肌肉之厚薄等相适应。经过一定时期的反复实践后，逐渐能由生而熟、得心应手。

2. 手法刺激量的选择

（1）一般原则　手法刺激量须达到一定强度，才能产生医疗或保健作用，刺激过轻则无效，过重则易引起手法性伤害；在轻重适宜的范围内，量小作用弱、量大作用强。

一般在推拿开始阶段，手法宜轻，当皮肤和神经感觉适应后，手法刺激量再逐渐加重，持续一定时间后，手法机械能在患者体内有了一定的蓄积，刺激量再逐渐减轻。

（2）依部位选用刺激量　一般而言，骨性部位宜侧重软性手法，如揉法、摩法等；肌肉丰满部位宜侧重硬性手法，如点法、拳肘推法、叩击法等；背腰臀部位宽而肉厚，宜多用接触面大、刺激量大的手法，如拳、掌、前臂、肘的推法和压法、指关节法、抓法等；胸胁面积宽但肉薄，宜用接触面大、刺激量小而柔和的手法，如擦法、揉法、摩法等；头面部多用柔和轻灵的手法，如抹法、扫散法、鱼际揉法、一指禅偏峰推法等；腹部多选掌揉法、摩法、振法、指按法、指压法等；大部分手法都适用四肢部位。

（3）依年龄、体质、性别选用刺激量　青壮年肌肉满壮、筋骨隆盛，刺激量宜大；老年人肌肉松软、筋骨脆弱，刺激量宜小；女性对推拿耐受性弱于男性，手法需相应减轻；儿童手法更需柔和。

二、操作方法

（一）推拿基本手法

1. 摆动类手法

以指或掌、腕关节协调地连续摆动，称摆动类手法，包括一指禅推法、揉法、㨰法等。

（1）一指禅推法　以拇指端螺纹面着力，通过腕部的往返摆动，使手法所产生的功力通过拇指持续不断地作用于施术部位或穴位上，称为一指禅推法（见图 3-106）。

【动作要领】沉肩、垂肘、悬腕、掌虚、指实。

沉肩：肩关节放松、自然下垂，勿抬肩用力。垂肘：肘部自然下垂，略低于腕。悬腕：腕部自然悬起，自然屈曲，腕部桡侧略高于尺侧。掌虚：手掌与四指成空拳状放松，拇指伸直盖住拳眼。指实：拇指着力吸定于穴位上。沉肩、垂肘、悬腕、掌虚，要体现"松"，使指实的刺激既有力，又柔和。前臂、腕关节连续协调摆动，带动拇指关节的屈伸。

【注意事项】一指禅推法在体表移动操作时，要求紧推慢移，即摆动频率要快，每分钟 120 ～ 160 次，拇指着力点的移动要缓慢，移动幅度要小，不可跳跃。

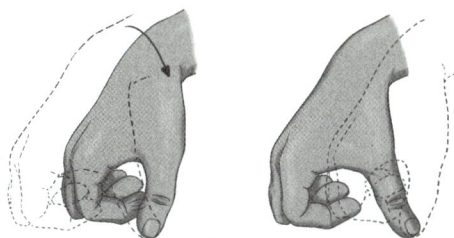

图 3-106　一指禅推法

【临床应用】适用于全身各部位，点状和线状部位用之更多，多用于头痛、眩晕、胃痛、关节肌肉疼痛等病症。

（2）揉法　以手指螺纹面、手掌、前臂着力，吸定于体表施术部位上，做轻柔和缓的环旋转动，且带动吸定部位的组织运动，称为揉法。包括大鱼际揉法、掌根揉法、指揉法等（见图 3-107）。

【动作要领】指、掌、拳、前臂、肘置于治疗部位上，做小幅度环形揉动，带动皮下浅层组织在深层组织界面上，做轻快柔和的回旋运动。指、掌、拳、前臂、肘与皮肤相对位置不变。

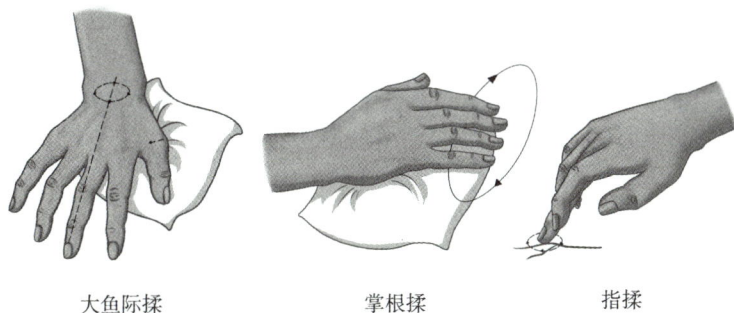

大鱼际揉　　　　　　掌根揉　　　　　　指揉

图 3-107　揉法

【注意事项】揉法操作时压力要适中，且注意吸定于施术部位，带动吸定部位组织一起运动，不能在体表形成摩擦。揉法操作动作要灵活，有节律性，频率一般情况下每分钟 120 ～ 160 次。

【临床应用】适用于全身各部位，可视为各种病症的基础手法。

指揉法接触面小，适用于全身腧穴及压痛点。掌、前臂揉法常用于脘腹、胸胁、腰背、四肢等部位，软组织疼痛等症。拳、肘揉法用于背、腰、臀等部位。鱼际揉法适用于头面、颈项等部位。

（3）**㨰法**　以手背第 5 掌指关节及小鱼际吸附于体表施术部位，通过腕关节的屈伸运动和前臂的旋转运动，使小鱼际与手背在施术部位上做持续不断地来回滚动，称为㨰法（见图 3-108）。

【动作要领】掌指关节自然屈曲，手背弓成半圆形。小鱼际、掌尺侧、掌背侧㨰动时呈滚筒状。小鱼际、掌尺侧、掌背侧随着前臂外旋、内旋，交替在治疗部位上滚压，如此反复，贴紧皮肤、边㨰边移、紧㨰慢移。

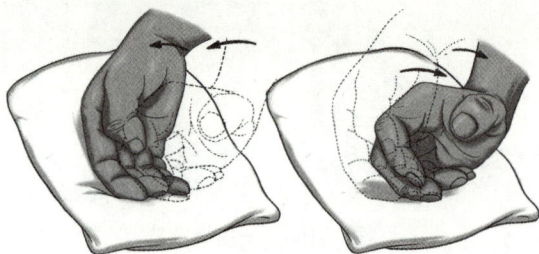

图 3-108　㨰法

【注意事项】前臂外旋要到极限，内旋要到小鱼际贴按皮肤。㨰动中，手背着力面始终贴紧治疗部位。在㨰法操作时不宜拖动、跳动和摆动。在㨰法移动操作时，移动的速度不宜过快。操作时压力、频率、摆动幅度要均匀，动作要灵活协调。手法频率每分钟 120 ～ 160 次。

【临床应用】肩背、腰臀、四肢、脘腹等疼痛，软组织损伤，亚健康之周身酸重等。

2. 摩擦类手法

以指、掌或肘贴附在体表做直线或环旋移动，称摩擦类手法，包括摩法、擦法、推法、搓法、抹法、捋法等。

（1）**摩法**　用指或掌在体表做环形摩动，称为摩法，包括指摩法和掌摩法（见图 3-109）。

【动作要领】环形移动摩擦，不带动皮肤肌肉组织。

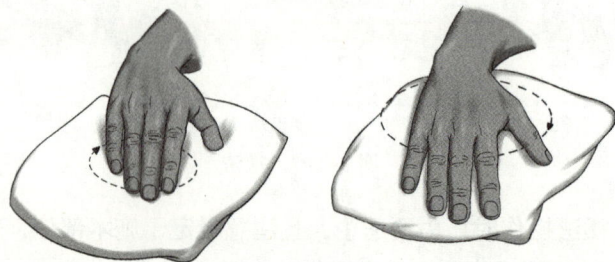

指摩法　　　　　　　掌摩法

图 3-109　摩法

【临床应用】胸闷胁胀、脘腹胀满、泄泻、便秘、痛经、面瘫、外伤肿痛等。在腹部操作，止泻时逆时针摩动，通便时顺时针摩动。

【注意事项】摩法操作速度不宜过快，也不宜过慢，压力不宜过轻，也不宜过重，摩动时不带动皮下组织。摩法要根据病情的虚实来决定手法的摩动方向，传统以"顺摩为补，逆摩为泻"。现代应用时，常根据摩动部位的解剖结构及病理状况决定顺逆摩的方向，注意揉法与摩法的区别（见表3-3）。

表3-3　揉法与摩法区别

手法	所用部位与皮肤相对位置	用力	带动肌肤
揉法	不变	重	是
摩法	变	轻	否

（2）擦法　用指或掌贴附于一定部位，做较快速的直线往返运动，使之摩擦生热，称为擦法，包括掌擦法和鱼际擦法（见图3-110）。

【动作要领】直线往返摩擦。

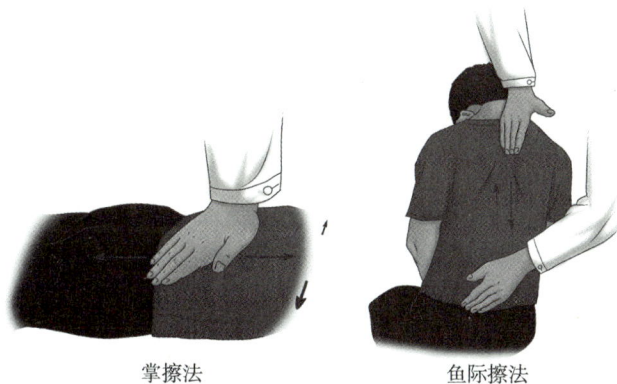

掌擦法　　　　　　鱼际擦法

图3-110　擦法

【注意事项】擦法操作时，以感觉擦动所产生的热已徐徐进入受术者的体内为宜，此时可称为"透热"，透热后，结束手法操作。擦法运用后，皮肤潮红，不宜在被擦部位再施用其他手法，以免损伤皮肤。

【临床应用】擦法多用于治疗胸闷、胸胁疼痛、脘腹胀满、饮食积滞、风寒湿痹痛、痛经等病症。

（3）推法　以指、掌、拳或肘部着力于体表一定部位或穴位上，做单方向的直线移动，称为推法，包括拇指平推法、掌推法、肘推法和拳推法（见图3-111）。

【动作要领】单方向直线沉缓推动。

【注意事项】施用推法时，着力部位要紧贴体表，呈单方向直线移动，用力要平稳适中，速度宜缓慢。

【临床应用】适于颈项、肩背、腰臀、四肢等。

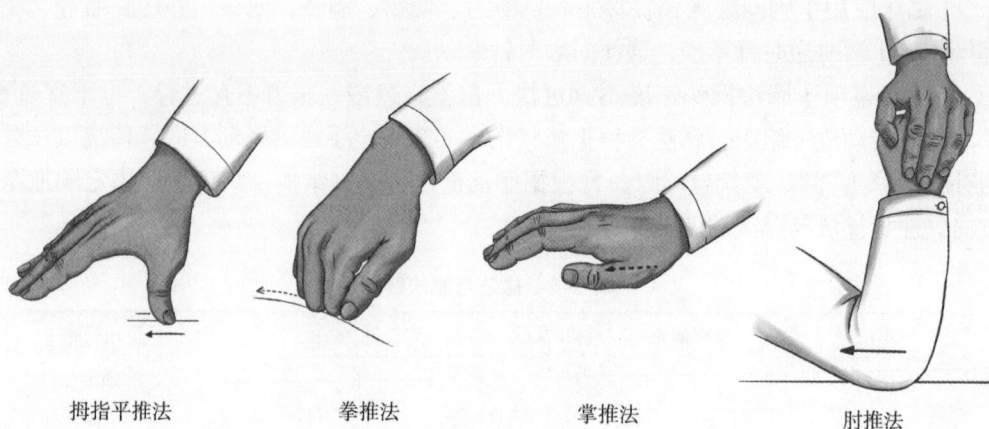

拇指平推法　　　　　拳推法　　　　　掌推法　　　　　　肘推法

图 3-111　推法

（4）搓法　用双手掌面夹住肢体着力于施术部位，做往返搓动，称为搓法（见图 3-112）。

【动作要领】双手掌面或手背面夹住肢体或颈项，快速揉搓、上下移动，还可双手掌指面压按在躯干或四肢上滚搓。

【注意事项】操作时动作要协调、连贯，搓动的速度宜快，由肢体的近心端移向远心端时移动速度宜慢，施力不可过重。

【临床应用】用于四肢、颈项、腰背部，常作为结束手法使用，治疗麻木疼痛、颈项不舒、腰背疼痛等症。搓四肢用掌面，搓颈项用手背面或掌面。

（5）抹法　用拇指螺纹面或掌面在施术部位做上下、左右直线或弧形曲线的抹动，称为抹法，分为指抹法与掌抹法两种（见图 3-113）。

【动作要领】拇指抹法以双手拇指螺纹面并齐，轻按于治疗部位上，从中间向两边轻柔单向抹动，或在治疗部位的中间线上交替单向抹动，其余四指相对扶持固定；四指抹法以四指螺纹面相对并轻按于治疗部位上，从中间向两边轻柔单向抹动；掌抹法以单手或双手掌面贴于治疗部位，做轻快地单向抹动。

【注意事项】操作时手指螺纹面或掌面要贴紧施术部位皮肤，用力要均匀适中，动作要和缓灵活。注意抹法和推法的区别。通常所说的推法

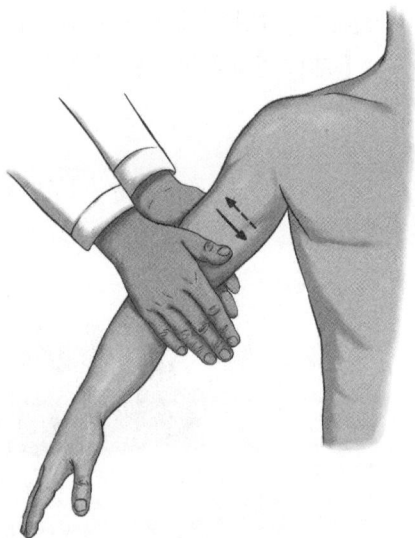

图 3-112　搓法

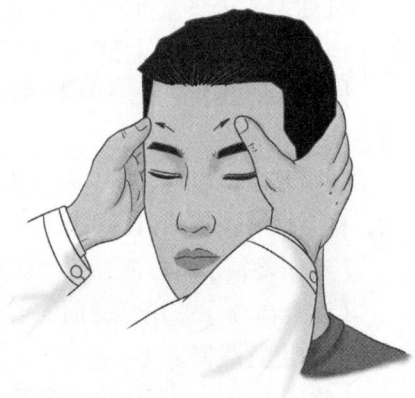

图 3-113　抹法

是指平推法，其运动特点是单向、直线，有去无回。而抹法则是或上或下，或左或右，或直线往来，或曲线运转，可根据不同的部位灵活变化运用。

【临床应用】拇指抹法，用于面部、手掌；四指抹法用于面部；掌抹法用于胸腹、腰背部。治疗头昏头晕、感冒头痛、失眠、胸胁胀满、后背不舒等症。

（6）捋法 以手掌在施术部位上反复滑搓，从而使手法产生的力不断地产生作用的手法，称为捋法。

【动作要领】拇、示、中三指捻患者手指或足趾，然后拇、示、中三指握住手指或足趾远端摇动，最后用示、中指或拇、示指夹住手指或足趾，向末端快速夹捋，发出清脆的"嗒"响声，注意夹捋有上下、左右两种方式。

【注意事项】指、趾关节损伤 1～2 天内，肿胀明显或有骨折、皮肤损伤者，禁用。

【临床应用】用于手指、足趾、跟腱，治疗指、趾酸胀，疼痛，麻木，屈伸不利等病症。

3. 振动类手法

以较高频率的节律性、轻重交替刺激，持续作用于人体，称为振动类手法。本类手法包括抖法、振法和颤法等。

（1）抖法 用双手或单手握住受术者肢体远端，用力做缓缓地、连续不断地、小幅度地上下抖动，称为抖法（见图 3-114）。

【动作要领】抖上肢法：受术者取坐位或站立位，肩臂部放松。施术者站在其前外侧，取马步势，身体略为前倾。沉肩，垂肘，肘关节屈曲约 130°，腕部自然伸直，施术者用双手握住受术者腕部，慢慢将被抖动的上肢向前外方抬起至 60° 左右，然后两前臂微用力做连续的、小幅度的上下抖动，使抖动所产生的抖动波似波浪般地传递到肩部。

抖下肢法：受术者仰卧位，下肢放松。施术者站立其足端，准备姿势同抖上肢法，用双手分别握住受术者足踝部，并提起离开床面约 30cm，然后上臂、前臂同时施力，做连续的上下抖动，使其下肢及髋部有舒松感。两下肢可同时操作，亦可单侧操作。

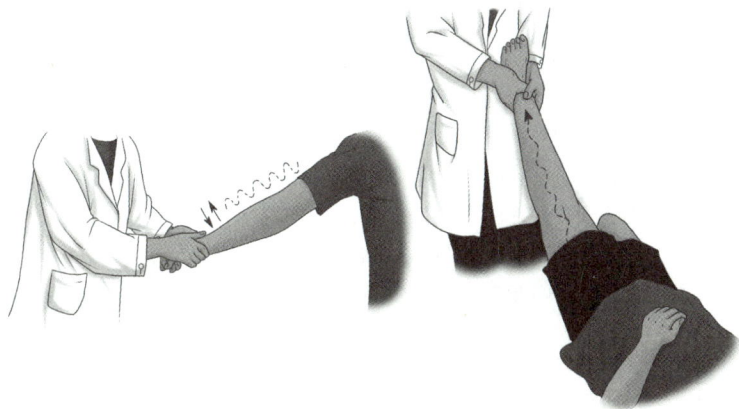

图 3-114 抖法

【注意事项】若患者肩、肘、腕有习惯性脱位，则禁用此法。

【临床应用】上下肢不舒，肩关节、肘关节、髋关节疼痛，或做结束手法。

（2）振法　以掌或指在体表施以振动的方法，称为振法，也称振颤法，分为掌振法与指振法两种。

【动作要领】指振法：四指端（以示、中、无名指为主）垂直于治疗部位，做上下快速振颤。掌振法：手掌面平贴于治疗部位，做上下快速振颤。

【注意事项】振法操作时，医者消耗能量较大，应自然呼吸，不要憋气。

【临床应用】胃肠功能紊乱、消化不良、脘腹疼痛、腰背不舒等。

（3）颤法　以手掌或掌指着力于按摩部位，用腕部做急剧而细微的摆动。

【动作要领】医者单手或双手的掌面、或伸直的掌指面放于按摩部位，前臂施力于掌指做左右急速而细微的摆动。

【注意事项】振法为上下振动，颤法为左右摆动。

【临床应用】瘀血肿痛、脘腹胀满、消化不良、胃肠功能紊乱、腰背不舒等。

4. 叩击类手法

用掌背、手掌、掌侧面、手指有节律地叩击、拍打体表的一类手法，称叩击类手法。本类手法主要包括拍法、击法。

（1）拍法　用虚掌平稳而有节奏地拍打体表一定部位的手法，称拍法（见图3-115）。

【动作要领】五指并拢，掌指关节微曲成虚掌，前臂带动甩动腕部，平稳而有节奏地拍打，拍打后立即提起，拍打部位要准确一致。

【注意事项】拍击时力量不可有所偏移，否则易使拍击处皮肤产生痛感。要掌握好适应证，对患有肿瘤、结核、冠心病、严重骨质疏松者，禁用拍法。

【临床应用】拍法是自我保健推拿、治疗运动损伤及运动前后准备、放松的常用手法。

（2）击法　用拳背、掌根、小鱼际、指尖击打体表一定部位的手法，称为击法，包括拳击法、掌击法、侧击法、指尖击法（见图3-116）。

【动作要领】用拳背、掌根、小鱼际、指尖反复击打体表部位，力量由轻到重，平稳有节律，击打部位不可偏移。

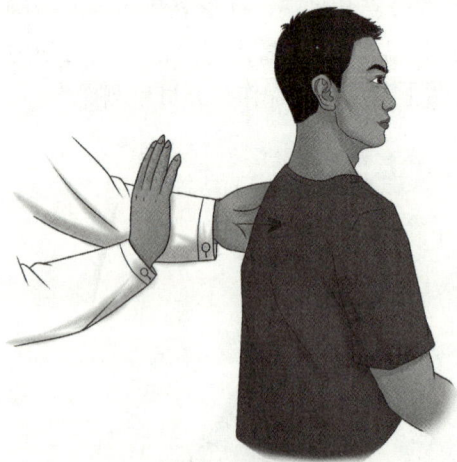

图3-115　拍法

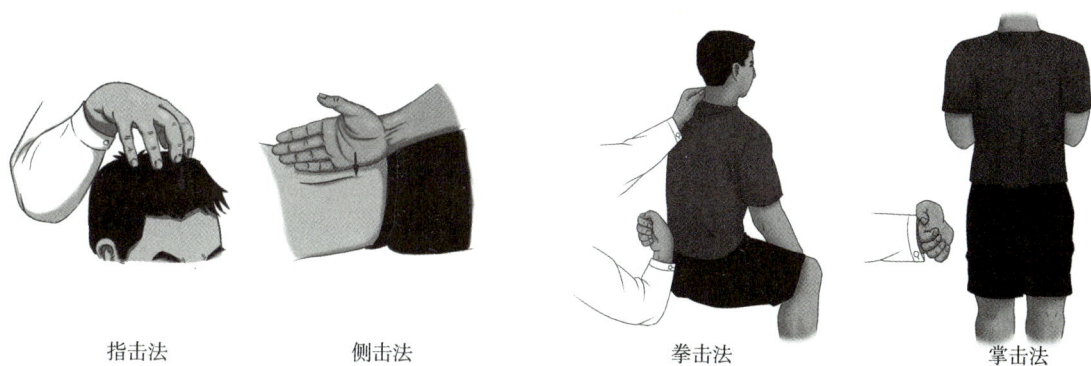

| 指击法 | 侧击法 | 拳击法 | 掌击法 |

图 3-116 击法

【注意事项】击打时，要含力蓄劲，收发自如，力量由轻到重，适可而止，动作要连续而有节奏，快慢适中，击打时要有反弹感，触及受术部位后，即迅速弹起，不可停顿或拖拉。本法在应用时，要根据患者体质、耐受力等具体情况审慎使用。对久病体虚、年老体弱者慎用。

【临床应用】击法是保健推拿、治疗运动损伤及运动前后准备、放松的常用手法。

5. 挤压类手法

用指、掌或肢体其他部分按压或对称性挤压体表，称为挤压类手法。本类手法包括点法、按法、压法、捏法、拿法、弹拨法、捻法等。

（1）点法 用指端或关节突起部着力于施术部位，持续地进行点压，称为点法。主要有拇指点法、屈示指点法和肘点法（见图 3-117）。

【动作要领】点法操作时，用力方向宜与受力面垂直，点取部位、穴位要准确，用力平稳，由轻到重，以得气或患者能耐受为度，不可久点。作用面积小，刺激强，持续时间短。

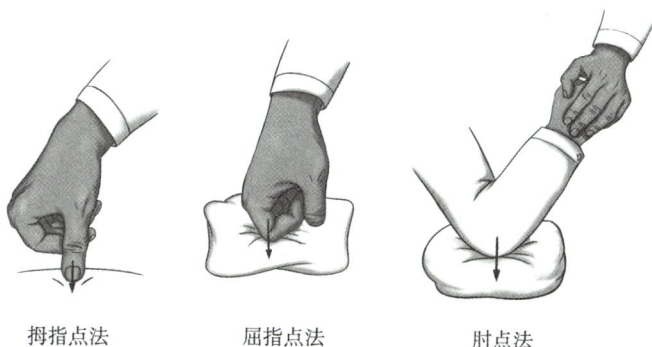

| 拇指点法 | 屈指点法 | 肘点法 |

图 3-117 点法

【注意事项】点后宜加揉，以免造成局部软组织损伤。对年老体弱、久病虚衰的患者慎用点法，对心功能较弱者忌用点法。

【临床应用】应用较广，适用于全身各部位的疼痛、麻木、酸沉不舒等症。

（2）按法 以指或掌按压体表一定部位或穴位，称按法。主要有指按法和掌按法，还可以用前臂或肘施以按法（见图 3–118）。

【动作要领】用指、掌、前臂用力由轻到重，缓缓下按到一定深度，待局部得气后，停留数秒，再逐渐减轻到起始位置。如此重复操作。要求：按压方向与治疗面垂直。简述：由轻到重，局部得气，逐渐减轻（动）。

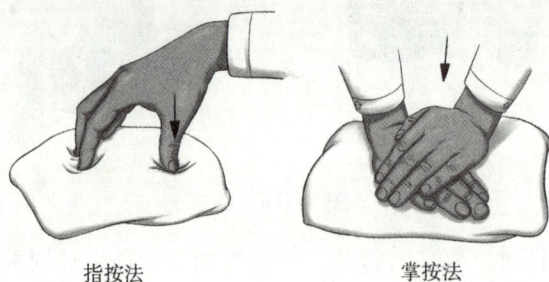

指按法   掌按法

图 3–118　按法

【注意事项】常与揉法结合使用，组成"按揉"复合手法。用力宜稳而持续，使刺激充分到达机体组织的深部。按压部位要准确，着力部紧贴体表。按压的用力方向多为垂直向下或与受力面相垂直，不可突施暴力。

【临床应用】按法常与揉法结合使用，即"按揉"复合手法。

指按法着力面小，压强大，适用于各部腧穴或疼痛点，掌按法接触面大，适用于腰背部、臀部、四肢、腹部等面积大而平坦的部位。前臂按法也用于面积大而平坦的部位，多在其他手法操作劳累时，用此法"以逸待劳"。肘按法用于背、腰、臀、大腿等肌肉丰满部位。

（3）压法　以指、掌、前臂、肘等按压体表一定部位或穴位，逐渐用力，压而不动，称压法。

【动作要领】用力由轻到重，缓缓下按到一定深度，使局部得气，压而不动。要求：压按方向与治疗面垂直。简述：由轻到重，局部得气，压而不动（静）。

①指压法：着力下压。双拇指叠压时，一拇指指腹压在穴位或痛点上，另一拇指指腹重叠压在其指背上以助力下压。②掌压法：掌根部着力或全掌着力下压。双掌叠压时，一手掌叠放在另一手掌上，合力下压。③前臂压法：前臂放在治疗部位上，靠体重下压。④肘压法：通常用右肘尖着力，前臂内收，肘尖置于治疗部位，前臂向上，右手握拳，左手掌压按在右拳面上，借体重两手协同下压。肘压法力度大、刺激强。

【注意事项】胸壁禁用单指压。肘压法刺激强烈，年老体弱者及小儿禁用，注意压法与按法的区别（见表 3–4）。

表 3–4　压法与按法的区别

手法	压力	刺激	力达	持续时间
按法	较小	轻	皮肉	短
压法	较大	重	筋骨	长

【临床应用】指压法接触面小，适用于全身各部腧穴，包括阿是穴，具有较好的止痛效果，常用于各种疼痛病证。掌前臂压法接触面大，适用于腰背、腹部、臀部、四肢等部位。

肘压法力量大、刺激强，仅用于肌肉厚实的腰、臀、大腿等部位，如腰腿痛、腰背酸重不舒等症。

（4）捏法　用拇指和其他手指在施术部位做对称性的挤压，称为捏法。捏法可单手操作，亦可双手同时操作（见图3-119）。

【动作要领】手指捏起背部脊柱两侧肌肉，随捏、随提、随捻，简要概括"捏、提、捻"。

①拇指前捏：示指在后，示指中节背面紧贴脊柱两侧皮肤，拇指前按向后捻，示指中节前推。②示中指前捏：拇指在后，拇指桡侧偏峰紧贴脊柱两侧皮肤，示、中指前按向后捻，拇指前推。

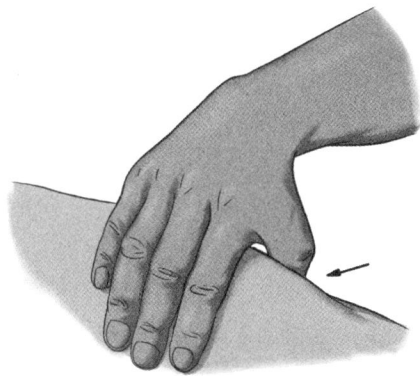

图 3-119　捏法

【注意事项】施力时拇指与其余手指力量要对称，用力要均匀而柔和，动作要连贯而有节奏性。操作时要用指面着力，不可用指端着力。

【临床应用】多施于背部脊柱两侧，治疗胃肠病、腰背酸沉不舒、小儿消化不良等疾病。

（5）拿法　用拇指和其余手指螺纹面相对用力，有节律性地提捏或揉捏肌肤或机体，称为拿法（见图3-120）。

【动作要领】操作时，拇指与四指捏住治疗部位，掌指关节屈伸，指间关节始终伸直，似镊子的捏夹动作，上提，然后让肌肤从指间滑出。简要概括为"捏、提、滑"。

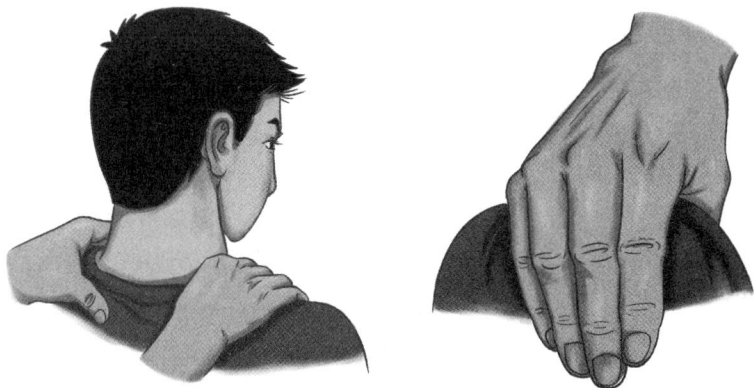

图 3-120　拿法

【注意事项】操作时，掌指关节屈伸，指间关节始终伸直位。指腹着力为拿，指端着力为抠。拿法中含有捏、提并略有揉的动作，其中以捏法为基础，其余二法为辅助，宜将三者有机地结合在一起进行操作。动作要连贯富有节奏性。注意动作的协调性，不可死板僵硬。

【临床应用】适用于颈项、肩部、肢体肌肉丰厚处，治疗颈项僵硬疼痛、肩关节酸痛、肢体风寒湿痹疼痛等病。

（6）弹拨法 以拇指深按于治疗部位，垂直于肌纤维等组织，进行单向或往返的拨动，称为弹拨法，又名"拨法"（见图 3-121）。

【动作要领】指端按在肌腱缝隙或条索状组织或压痛点，做与肌纤维垂直方向的短距离来回拨动，使深层组织之间产生错移摩动。若单手指力不足时，亦可以双手拇指重叠进行操作。

【注意事项】按压力与拨动力方向要互相垂直。拨动时拇指不能在皮肤表面有摩擦移动，应带动肌纤维或肌腱、韧带一起拨动。

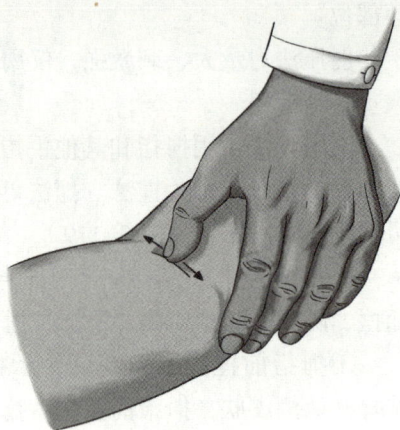

图 3-121　弹拨法

【临床应用】本法常在颈、肩、背、腰、臀、四肢等部位的肌肉、肌腱、韧带等条索状组织上使用，可沿条索组织长轴方向，边拨动边向前移动。

（7）捻法 用拇、示指夹住治疗部位进行捏揉、捻动，称为捻法。捻法一般为推拿辅助手法（见图 3-122）。

【动作要领】医者用拇指、示指或拇指、中指的指腹，捏住手指或足趾往返捻动。

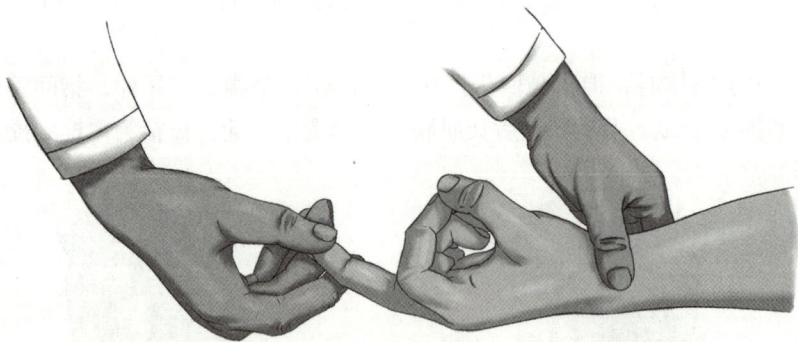

图 3-122　捻法

【注意事项】拇指与示指的运动方向须相反，只有相反方向的捏揉复合动作才能形成捻动。操作时动作要灵活连贯，柔和有力，捻动的速度宜稍快，而在施术部位上的移动速度宜慢。局部血肿、骨折、关节囊撕裂者禁用。

【临床应用】常用于指、趾间关节疼痛，肿胀，屈伸不利与扭伤，麻木等症。

6. 运动关节类手法

使关节做被动运动，在生理活动范围内进行屈伸、旋转、内收、外展等运动的一类手法，称为运动关节类手法。主要包括摇法、扳法和拔伸法。

　　运动关节类手法实施时，要熟悉关节解剖结构和正常生理活动范围；要先使用其他手法使周围软组织放松；切忌暴力运动关节。操作时注意：摇动幅度不超过生理范围；手法要缓和，勿硬性应用；老年人慎用；关节畸形、关节结核、骨发育不良等病变禁用。

　　（1）摇法　以关节为中心（腕、肘、肩、踝、膝、髋、腰），使关节做被动的回旋运动，称摇法。以下重点介绍摇颈、摇肩、摇腰、摇踝。

　　①摇颈

　　【动作要领】一手托住下颌部，一手扶住枕骨上部，双手交错用力，两手臂协调运动，以相反的方向，缓缓地使头颈部按顺时针或逆时针方向进行环形摇转（见图3–123）。

　　【注意事项】椎动脉型和脊髓型颈椎病、老年人、高血压病患者慎用。

　　【临床应用】用于多种颈椎病、落枕、项肌劳损、项韧带肥厚与钙化等疾病。

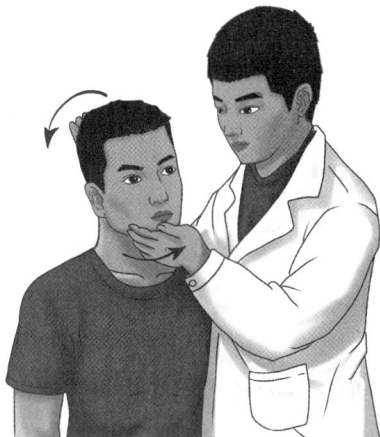

图3–123　摇颈

　　②摇肩

　　【动作要领】

　　a.握手摇肩法：受术者取坐位，肩关节放松，术者位于其侧方，两腿呈弓步，身体上半部略前倾，以一手扶住受术者肩关节上部，另一手握住其腕部，做肩关节顺时针或逆时针方向的环转摇动（见图3–124）。

　　b.托肘摇肩法：准备姿势同上，一手扶住其肩关节上部，另一手托其肘部，使患者前臂放在施术者前臂上，做肩关节顺时针或逆时针方向的环转摇动（见图3–125）。

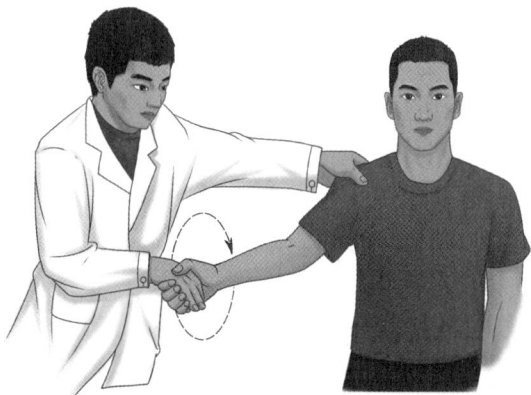

图3–124　握手摇肩法

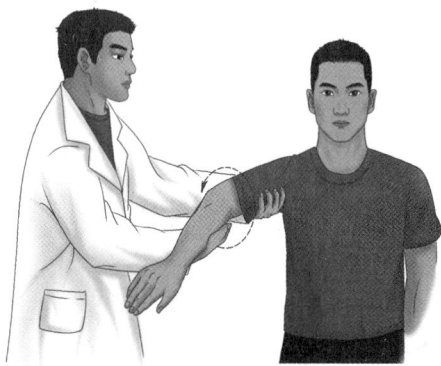

图3–125　托肘摇肩法

　　c.大幅度摇法：两掌相合，夹持住被施术者上肢的腕部，牵伸并抬高其上肢至其前外方约45°时，将其上肢慢慢向前外上方托起，位于下方的一手逐渐翻掌，当上举至160°时，即可虎口向下握住其腕部。另一手随其上举之势由腕部沿前臂滑移至肩关节上部。两手再协同用力，即按于肩部的一手将肩关节略向下按并固定之，握腕一手则略上提，使肩关节伸展。随即握腕一手摇向后下方，经下方复于原位，此时扶按肩部的手已随势沿上臂、前臂滑落于腕部，呈动作初始时两掌夹持腕部状（见图 3-126）。

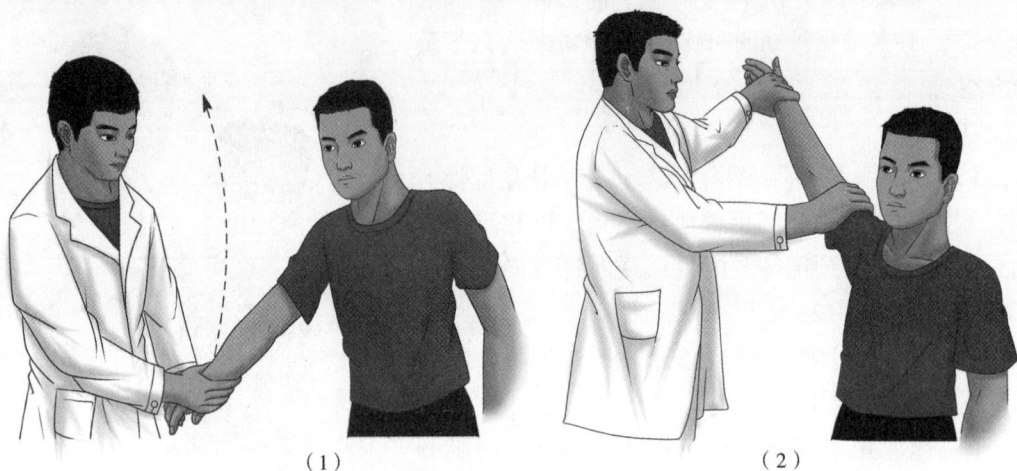

（1）　　　　　　　　　　　（2）

图 3-126　大幅度摇法

【临床应用】常用于肩关节周围软组织疼痛、肩关节活动受限等病症。

③摇腰

【动作要领】

a. 仰卧位摇腰法：受术者仰卧位，两下肢并拢，屈髋屈膝。施术者双手分按其两膝部，或一手按膝，另一手按于足踝部，协调用力，做顺时针或逆时针方向的摇转运动（见图 3-127）。

b. 俯卧位摇腰法：受术者俯卧位，两下肢伸直。施术者一手按压其腰部，另一手臂托抱住双下肢膝关节上方，做顺时针或逆时针方向的摇转（见图 3-128）。

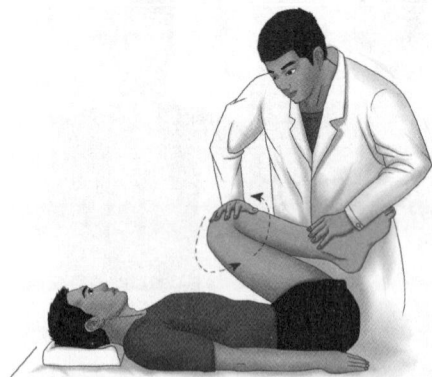

图 3-127　仰卧位摇腰法　　　　　　　图 3-128　俯卧位摇腰法

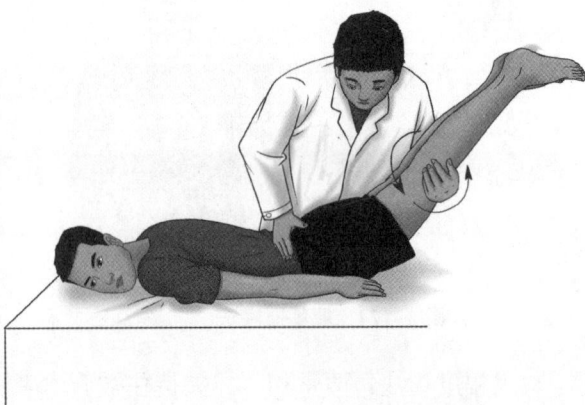

【临床应用】常用于腰椎间盘突出症、腰椎小关节紊乱、腰肌劳损、腰扭伤、第3腰椎横突综合征等疾病所致的腰椎运动功能失常。

④摇踝

受术者仰卧位，下肢自然伸直。施术者取坐位于其足端，用一手托住足跟，另一手握住足背部，在稍用力拔伸的情况下做环转摇动（见图3-129）。

【动作要领】患者仰卧，医者一手托握其足跟，另一手握住其足掌，做环转摇动。

【注意事项】被摇关节要放松，力量应直接作用于被摇关节。摇转的方向可顺时针，亦可逆时针，一般以顺、逆方向各半。摇转的幅度应控制在人体生理活动范围内，力量由轻到重，幅度由小到大，速度由慢到快，做到因势利导，适可而止，切忌使用暴力。对习惯性关节脱位及椎动脉型、交感神经型颈椎病、颈部外伤、颈椎骨折等病症禁用摇法。

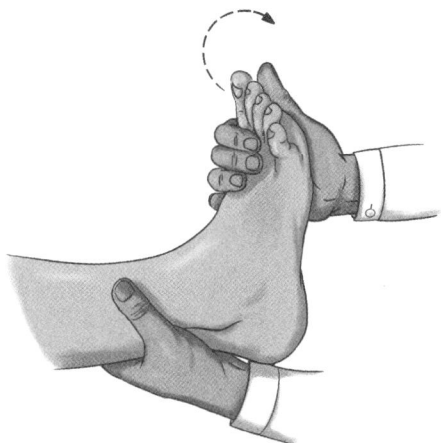

图3-129 摇踝

【临床应用】配合其他手法治疗踝关节扭挫伤、跟腱拉伤等病症。

（2）扳法 两手固定关节两端或肢体一定部位，协调用力做相反方向或同一方向的用力扳动，称为扳法。

①颈项部斜扳法

【动作要领】受术者取坐位，颈项部放松，头颈略前倾。施术者位于其侧后方，以一手扶头顶后部，另一手扶托其下颌部，两手协同动作。使其头部向侧方旋转，当旋转至最大限度时，做一突发性的、有控制的、增大幅度的快速扳动，常可听到"喀"的弹响声，之后可按同法做另一侧的扳动（见图3-130）。

②肩关节扳法

【动作要领】

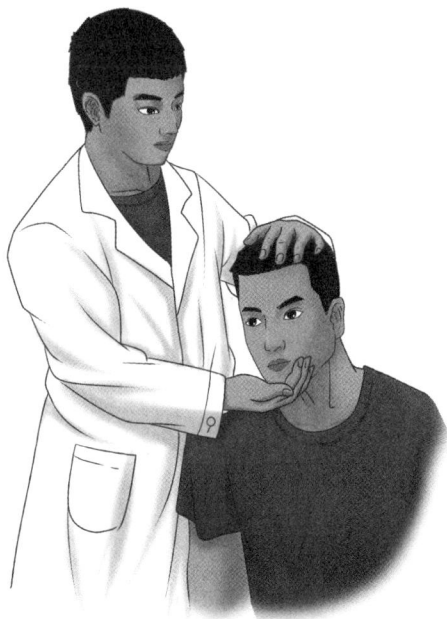

图3-130 颈项部斜扳法

a.肩关节外展扳法：受术者取坐位，患侧手臂外展45°左右。施术者半蹲于其患肩的外侧。将其患侧上臂的肘关节上部置于自己一侧肩上，以两手从前后方向将患肩扣住、锁紧。然后施术者缓缓立起，使其肩关节外展，至有阻力时，略停片刻，然后双手与肩部协同施力，做一肩关节外展位增大幅度的快速扳动，如粘连得到分解，可听到"嘶嘶"声或"咯咯"声（见图3-131）。

b. 肩关节内收扳法：受术者取坐位，患侧上肢屈肘置于胸前，手搭扶于对侧肩部。施术者立于其身体后侧。以一手扶按于患侧肩部以固定，另一手托握其肘部并缓慢向对侧胸前上托，至最大限度时，做一增大幅度的快速扳动（见图 3-132）。

c. 肩关节旋内扳法：受术者取坐位，患侧上肢的手与前臂置于腰部后侧。施术者立于其患侧的侧后方。以一手扶按其患侧肩部以固定，另一手握住其腕部将患肢小臂沿其腰背部缓缓上抬，以使其肩关节逐渐内旋，至最大限度时，做较快速的、有控制的上抬其小臂的动作，以使其肩关节旋转至极限。如有粘连分解时，可听到"嘶嘶"声（见图 3-133）。

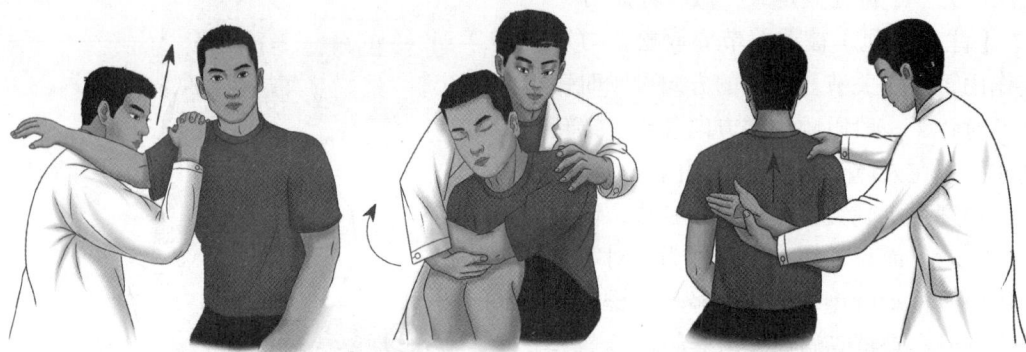

图 3-131　肩关节外展扳法　　图 3-132　肩关节内收扳法　　图 3-133　肩关节旋内扳法

【注意事项】扳法操作时，要因势利导，不可逾越各关节正常生理活动范围，更不可使用暴力及蛮力，以免造成不良后果。扳法操作要分阶段进行，第一步是通过做关节小范围的活动或摇动使关节放松；第二步是将关节极度地伸展或屈曲、旋转，使其达到明显的阻力位，在保持这一位置的基础上，再实施第三步扳法。扳动时不可强求关节弹响，若反复扳动，易使关节紧张度增大，有可能造成不良后果。对诊断不明的脊柱外伤，老年人伴有较严重的骨质增生、骨质疏松、骨关节结核、骨肿瘤者，禁用扳法。

【临床应用】本法适用于全身各关节处，具有舒筋通络、理筋整复、松解粘连、滑利关节等作用。临床常用于颈椎病、落枕、肩周炎、腰椎间盘突出症等疾病的治疗。

③胸椎扳法

【动作要领】患者坐位，身体略前倾，低头，两手手指交叉扣于项部。医者站于患者身后，单足站立，用一侧上提的膝部顶住病变节段的胸椎棘突下缘；双手分别从患者腋下伸出，并握住其前臂下段；握住前臂的双手下压，同时两前臂上抬，将患者脊柱向后上方牵引至弹性限制位，在患者呼气末双手向后上方做突发短促的扳动。

④腰部扳法

【动作要领】

a. 腰部斜扳法：受术者取侧卧位。患侧下肢在上并屈曲，健侧下肢在下并自然伸直。施术者面向其站立，以一肘或手抵住其肩部前推，另一肘或手向内按压于臀部。两肘或两手协调施力，先做数次腰部小幅度的扭转活动，即按于肩部的肘或手同按于臀部的另一肘或手同时施用较小的力使肩部向前下方、臀部向后下方按压，压后即松，使腰部形成连续的小幅度扭转而放松。待腰部完全放松后，再使腰部扭转至有明显阻力时，略停片刻，然后做一个突然的、增大幅度的快速扳动，常听到"喀喀"的弹响声（见图3-134）。

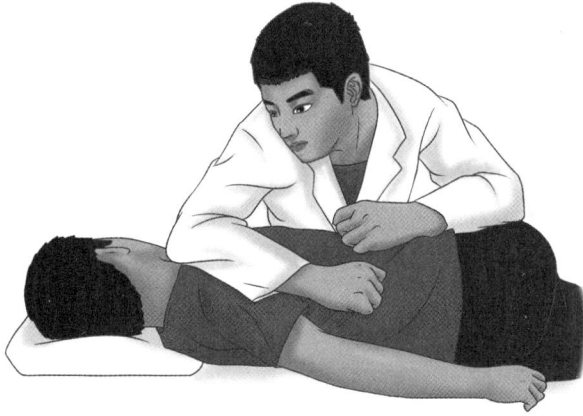

图 3-134 腰部斜扳法

b.腰部后伸扳法：受术者取俯卧位，两下肢并拢。施术者一手按压于其腰部，另一手臂托抱住其两下肢膝关节上方并缓缓上抬，使其腰部后伸。当后伸至最大限度时，两手协调用力，做一增大幅度的下按腰部与上抬下肢的相反方向的用力扳动（见图3-135）。也可令患者双上肢伸直支撑起上半身，腰臀部及下肢放松，下肢伸直，腰部呈后伸姿势，医者双手掌根重叠按压在腰部，向腹部方向有节律地按压至腰部关节极限位，反复3～5次。

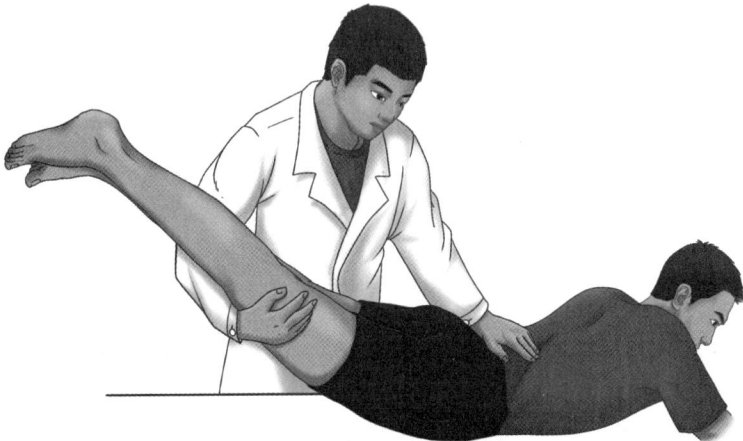

图 3-135 腰部后伸扳法

（3）**拔伸法** 固定关节或肢体的一端，牵拉另一端，应用对抗的力量使关节或半关节得到伸展，称为拔伸法。

①颈椎拔伸法

【动作要领】受术者取坐位。施术者站于其后方，一手扶其枕后以固定助力，另一上肢的肘弯部托住其下颌部，手掌侧扶住对侧颜面以加强固定。托住其下颌部的肘臂与扶枕后部一手协调用力，向上缓慢地拔伸1～2分钟，以使颈椎在较短时间内得到持续的牵引（见图3-136）。

②肩关节上举拔伸法

【动作要领】受术者坐低凳，施术者立于其身体后方，一手托住其患肩侧上臂下段，并自前屈位或外展位将其手臂缓慢抬起，另一手握住其前臂近腕关节处，同时握上臂一手上移其下。两手协调用力，向上缓慢拔伸，至阻力位时，以钝力持续进行牵引。

③腰部拔伸法

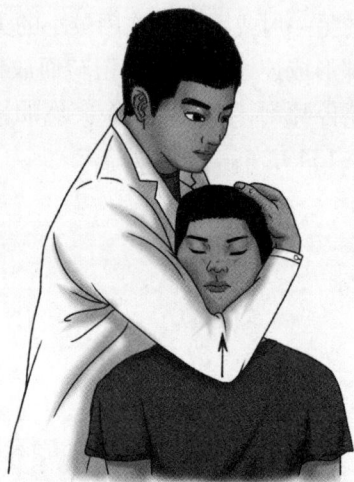

图3-136　颈椎拔伸法

【动作要领】受术者俯卧，以手抓住床头。施术者立于其足端，两手分别握住其两踝部，两手同时用力向下逐渐用力牵引（见图3-137）。

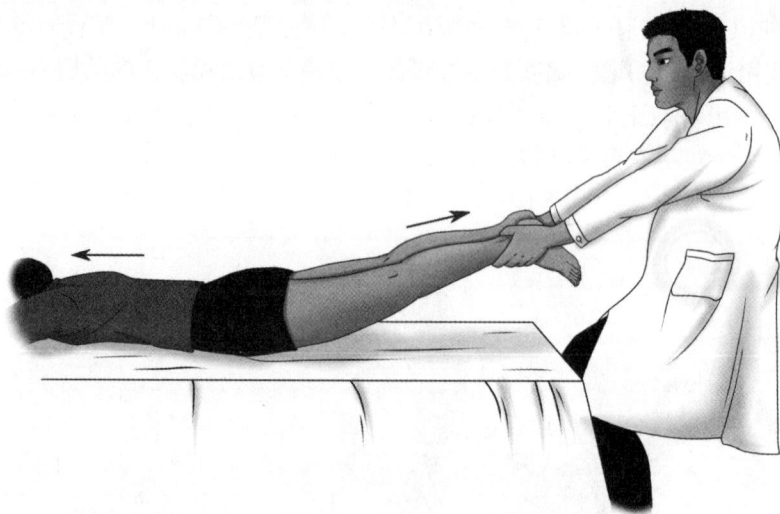

图3-137　腰部拔伸法

④膝关节拔伸法

【动作要领】受术者取俯卧位，屈膝90°。术者站于其患侧，用膝部压住其股后近腘窝部（或请助手按压），双手握住其踝部，向上拔伸膝关节并停留片刻（见图3-138）。

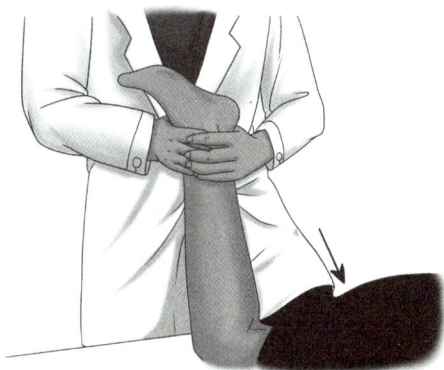

图 3-138　膝关节拔伸法

⑤踝关节拔伸法

【动作要领】患者仰卧位。施术者以一手握住其患侧的小腿下段，另一手握住其足掌前部。两手协同用力，向相反方向牵拉拔伸。在牵拉拔伸的过程中，可配合进行踝关节的屈伸活动（见图 3-139）。

【注意事项】拔伸力量由小到大，不可突发性地猛力拔伸，以免造成牵拉损伤。拔伸动作要稳而缓，用力要均匀而持续，当拔伸到一定程度后，需要一个稳定持续的牵引力。拔伸力量和方向以患者的关节生理活动范围或耐受程度而定。

【临床应用】本法适用于全身各关节处，具有舒筋通络、理筋整复、松解粘连、滑利关节等作用。临床常用于软组织损伤、骨折和关节脱位等疾病的治疗。

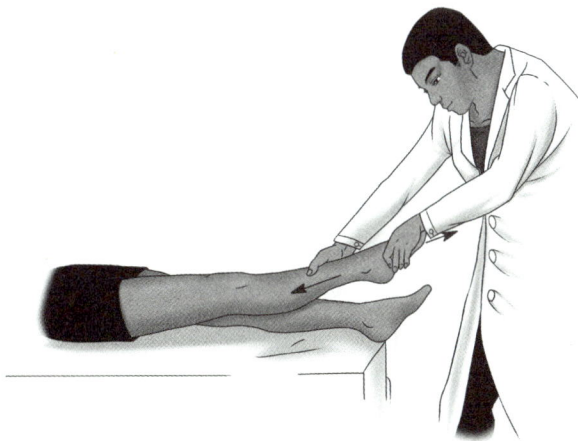

图 3-139　踝关节拔伸法

（二）部位推拿

1. 头面部推拿

（1）功效　安神醒脑，聪耳明目，增强记忆，缓解疲劳，消除紧张，防治神经衰弱、高血压、感冒、老年痴呆、健忘、脱发等病证。

（2）体位　患者取仰卧位，医生坐于其头侧。

（3）推拿操作　①开天门，分抹前额：医生以双手拇指指腹着力，由印堂穴开始，向上拉抹至前发际正中，可双手交替进行。再由印堂穴开始沿眉弓上缘、前额中部、前额上缘，由内向外，分别向两侧抹至太阳穴，重复 3 ～ 5 遍。②压眼眶：医生以拇指或者中指指腹轻压眼眶腧穴，依次压睛明、攒竹、鱼腰、丝竹空、瞳子髎，每穴 3 ～ 5 秒，重复 3 ～ 5 遍。力度轻柔，动作舒缓。③按揉面部腧穴：医生以中指指腹按揉面部腧穴，依次按揉太阳、迎香、四白穴，力量由轻到重，注意两手力度相同，每穴 30 秒左右。④头顶按穴：医生以两拇指重叠，由前发际正中线开始，沿督脉向上经过神庭穴，依次按至百会穴；然后沿头部两侧膀胱经由前发际线依次按至与百会穴齐平，最后双手拇指按两侧头维穴，共三条线、两个点，重复 3 ～ 5 遍。⑤拿揉头皮：医生五指微曲，自然分开，以指腹缓慢揉按滑搓头皮。由前发际逐渐向后，先拿揉头顶正中，再逐渐向两侧过渡，重复 3 ～ 5 遍。⑥梳抓头皮：医生双手五指屈曲，自然分开，以指端着力，由前至后快速梳理头发，操作时指端应接触头皮，切忌生拉硬拽头发。时间 1 ～ 2 分钟。⑦揉风池：医生以双手中指指腹勾揉风池穴 30 秒。⑧擦耳根、轻揉耳郭：医生以示指和中指以适中压力夹持耳根部，反复推擦至耳根有发热感，然后双手拇指和示指分别轻轻揉捏两侧耳郭，由耳垂至耳尖，然后沿耳根向下方轻轻牵拉耳垂，重复 3 ～ 5 遍。

2. 颈肩部推拿

（1）功效　消除肌肉紧张，缓解颈肩部疲劳，预防颈椎病、肩周炎。

（2）体位　患者取坐位，医生立于患者一侧或身后。

（3）推拿操作　①拿揉颈肩部：医生一手轻扶患者前额部，另一手拇指与其余四指相对用力，由风池穴开始自上而下拿揉颈项部肌肉，然后自颈部逐渐向外拿揉肩部至上臂三角肌，动作缓慢有力，重复 5 ～ 8 遍。②弹拨颈项部：医生一手轻扶患者前额部，另一手拇指指端着力于颈椎两侧肌肉，逐渐按压至深层，然后垂直于肌纤维走行方向缓慢横向拨动，自上而下，慢慢移动，重复 5 ～ 8 遍。③按揉颈肩部腧穴：医生以拇指和中指指腹按揉两侧风池穴，然后以拇指指腹按揉大椎、肩井、肩贞、天宗穴，边按边揉，力度由轻到重，以患者能够耐受为度，每穴 30 秒。④弹拨肩胛骨内侧：医生以拇指桡侧缘或指腹沿患者肩胛骨内侧缘自上而下弹拨，重复 5 ～ 8 遍。⑤掌推肩胛骨内侧：医生以掌根自上而下推肩胛骨内侧，操作时着力部紧贴皮肤，轻而不浮，重而不滞，重复 5 ～ 8 遍。⑥滚肩部：医生一手扶住患者肩部，另一手在肩部做往返滚动，重复 5 ～ 8 遍。⑦叩击肩部：医生双手五指自然伸直，并拢，腕关节略背伸，运用腕部的侧屈运动，以掌尺侧缘快速有节律地击打患者肩部，重复 5 ～ 8 遍。

3. 背腰部推拿

（1）功效　疏经通络，调整脏腑功能，促进腰部气血循环，消除腰肌疲劳，消除腰肌痉挛，能有效缓解腰肌劳损、腰椎骨质增生及腰椎间盘突出症引起的腰部疼痛。

（2）体位　患者取俯卧位，医生立于患者一侧。

（3）推拿操作　①掌揉背腰部：医生以双手掌或掌根自上而下按揉腰背部肌肉，力度由轻到重，重复 3 ～ 5 遍。需要加大力度时，可用双手掌重叠操作。②按压膀胱经：医生双手重叠，手掌自上而下按压脊柱两侧膀胱经，医生要双臂伸直，动作要缓慢、有力，重复 3～5 遍。③揉脊柱两侧：医生自上而下揉脊柱两侧膀胱经，时间 1～2 分钟。④弹拨膀胱经：医生以双手拇指指腹或桡侧缘自上向下弹拨背腰部脊柱两侧膀胱经，用力由轻到重，重复 3～5 遍。⑤按揉背腰部腧穴：医生以双手拇指指腹分别按揉肾俞、大肠俞，边按边揉，力度由轻到重，以患者耐受为度，每穴时间 1～2 分钟。⑥搓擦命门穴：医生先对掌搓热双手，产生温热感后，迅速以一手扶在患者背腰部，另一手贴附于命门穴处，快速横擦命门及双侧肾俞穴，以局部温热为度。搓擦后，捂按片刻，以增加热力的渗透，再继续搓擦，重复 3～5 遍。⑦直推背腰部：医生分别以双手掌根自上向下推背部督脉及两侧膀胱经，操作时紧贴皮肤，宜轻而不浮，重而不滞，重复 3～5 遍。

4. 上肢部推拿

（1）功效　消除肌肉疲劳，缓解肌肉痉挛，减轻运动、训练后所产生的上肢肌肉酸胀、疼痛，有效防治上肢肌肉关节损伤。

肩肘腕有习惯性脱位者、颈肩及上肢部外伤者、骨折者禁用。

（2）体位　患者采用坐位，医生站于一侧。

（3）推拿操作　①拿揉上肢：医生一手握住患者一侧腕部，另一手拿揉上肢，在上肢内外两侧分别进行，重复 3～5 遍。②按揉上肢腧穴：患者上肢放松，医生托起患者前臂，以拇指按揉曲池、手三里、内关、外关、合谷、劳宫穴，每穴约 30 秒。③摇肩关节：患者肩部放松，肘关节屈曲。医生一手扶住患者肩部固定，另一手握其腕部并用前臂托住患者肘部，以肩关节为轴心做环转摇动，顺时针或逆时针方向摇动约 3～5 遍。④搓上肢：医生双手掌面相对夹持住患者上肢，以肘关节和肩关节做支点，前臂和上臂主动施力，带动双手做方向相反的快速往返搓动，时间 1～2 分钟。⑤抖上肢：医生以双手同时握住患者的手腕部，使上肢与躯干约呈 60° 左右，向外向下稍用力牵拉，做小幅度、快频率上下抖动，时间 1～2 分钟。⑥推手并捻捋手指：医生先用双手拇指指腹由患者掌根分别推抹至手指末端，然后用大鱼际分推掌背。再用一手握住患者一侧腕部，另一手拇指和示指夹住患者指根部，做均匀捻动，边捻边向指端移动，最后中指和示指弯曲，紧夹住患者指根部，用力向指端方向迅速捋出，重复 3～5 遍。

5. 下肢部推拿

（1）功效　缓解疲劳，疏通经络，消肿止痛，可以有效增加相应关节的活动度，减轻运动、训练后所产生的下肢肌肉酸胀、疼痛感，有效防治下肢肌肉关节损伤。

（2）推拿操作　①拿揉下肢：医生双手沿患者股四头肌、小腿前外侧依次拿揉至足踝部。重复 3～5 遍。②按揉下肢腧穴：医生以拇指指腹按揉风市、血海、足三里、阴陵泉、三阴交穴，每穴 30 秒。③抱揉膝关节：患者屈膝位，放松膝关节。医生双手掌心相对，如抱球状，抱住患者的膝关节内外两侧，相对用力，轻揉膝关节，1～2 分钟。④推下肢：医生以单手手掌自上而下直推下肢前侧、外侧。操作时速度缓慢，压力适中，重复 3～5 遍。⑤滚下肢：医生在下肢后侧肌群施以滚法，重点滚股后侧肌群和腓肠肌，重复 2～3 分钟。⑥按揉下肢腧穴：医生分别以指腹按揉殷门、委中、承山、太溪、昆仑穴，每穴 30 秒。⑦弹拨下肢：医生以双手拇指自上向下弹拨下肢后侧肌群1～2 分钟。需要加大力度可以两拇指叠加进行弹拨。⑧推下肢：医生以单手手掌自上而下直推下肢后侧，重复 3 ~ 5 遍。

三、注意事项

1. 推拿时手法应柔和，忌生硬暴力，尤其是应用扳法、摇法、拔伸法等手法时禁忌超越生理范围，以免造成严重的医疗损害。

2. 推拿时医生尽量避免用手或其他肢体直接接触患者皮肤，被推拿部位须垫薄单或穿着薄衣，患者选取放松姿势，最好除去腰带及其他饰品、手机等，这样既方便操作，又易增加推拿疗效。

3. 观察或询问患者的感受，及时调整手法的轻重，避免使皮肤出现手法性损伤。

4. 医者推拿前先洗手，推拿用垫布和床单要保持清洁。

四、适应证与禁忌证

（一）适应证

推拿适用于骨伤、内、外、五官等各科疾病，尤其在针对训练伤的防治方面具有明显的效果，同时也常用于日常养生保健及大运动量后的体力、精力迅速恢复等。

1. 骨伤科疾病

包括各种筋伤、扭挫伤、脱位等，如颈椎病、落枕、腰椎间盘突出症、急性腰扭伤、慢性腰肌劳损、肩周炎等。

2. 内科疾病

感冒、头痛、胃炎、便秘、腹泻、眩晕、失眠等。

3. 外科疾病

褥疮及术后肠粘连等。

4. 五官科疾病

近视、慢性鼻炎、慢性咽炎、急性扁桃体炎、耳鸣、耳聋等。

（二）禁忌证

1. 各种急性传染病

如肝炎、肺结核等；感染性疾病如骨髓炎、化脓性关节炎等。

2. 某些急性损伤

如中枢神经的急性损伤、骨折早期、急性扭挫伤、截肢初期、皮肤破损等。

3. 诊断不明者

如骨折、急性脊柱损伤，尤其伴有脊髓症状及椎体重度滑脱者，在明确诊断之前，不要施以推拿手法。

4. 某些严重疾病

如心脏病、恶性肿瘤等；某些急腹症如胃、十二指肠等急性穿孔。

5. 各种出血症

如外伤出血、便血、尿血等。

6. 损伤皮肤

如烧伤、烫伤及溃疡性皮炎的局部。

7. 经期和孕期女性

月经期间小腹部及腰骶部不宜或慎用推拿，孕妇的腹部、腰骶部及臀部均禁用推拿。

8. 其他

年老体弱者不宜推拿，久病体虚、过饥过饱，酒后以及不能安静的精神病者不宜推拿。

第八节　耳穴疗法技术

耳穴疗法，是指用针刺或其他方法刺激耳穴的一种疗法。耳穴是分布在耳部的特定腧穴，是耳郭上的特定刺激点。耳部与人体脏腑经络之间存在着密切的联系，当人体脏腑组织发生病变时，在耳郭相应部位就会出现多种不同的阳性反应，如压痛、变色、变形、脱屑及皮肤电阻下降。这些阳性反应的部位就是治疗相关病变的主要穴位。

一、基本知识

（一）耳郭表面解剖

耳郭表面解剖（见图 3-140）。

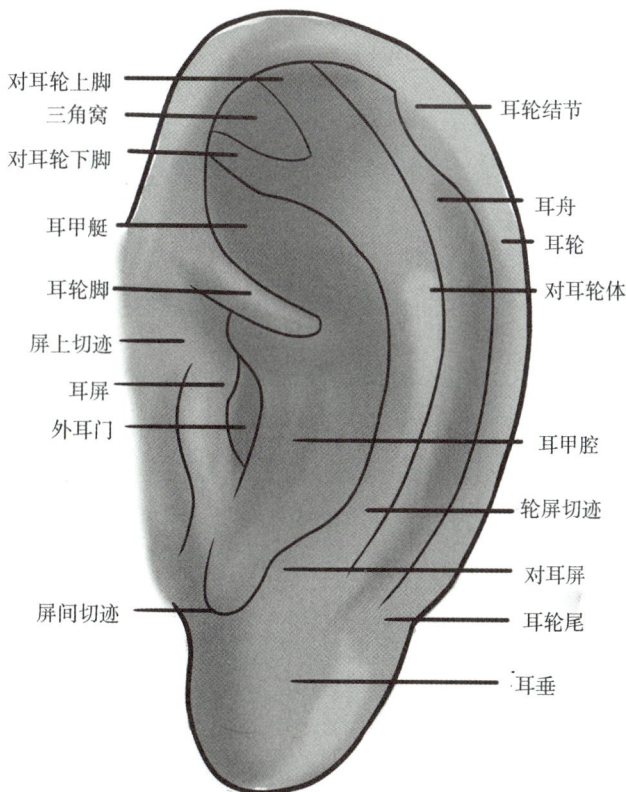

图 3-140　耳郭表面解剖

（二）耳穴分布规律

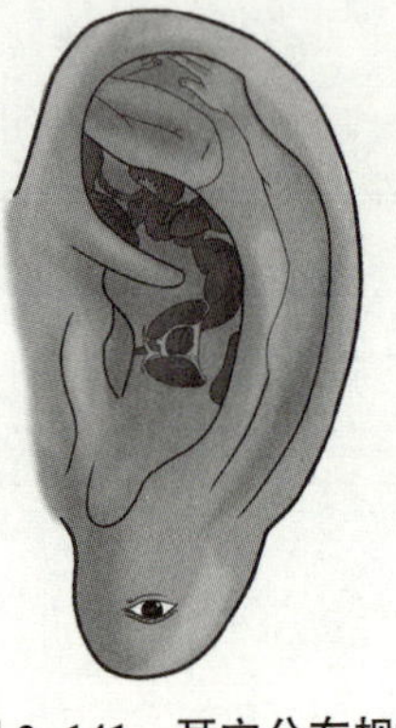

耳穴在耳郭的分布有一定规律，耳穴在耳郭的分布犹如一个倒置在子宫内的胎儿（见图 3-141），头部朝下，臀部朝上。其分布的规律是：与面颊相应的穴位在耳垂；与上肢相应的穴位在耳舟；与躯干相应的穴位在对耳轮体部；与下肢相应的穴位在对耳轮上、下脚；与腹腔相应的穴位在耳甲艇；与胸腔相应的穴位在耳甲腔；与消化道相应的穴位在耳轮脚周围等。

图 3-141　耳穴分布规律

（三）耳穴的名称、定位与主治

耳穴的名称、定位（见图 3-142），耳穴的名称、定位与主治（见表 3-5）。

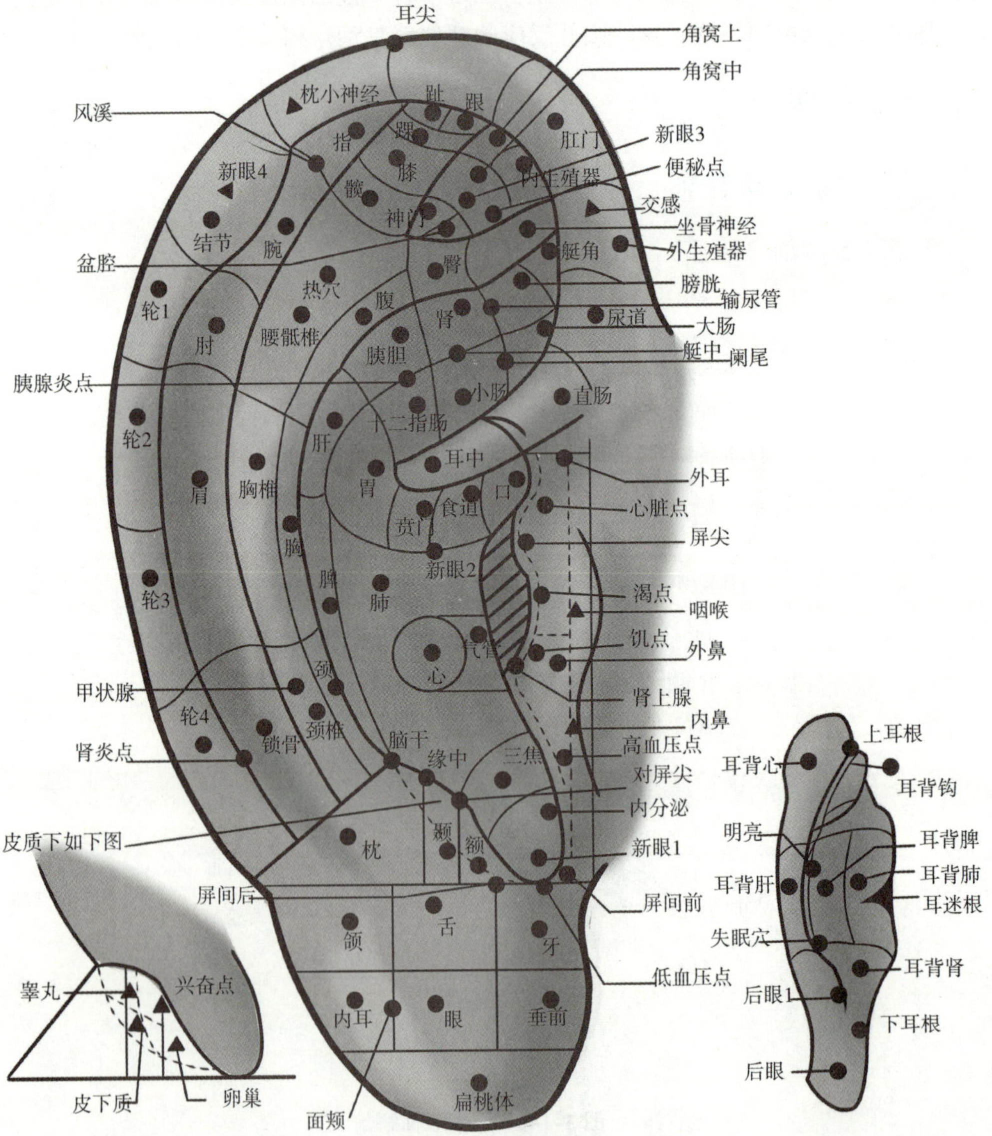

图 3-142　耳穴总图

表 3-5　耳穴的名称、定位与主治

解剖分部	穴名	定位	主治
耳轮脚 及耳轮部	膈（耳中）	在耳轮脚上	呃逆、黄疸
	直肠（直肠下段）	耳轮起始部，近屏上切迹的耳轮处，与大肠穴同水平	便秘、脱肛、里急后重
	尿道	直肠穴上方，与膀胱穴同水平的耳轮处	尿频、尿急、遗尿
	肛门（痔核点）	与对耳轮上脚前缘相对的耳轮处	痔、肛裂、脱肛、肛门周围炎
	外生殖器	尿道穴上方，在与交感穴同水平的耳轮处	阳痿等外生殖器病症
	耳尖（扁桃体1）	耳轮顶端，与对耳轮上脚后缘相对的耳轮处	目赤肿痛、发热、高血压
	肝阳（肝阳1、2）	耳轮结节处	头痛、头晕、高血压
	轮1-6	自耳轮结节下缘至耳垂下缘中点划为5等分共6穴，由上而下依次为轮1、轮2、轮3、轮4、轮5、轮6	发热、扁桃体炎、上呼吸道感染
耳舟部	指（阑尾1）	耳舟顶端	手指麻木和疼痛、甲沟炎
	风溪（结节内、过敏区、荨麻疹点）	指、腕两穴之间	荨麻疹、皮肤瘙痒症、过敏性鼻炎
	腕	平耳轮结节突起处的耳舟部	腕部扭伤、肿痛
	肩（阑尾2）	与屏上切迹同一水平线的耳舟部	肩关节周围炎、肩部疼痛
	肩关节	肩与锁骨穴之间	肩关节炎
	锁骨（肾炎点、阑尾3）	轮切迹同水平的耳舟部	相应部位的疼痛、肩周炎
对耳轮上脚部	趾	在对耳轮上脚的外上方，近三角窝上部	相应部位的疾病
	跟	在对耳轮上脚的前上角，近三角窝上部	
	踝（踝关节）	跟、膝两穴之中部	
	膝	对耳轮上脚的中部	
	髋（髋关节）	对耳轮上脚的下1/3处	
对耳轮下脚部	臀	对耳轮下脚后1/3处	相应部位的疾病
	坐骨神经	对耳轮下脚前2/3处	
	交感	在对耳轮下脚的末端	消化、循环系统疾病
对耳轮部	颈椎	轮屏切迹至对耳轮上、下脚分叉处连线的下1/5处	落枕、颈椎综合征
	胸椎（乳腺）	轮屏切迹至对耳轮上、下脚分叉处连线的中2/5处	胸胁疼痛、经前乳房胀痛、乳腺炎、产后泌乳不足

解剖分部	穴名	定位	主治
对耳轮部	腰骶椎	轮屏切迹至对耳轮上、下脚分叉处连线的上 2/5 处	腰骶部疼痛
	颈	颈椎穴前侧近耳腔缘	落枕、颈部扭伤、瘿气
	胸	胸椎穴前侧近耳腔缘	胸、胁部病症
	腹	腰骶椎穴前侧近耳腔缘	腹痛、腹泻、腹胀、急性腰扭伤
三角窝部	神门	在三角窝后 1/3 的上部	失眠、多梦、烦躁
	盆腔	在三角窝后 1/3 下方	盆腔炎、腰痛
	内生殖器（子宫、精宫、天癸）	在三角窝前 1/3 凹陷处	痛经、带下、不孕、阳痿、遗精
	角窝上（降压点）	三角窝前上方	高血压
耳屏部	外耳（耳）	屏上切迹前方近耳轮部	耳聋、耳鸣、眩晕、外耳道炎、中耳炎
	外鼻（鼻净点、饥点）	在耳屏外侧面正中稍前	鼻炎、鼻前庭炎
	屏尖（珠顶、渴点）	在耳屏上部隆起的尖端	炎症、发热、牙痛
	肾上腺	在耳屏下部隆起的尖端	低血压、风湿性关节炎、腮腺炎
	咽喉	在耳屏内侧面上 1/2 处	咽喉肿痛、扁桃体炎
	内鼻	在耳屏内侧面下 1/2 处	鼻炎、副鼻窦炎、感冒
对耳屏部	对屏尖（平喘、腮腺）	在对耳屏的尖端	哮喘、咳嗽、疖腮
	缘中（脑点、脑干、遗尿点）	对屏尖与轮屏切迹之间	遗尿、失眠、内耳性眩晕
	枕	在对耳屏外侧的后上方	头痛、失眠、神经衰弱、眩晕、哮喘
	颞（太阳）	在对耳屏外侧的中部	偏头痛
	额	在对耳屏外侧面的前下方	前头痛、头昏、失眠、眩晕
	皮质下	在对耳屏内侧面	失眠、多梦、炎症、神经衰弱、痛症、假性近视
耳轮脚周围部	口	在耳轮脚下方前 1/3 处	面瘫、口腔炎、胆囊炎、胆石症、戒断综合征
	食道	在耳轮脚下方中 1/3 处	食道炎、食道痉挛
	贲门	在耳轮脚下方后 1/3 处	恶心、呕吐、贲门痉挛
	胃	在耳轮脚消失处	胃痛、呃逆、呕吐、消化不良、失眠、牙痛
	十二指肠	在耳轮脚上方后 1/3 处	十二指肠溃疡、幽门痉挛、胆道疾病
	小肠	在耳轮脚上方中 1/3 处	消化不良、心悸、腹痛
	大肠（结肠、血基点）	在耳轮脚上方前 1/3 处	痢疾、腹泻、便秘、咳嗽、痤疮
	阑尾	在大肠与小肠之间	肠痈、腹泻

续表

解剖分部	穴名	定位	主治
耳甲艇部	膀胱	在对耳轮下脚的前下方	淋证、癃闭、遗尿、腰痛、坐骨神经痛
	输尿管	肾与膀胱两穴之间	输尿管疾患
	肾	耳甲艇中，对耳轮上、下脚分叉处下方	泌尿、生殖系统疾病，妇科疾病，腰痛，耳鸣
	胰胆	肝肾两穴之间	胰腺炎、胆病、中耳炎
	肝	耳甲艇的后部	眼病、胁痛
耳甲腔部	心	在耳甲腔中心凹陷处	心悸、癫病等
	肺	在耳甲腔中心凹陷处周围	肺系病、皮肤病
	气管	在外耳道口与心穴之间	咳喘
	脾	耳甲腔的后上方	消化系统疾病、崩漏、带下证、内耳眩晕症
	内分泌	在耳甲腔底部屏间切迹内	生殖系统病、妇科病
	三焦	耳甲腔底部屏间切迹上方	便秘、浮肿、腹胀
耳垂部	目1（青光）	屏间切迹前下方	青光眼、假性近视、麦粒肿
	目2（散光）	屏间切迹后下方	
	牙（拔牙麻醉点、压痛点、升压点）	在耳垂1区的外下角	牙痛、拔牙止痛、低血压
	舌（上腭、下颚）	耳垂2区	舌炎、口腔炎
	颌（上颌、下颌）	耳垂3区	牙痛、下颌关节痛
	垂前（拔牙麻醉点、神经衰弱点）	耳垂4区	牙痛、牙周炎、神经衰弱、拔牙麻醉
	眼	耳垂5区	眼病
	内耳	耳垂6区	耳鸣、听力减退
	颊（面颊）	在耳垂5、6区交界线的周围	面瘫、三叉神经痛
	扁桃体	耳垂8区	乳蛾
耳背部	耳迷根	耳背与乳突交界的根部，耳轮脚对应处	腹痛、腹泻、胆道疾患、鼻塞、心动过速
	上耳根（郁中、脊髓1）	耳根最上缘	鼻出血
	下耳根（郁中、脊髓2）	耳垂与面颊交界下缘	头痛、牙痛、咽喉痛、哮喘
	耳背沟（降压沟）	对耳轮上下脚及对耳轮在耳廓背面呈"Y"形凹沟部	高血压、皮肤瘙痒症

二、操作方法

（一）操作前准备

1. 选穴

诊断明确后，根据耳穴的选穴原则，或在耳郭上所获得阳性反应点，确立处方。

2. 消毒

先用 2% 碘伏消毒耳穴，再用 75% 乙醇消毒并脱碘，或用络合碘消毒。

（二）刺激方法

1. 毫针刺法

针具选择：选用 28～30 号粗细的 0.5～1 寸长的毫针。

针刺方法：进针时，押手固定耳郭，刺手持针以单手进针法速刺进针；针刺方向视耳穴所在部位灵活掌握，针刺深度宜 0.1～0.3cm，以不穿透对侧皮肤为度；多用捻转、刮法或震颤法行针，刺激强度视患者病情、体质和敏感性等因素综合决定；得气以热、胀、痛，或局部充血红润为多见；一般留针 15～30 分钟或间歇行针 1～2 次。疼痛性或慢性疾病留针时间可适当延长；出针时，押手托住耳背，刺手持针速出，同时用消毒干棉球压迫针孔片刻。

2. 电针法

针具选择：选用 28～30 号粗细的 0.5～1 寸长的毫针；相应型号电针仪。

操作方法：押手固定耳郭，刺手持针以单手进针法速刺进针；行针得气后连接电针仪导线，多选用疏密波、适宜强度，刺激 15～20 分钟；起针时，先取下导线，押手固定耳郭，刺手持针速出，并用消毒干棉球压迫针孔片刻。

3. 埋针法

针具选择：揿针型皮内针为宜。

操作方法：押手固定耳郭并绷紧欲埋针处皮肤，刺手用镊子夹住皮内针柄，速刺（压）入所选穴位皮内，再用胶布固定；以轻压针柄后局部有轻微刺痛感为宜，可留置 1～3 天，期间可嘱患者自行按压 2～3 次；起针时轻撕下胶布即可将针一并取出，并再次消毒。两耳穴交替埋针，必要时双耳穴同用。

4. 压籽法

压籽选择：压籽又称压豆或埋豆，以王不留行、磁珠、磁片等为主，或油菜籽、小绿豆、莱菔子等表面光滑、硬度适宜、直径在 2mm 左右的球状物为宜，使用前用沸水透洗后晒干备用。

操作方法：将所选"压豆"贴于 0.5cm×0.5cm 大小的透气胶布中间，医生用镊子夹持之敷贴于耳穴，并适当按压贴固；以耳穴发热、胀痛为宜；可留置 2～4 天，期间可嘱患者每日自行按压 2～3 次。使用中应防止胶布潮湿或污染，以免引起皮肤炎症。个别患者胶布过敏，局部出现红色粟粒样丘疹并伴有痒感，宜改用他法。孕妇选用本法时，刺激宜轻，有流产倾向者慎用。使用医用磁片注意同磁疗法。

5. 灸法

灸具选择：艾条、灸棒、灯心草、线香等。

操作方法：灯心草灸，即医生手持灯心草，前端露出 1～2cm，浸蘸香油后点燃，对准耳穴迅速点烫，每次 1～2 穴，两耳交替；艾条或灸棒、线香等灸法操作类似，即将艾条等物点燃后，距欲灸耳穴 1～2cm 施灸，以局部红晕或热胀感为宜，持续施灸

3～5分钟。

6. 刺血法

针具选择：三棱针、粗毫针。

操作方法：针刺前在欲点刺部位的周围向中心处推揉，以使血液聚集；常规消毒后，押手拇、示指固定耳郭，刺手依照三棱针刺法点刺出血；一般点刺2～3穴，3～5次为1个疗程。

7. 水针法

根据病情选用相应的注射药液，所用针具为1mL注射器和26号注射针头。将抽取的药液缓慢地注入耳穴的皮下，每次1～3穴，每穴注入0.1～0.3mL，隔日1次，7～10次为1个疗程。

8. 磁疗法

如用直接贴敷法即把磁珠放置在胶布中央直接贴于耳穴上（类似压籽法），或用磁珠成磁片异名极在耳郭前后相对贴，可使磁力线集中穿透穴位，更好地发挥作用。间接贴敷法则是用纱布或薄层脱脂棉把磁珠（片）包起来，再固定在耳穴上，这样可减少磁珠（片）直接接触皮肤而产生的某些副作用。

9. 按摩法

主要包括全耳按摩、手摩耳轮和提捏耳垂。全耳按摩，是用两手掌心依次按摩耳郭前后两侧至耳郭充血发热为止；手摩耳轮，是两手握空拳，以拇、示两指沿着外耳轮上下来回按摩至耳轮充血发热为止；提捏耳垂，是用两手由轻到重提捏耳垂。按摩时间以15～20分钟为宜，双耳充血发热为度。

（三）选穴组方原则

1. 辨证取穴

根据中医的脏腑、经络学说辨证选用相关耳穴。如皮肤病，按"肺主皮毛"的理论，选用肺穴；目赤肿痛患者，除选用相应的部位外，可按"肝开窍于目"的理论，选用肝穴。

2. 对症取穴

根据中医理论对症取穴；也可根据西医学的生理病理知识对症选用有关耳穴。如月经不调选内分泌，神经衰弱者选皮质下等。也可据中医理论对症取穴。如耳中穴与膈相应，用于治疗膈肌痉挛，又可凉血清热，用于血液病和皮肤病；胃穴用于消化系统病证，又用于脾胃不和所致的失眠。

3. 对应取穴

直接选取发病脏腑器官对应的耳穴。如眼病选眼穴及屏间前、屏间后穴；胃病取胃穴；妇女经带病取内生殖器穴。

4. 经验取穴

临床医生结合自身经验灵活选穴。如外生殖器穴可以治疗腰腿痛。

三、注意事项

1. 严格消毒，防止感染。因耳郭暴露在外，表面凹凸不平，结构特殊，针刺前必须严格消毒。湿疹、溃疡、冻伤和炎症部位禁针。针刺后如针孔发红、肿胀，应及时涂2% 碘酒，并服用消炎药，以防止耳化脓性软骨膜炎的发生。

2. 对扭伤和有运动障碍的患者，进针后宜适当活动患部，有助于提高疗效。

3. 有习惯性流产史的孕妇应禁针。

4. 患有严重器质性病变和伴有高度贫血者不宜针刺，对年老体弱的高血压病患者不宜行强刺激法。

5. 耳针治疗时亦可发生晕针，应注意预防并及时处理。

四、适应证

1. 各种疼痛性病证

如偏头痛、三叉神经痛、肋间神经痛等神经性疼痛；扭伤、挫伤、落枕等外伤性疼痛；各种外科手术所产生的伤口痛；胆绞痛、肾绞痛、胃痛等内脏痛等。

2. 各种炎症性病证

如急性结膜炎、牙周炎、咽喉炎、扁桃体炎、支气管炎、风湿性关节炎、面神经炎等。

3. 功能紊乱性病证

如心律不齐、高血压病、多汗症、胃肠功能紊乱、月经不调、神经衰弱、癔病等。

4. 过敏与变态反应性疾病

如过敏性鼻炎、支气管哮喘、过敏性结肠炎、荨麻疹等。

5. 内分泌代谢性疾病

如单纯性肥胖症、甲状腺功能亢进、绝经期综合征等。

6. 其他

如用于手术麻醉，预防感冒、晕车、晕船，戒烟，戒毒等。

第九节　火针技术

火针法，是指将特制的金属针具烧红，迅速刺入人体的一定部位或腧穴，并快速退出以治疗疾病的一种方法。火针古称"燔针"，火针刺法称为"焠刺"。本法临床上常用于持续性疼痛，寒性、慢性疾病，涉及临床各科，且多以病灶局部选穴为主，具有选穴少、奏效快、治疗次数少的优势。

一、基本知识

火针针具形似毫针，针型较粗，针柄多用铜丝缠绕而成，多选用能耐高温、不退热、变形少、不易折、高温下硬度强的钨合金或不锈钢丝制作。临床根据火针所刺部位深浅大小等情形的不同，可选用单头火针、三头火针、平头火针、三棱火针等。单头火针又有粗细不同，可分为细火针（针头直径约 0.5mm）和粗火针（针头直径约 1.2mm）（见图 3-143）。

二、操作方法

（一）火针常用刺法

1. 点刺法

在腧穴上施以单针点刺的方法。

2. 密刺法

在体表病灶上施以多针密集刺激的方法，每针间隔不超过 1cm。

3. 散刺法

在体表病灶上施以多针密集刺激的方法，每针间隔 2cm 左右。

4. 围刺法

围绕体表病灶周围施以多针刺激的方法，针刺点在病灶与正常组织的交接处。

5. 刺络法

用火针刺入体表血液瘀滞的血络，放出适量血液的方法。

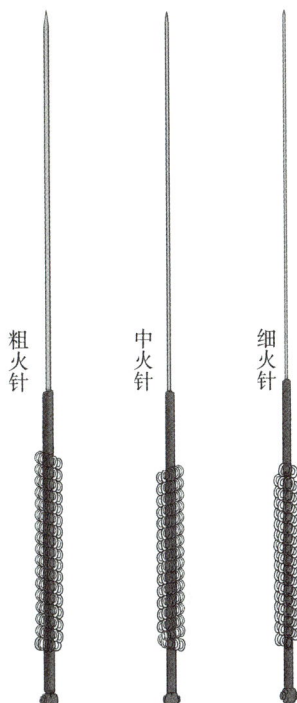

图 3-143　火针针具

（二）操作方法

1. 选穴与消毒

（1）选穴　与毫针刺法选穴原则基本相同，但选穴宜少，多以局部腧穴为主。

（2）消毒　针刺前对局部进行严格消毒，先用 2% 碘伏消毒，再以 75% 酒精脱碘或用 0.5%～1% 碘伏消毒。

2. 烧针

烧针是使用火针的关键步骤，针烧得红与不红，可直接影响疗效。《针灸大成·火针》明确指出："灯上烧，令通红，用方有功。若不红，不能去病，反损于人。"因此，在使用火针前必须将针烧红，多先烧针身，后烧针尖。火针烧灼的程度根据治疗需要，可将针烧至白亮、通红或微红（见图 3-144）。若针刺较深，需烧至白亮，速进疾出，否则不易刺入，也不易拔出，而且剧痛；若针刺较浅，可烧至通红，速入疾出，轻浅点刺；若针刺表浅，烧至微红，在表皮部位轻而稍慢地烙熨。

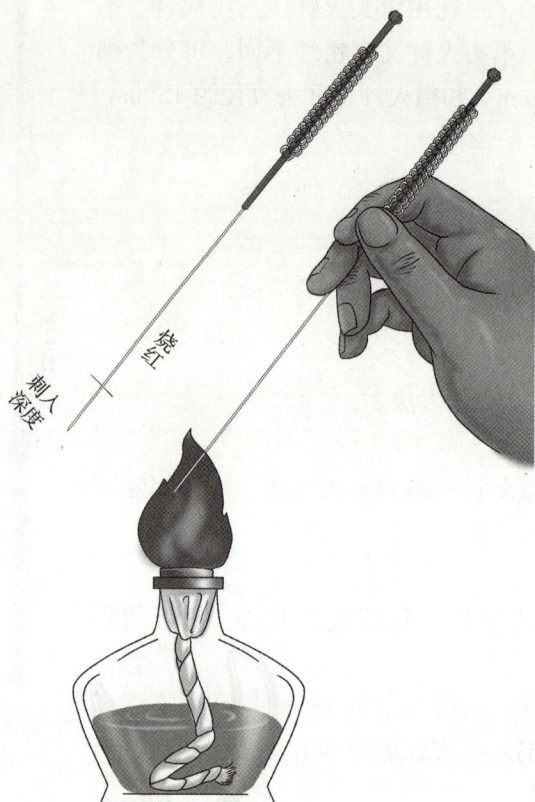

插入深度

烧红

图 3-144　烧针

3.刺针

医师用左手拿点燃的酒精灯，右手持针，尽量靠近施治部位，烧针后对准穴位垂直点刺，速入疾出。出针后用无菌干棉球按压针孔，以减少疼痛并防止出血。要求术者全神贯注，动作熟练敏捷。

（三）针刺的深度

针刺的深度应根据病情、体质、年龄和针刺部位的肌肉厚薄、血管深浅、神经分布等而定。《针灸大成·火针》曰："切忌太深，恐伤经络，太浅不能去病，惟消息取中耳。"一般而言，四肢、腰腹部针刺稍深，可刺 2～5 分深；胸背部针刺宜浅，可刺1～2 分深；至于痣疣的针刺深度，以刺至基底的深度为宜。

三、注意事项

1.施术时应注意安全，防止烧伤等异常情况。

2.除治疗痣、疣外，面部禁用火针；有大血管、神经干的部位禁用火针。

3.针刺后针孔局部若出现微红、灼热、轻度疼痛、瘙痒等表现，属正常现象，可不作处理，且不宜搔抓，以防感染。

4. 针刺 1 ~ 3 分深，出针后可不做特殊处理，若针刺 4 ~ 5 分深，出针后用消毒纱布敷盖针孔，用胶布固定 1 ~ 2 天，以防感染。

5. 孕妇、产妇及婴幼儿慎用。

6. 对初次接受火针治疗的患者，应做好解释工作，消除恐惧心理，以防晕针。

四、适应证与禁忌证

（一）适应证

1. 以疼痛为主要症状且缠绵难愈的病症，如各种痹症（风湿与类风湿关节炎）、网球肘、肩周炎、骨性关节炎、滑膜炎、腱鞘炎、腰椎病、腰肌劳损、痛经、胃脘痛、三叉神经痛等。

2. 皮肤病，如神经性皮炎、蛇串疮、象皮腿、湿疹、痣、疣等。

3. 外科感染性疾病，如痈疽、丹毒、瘰疬等。

4. 慢性疾病，如慢性结肠炎、癫痫、阳痿、下肢静脉曲张、小儿疳积等。

（二）禁忌证

糖尿病、血友病、凝血机制障碍者，禁用火针。

第十节　腕踝针技术

腕踝针技术，是指在手腕或足踝部的相应进针点，用毫针进行皮下针刺以治疗疾病的方法。标本、根结理论是腕踝针法的理论基础。四肢为十二经脉之本，其部位在下，是经气始生始发之处，针刺这些部位的腧穴易于激发经气、调节脏腑经络的功能。腕踝针法的十二个刺激点均位于四肢肘膝以下的腕踝关节附近，腕踝针法针尖所达部位为皮下，此处正是络脉之气散布之所在，刺之可调整相应经脉之气及与之相联属脏腑的功能，起到祛邪扶正的治疗作用。

一、基本知识

（一）腕踝针法与十二皮部的关系

腕踝针法把人体的胸腹侧和背腰侧分为阴阳两个面，属阴的胸腹侧划为 1、2、3 区，属阳的背腰侧划为 4、5、6 区。以横膈为界，将人体分为上、下两部分，符合十二经脉及皮部的分布规律。如手少阴经分布于上肢内侧后缘，足少阴经分布于下肢内侧后缘及胸腹部第 1 侧线，与腕踝针的 1 区相合。由此绕躯体从前向后，依次为厥阴、太阴、阳明、少阳、太阳，大体相当于从 1 ~ 6 区的划分。上 1、2、3 区在上肢内侧，相当于手三阴经的皮部；上 4、5、6 区在上肢外侧，相当于手三阳经皮部。下 1 ~ 6 区也相当于足三阴和足三阳经的皮部。

（二）腕踝针刺激部位

腕踝针刺激部位将人体体表划分为 6 个纵行区和上下两段（见图 3-145）。

1. 纵行六区

纵行六区包括头、颈和躯干六区和四肢六区两部分。

（1）头、颈和躯干六区　头、颈和躯干六区，以前后正中线为标线，将身体两侧面由前向后划分为 6 个纵行区。

1 区：从前正中线开始，向左、向右各旁开 1.5 同身寸所形成的体表区域，分别称之为左 1 区、右 1 区。临床常把左 1 区与右 1 区合称为 1 区，以下各区亦同。

2 区：从 1 区边线到腋前线之间所形成的体表区域，左右对称。

3 区：从腋前线至腋中线之间所形成的体表区域，左右对称。

4 区：腋中线至腋后线之间所形成的体表区域，左右对称。

5 区：腋后线至 6 区边线之间所形成的体表区域，左右对称。

6 区：后正中线向左、向右各旁开 1.5 同身寸所形成的体表区域，分别称之为左 6 区、右 6 区。

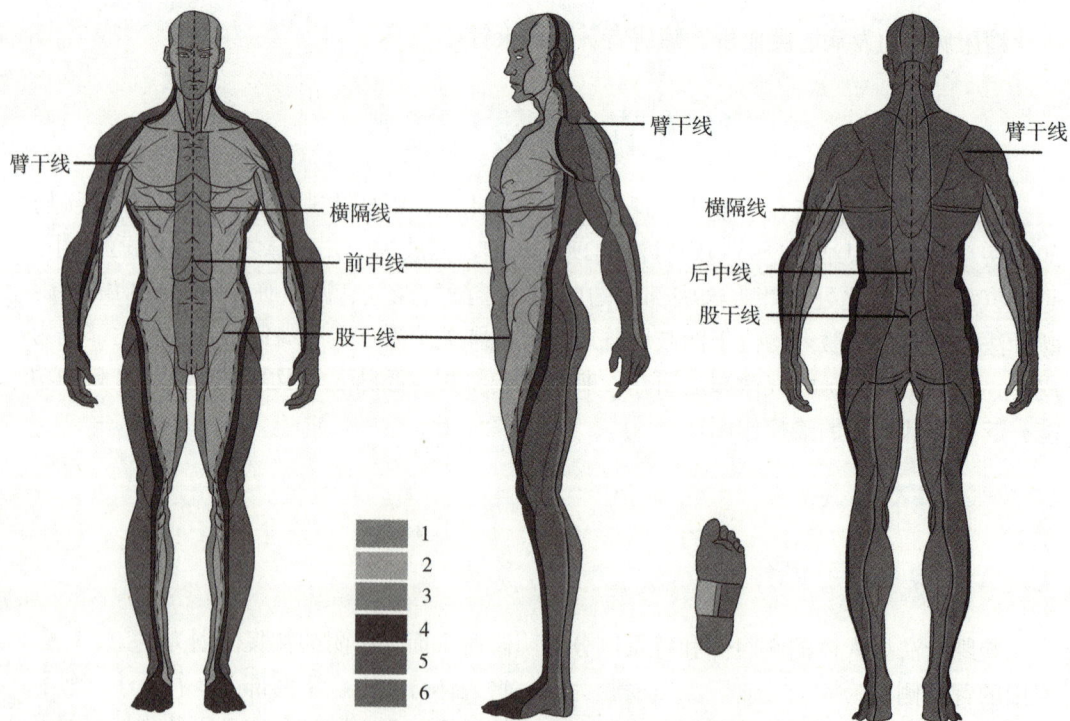

图 3-145　躯干定位分区正面、侧面、背面

（2）四肢的分区　以臂干线和股干线为四肢和躯干的分界。臂干线（环绕肩部三角肌附着缘至腋窝）作为上肢与躯干的分界，股干线（腹股沟至髂嵴）为下肢与躯干的分界。当两侧的上下肢处于内侧面向前的外旋位置，也就是使四肢的阴阳面和躯干的阴阳

面处在同一方向并互相靠拢时，以靠拢处出现的缘为分界，在前面的相当于前中线，在后面的相当于后中线，这样四肢的分区就可按躯干的分区类推。

上肢六区：上肢六区，将上肢的体表区域纵向六等分，从上肢内侧尺骨缘开始，右侧顺时针、左侧逆时针，依次为1区、2区、3区、4区、5区、6区，左右对称。

下肢六区：下肢六区，将下肢的体表区域纵向六等分，从下肢内侧跟腱缘开始，右侧顺时针、左侧逆时针，依次为1区、2区、3区、4区、5区、6区，左右对称。

2. 上下两段

以胸骨末端和两侧肋弓的交接处为中心，画一条环绕身体的水平线称横膈线。横膈线将身体两侧的六个区分成上下两段。横膈线以上各区，分别叫作上1区、上2区、上3区、上4区、上5区、上6区；横膈线以下的各区，叫作下1区、下2区、下3区、下4区、下5区、下6区。如需标明症状在左侧还是右侧，在上还是在下，又可记作右上2区或左下2区等。

二、操作方法

（一）腕踝针进针点

1. 腕部进针点定位及主治

腕部进针点左右两侧共6对，约在腕横纹上2寸（相当于内关穴与外关穴）位置上，环前臂做一水平线，从前臂内侧尺骨缘开始，沿前臂内侧中央，前臂内侧桡骨缘，前臂外侧桡骨缘，前臂外侧中央，前臂外侧尺骨缘顺序六等分，每一等分的中点为进针点，分别称之为上1、上2、上3、上4、上5、上6（见图3-146）。腕部进针点定位及主治（见表3-6）。

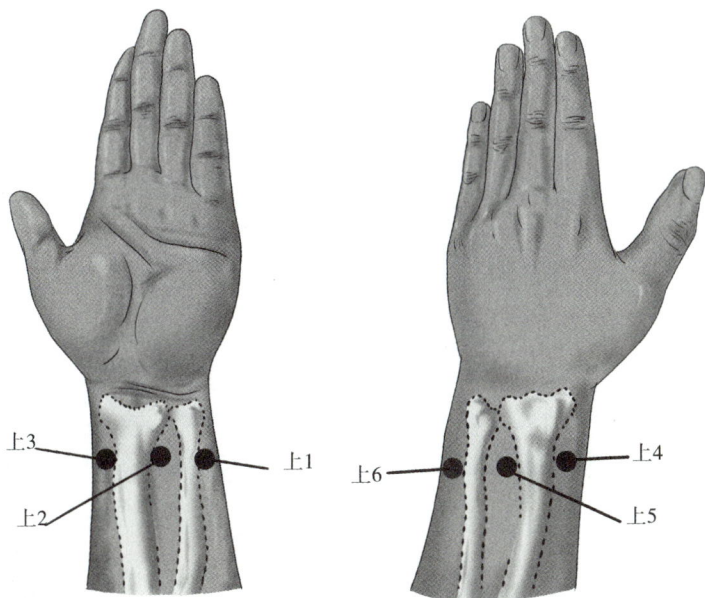

图 3-146　腕部进针点

表 3-6 腕部进针点定位及主治

穴名	定位	适应病症
上 1	在小指侧的尺骨缘与尺侧腕屈肌腱之间	前额、眼、鼻、口、门齿、舌、咽喉、胸骨、气管、食管及左上肢、右上肢 1 区内的病症，如前额痛、近视、鼻炎、牙痛、腕关节痛、小指疼痛麻木、荨麻疹、高血压、失眠、更年期综合征、糖尿病等
上 2	在腕掌侧面中央，掌长肌腱与桡侧腕屈肌腱之间，相当于内关穴处	额角、眼、后齿、肺、乳房、心（左上 2 区）及左上肢、右上肢 2 区内的病症，如眼睑下垂、目赤肿痛、眶下疼痛、副鼻窦炎、牙痛、颈痛、胸痛、胁痛、乳腺增生、乳房胀痛、缺乳、回乳、心悸、心律不齐、腕关节屈伸不利、腕关节扭挫伤、中指和无名指扭挫伤等
上 3	在桡动脉与桡骨缘之间	面颊、侧胸及左上肢、右上肢 3 区内的病症，如偏头痛、急性腮腺炎、牙痛、耳鸣、中耳炎、侧胸痛、腋臭、腋窝多汗症、肩关节疼痛、桡骨茎突炎、拇指和示指扭挫伤等
上 4	在拇指侧的桡骨内外缘之间	颞、耳、侧胸及左上肢、右上肢 4 区内的病症，如耳后痛、胸锁乳头肌炎、耳鸣、中耳炎、侧胸痛、腋窝多汗症、肩关节疼痛、腕关节疼痛、桡骨茎突炎、拇指和示指扭挫伤等
上 5	在腕背中央，即外关穴处	后头部、后背部、心、肺及左上肢、右上肢 5 区内的病症，如后头痛、颈椎病、落枕、眩晕、肩背痛、腕关节屈伸不利、腕关节肿痛、手背疼痛、中指和无名指疼痛等
上 6	在距小指侧尺骨缘 1cm 处	后头部、脊柱颈胸段及左上肢、右上肢 6 区内的病症，如后头痛、颈项强痛、落枕、胸背痛、腕关节肿痛、小指麻木不仁等

2. 踝部进针点定位及主治

踝部进针点左右两侧共 6 对，约在内踝高点与外踝高点上 3 寸（相当于悬钟穴与三阴交穴）位置上，环小腿做一水平线，并从小腿内侧跟腱缘开始，沿小腿内侧中央，小腿内侧胫骨缘、小腿外侧腓骨缘、小腿外侧中央、小腿外侧跟腱缘的顺序六等分，每一等分的中点为进针点，并分别称之为下 1、下 2、下 3、下 4、下 5、下 6（见图 3-147）。踝部进针点定位及主治（见表 3-7）。

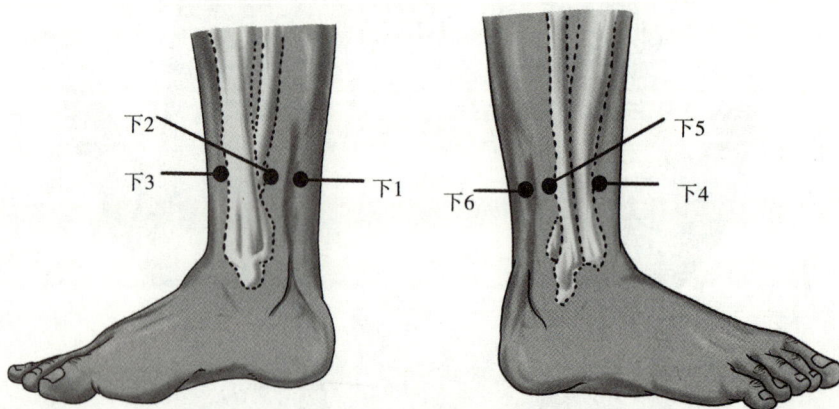

图 3-147 踝部进针点

表 3-7 踝部进针点定位及主治

穴名	定位	适应病症
下 1	靠跟腱内缘	胃、膀胱、子宫、前阴及左下肢、右下肢 1 区内的病症，如胃痛、恶心呕吐、脐周痛、淋证、月经不调、痛经、盆腔炎、阴道炎、阳痿、遗尿、遗精、早泄、睾丸肿胀、膝关节肿痛、跟腱疼痛、足跟疼痛
下 2	在内侧面中央，靠胫骨后缘	胃、脾、肝、大小肠及左下肢、右下肢 2 区内的病症，如胸胁胀满、腹痛、腹泻、便秘、膝关节炎、内踝扭挫伤
下 3	在胫骨前嵴向 1cm 处	肝、胆、脾、胁部及左下肢、右下肢 3 区内的病症，如胁痛、髋关节屈伸不利、膝关节炎、踝关节扭挫伤
下 4	在胫骨前嵴与腓骨前缘的中点	胁部、肝、脾及左下肢、右下肢 4 区内的病症，如侧腰痛、股外侧皮神经炎、膝关节炎、踝关节扭挫伤、坐骨神经痛
下 5	在外侧面中央，靠腓骨后缘	腰部、肾、输尿管、臀及左下肢、右下肢 5 区内病症，如肾绞痛、腰痛、臀上皮神经炎、股外侧皮神经炎、坐骨神经痛、膝关节屈伸不利或疼痛、外踝扭挫伤
下 6	靠跟腱外缘	脊柱腰骶部、肛门及左下肢、右下肢 6 区内的病症，如腰痛、急性腰扭伤、痔疮、肛门周围湿疹、尾骨疼痛、坐骨神经痛

（二）腕踝针操作技术

1. 针前准备

患者可采用坐位或卧位，或针腕时用坐位，针踝时取卧位。针刺时肢体位置非常重要，肌肉尽量放松，以免针刺时针体方向发生偏斜；穴位皮肤常规消毒；一般常选用（0.32 ～ 0.38）mm×（25 ～ 40）mm 毫针。

2. 进针方法

选定进针点后，以押手固定在进针点的下部，并且拉紧皮肤，刺手拇指在下，示指、中指在上夹持针柄，针与皮肤呈 15°～ 30° 角，快速刺入皮下，然后将针平放，使针身呈水平位，沿真皮下进入 1.2 ～ 1.4 寸（见图 3-148）。

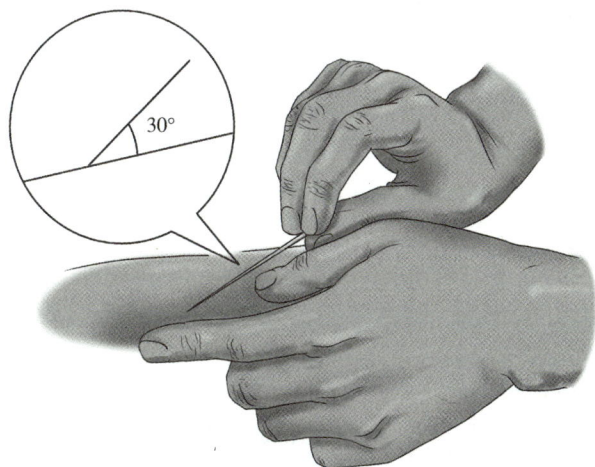

图 3-148 腕踝针进针法

3. 行针方法及得气表现

以针下有松软感为宜，不捻针；患者针下无任何感觉，但患者的主要症状可得到改善或消失。如患者有酸、麻、胀、重等感觉时，说明针刺入筋膜下层，进针过深，须将针退至皮下，重新沿真皮下刺入。

4. 留针方法

一般情况下留针20～30分钟。若病情较重或病程较长者，可适当延长留针时间一至数小时，但最长不超过24小时；留针期间不行针。

5. 出针方法

与毫针出针法基本相同。

三、注意事项

1. 腕踝针法进针一般不痛、不胀、不麻等，如出现上述症状，说明进针过深，须调至不痛不胀等为宜。

2. 把握准确的针刺方向。即病症表现在进针点上部者，针尖须向心而刺；反之，病症表现在进针点下部者，针尖须离心而刺。

3. 进针点位置有时要根据针刺局部情况及针刺方向进行调整。如针刺过的皮下有较粗静脉、瘢痕、伤口，针柄下端有骨粗隆不便针刺，针刺方向要朝向离心端等情况时，进针点位置要朝向心端适当移位，但点的定位方法不变，要处于区的中央。

4. 有几种症状同时存在时，要分析症状的主次，如症状中有痛的感觉，首先按痛所在区选点。

5. 如出现晕针、滞针、血肿等现象，按毫针刺法中异常情况的处理方法进行处理。

6. 对如疼痛、麻木、瘙痒等感觉及与痛有关联的一些运动症状，在一次针刺治疗中常能立即获得疗效，达到疼痛等症状完全消失或显效。若针刺入后疼痛等症状未能改变或改变不全，除疾病本身原因外，往往与针刺时体位不正、针刺点位置在区内不够居中、针刺进皮下不够表浅、方向不够正直、刺入长度不当等因素有关，有时即使差别甚微都会影响疗效，因此，要注意针刺的各个步骤。如属针刺方法问题，要在针尖退至皮下，酌情纠正后再进针。

四、适应证与禁忌证

（一）适应证

1. 各种急性疼痛和慢性疼痛

如急性扭伤引起的疼痛、手术后疼痛、换药疼痛、慢性腰痛、癌症疼痛等；腕踝针止痛效果确切，起效迅速。

2. 某些神经、精神疾病

如失眠、焦虑、抑郁、应激反应、创伤后应激障碍等。

3. 其他

内科、外科、妇科、耳鼻喉科、眼科、皮肤科等各科某些病症。

（二）禁忌证

腕踝针无绝对禁忌证。进针部位皮肤有瘢痕、伤口、溃疡及肿物者，不宜针刺。女性正常月经期、妊娠期在 3 个月以内者不宜针。

第十一节　穴位贴敷技术

穴位贴敷技术，是指在某些穴位上贴敷药物，通过药物和腧穴的共同作用，以治疗疾病的一种方法。其中，将一些带有刺激性的药物，如毛茛、斑蝥、白芥子、甘遂、蓖麻子等捣烂或研末以贴敷穴位，可以引起局部发泡、化脓如"灸疮"，则称为"天灸"或"自灸"，现代也称发泡疗法。若将药物贴敷于神阙穴，通过刺激脐部或脐部吸收以治疗疾病时，又称"敷脐疗法"或"脐疗"。若将药物贴敷于涌泉穴，通过足部吸收或刺激足部以治疗疾病时，又称"足心疗法"或"涌泉疗法"。

穴位贴敷技术具有双重治疗作用——既有穴位刺激作用，又可通过皮肤组织对药物有效成分的吸收，发挥明显的药理效应。药物经皮肤吸收，极少通过肝脏，也不经过消化道，可避免肝脏及各种消化酶、消化液对药物成分的分解破坏，从而使药物保持更多的有效成分，更好地发挥治疗作用；另一方面也避免了因药物对胃肠的刺激而产生的一些不良反应。因此，本法可以弥补药物内治的不足。除极少有毒药物外，本法一般无危险性和毒副作用，较为安全简便，对于老幼体弱者、药入即吐者，尤宜。

一、基本知识

（一）贴敷药物

凡是临床上有效的汤剂、丸剂，一般都可以熬膏或研末用作腧穴贴敷。

吴师机在《理瀹骈文》中指出："外治之理即内治之理，外治之药亦即内治之药，所异者法耳。"说明外治与内治，仅方法不同，而治疗原则是一致的。但与内服药物相比，贴敷用药的选用有以下特点。

（1）多用通经走窜、开窍活络之品。《理瀹骈文》说："膏中用药味，必得通经走络、开窍透骨、拔病外出之品为引"，以领群药开结行滞，直达病所，祛邪外出。常用的有冰片、麝香、丁香、花椒、白芥子、乳香、没药、肉桂、细辛、白芷、姜、葱、蒜等药。

（2）多选气味俱厚、生猛有毒之品。如生南星、生半夏、生川乌、生草乌、巴豆、斑蝥、蓖麻子、大戟等。

（3）选择适当的溶剂调和。选择适当的溶剂调和贴敷药物或熬膏，以达药力专、吸收快、收效速的目的。醋调贴敷药，能起到解毒、化瘀、敛疮等作用，虽用药猛，可缓其性；酒调贴敷药，则有行气、通络、消肿止痛的作用，虽用药缓，可激其性；油调贴敷药，又可润肤生肌。常用溶剂有水、白酒或黄酒、醋、姜汁、蜂蜜、蛋清、凡士林等。此外，还可针对病情应用药物的浸剂作溶剂。

（二）常用剂型

1. 膏剂

将所选药物加入适宜基质中，制成容易涂布于皮肤、黏膜或创面的半固体外用制剂。

2. 丸剂

将药物研成细末，用适宜的黏合剂（如水或蜜或药汁等）拌和均匀，制成圆形大小不一的药丸。

3. 散剂

又称粉剂，即将一种或数种药物经粉碎、混匀而制成的粉状药剂。

4. 糊剂

将药物粉碎成细粉，将药物按所含有效成分以渗漉法或其他方法制得浸膏，再粉碎成细粉，加入适量黏合剂或湿润剂，搅拌均匀，调成糊状。

二、基本手法

（一）选穴处方

穴位贴敷法是以脏腑经络学说为基础，通过辨证选取贴敷的腧穴，腧穴力求少而精。一般选穴有以下特点。

1. 选择病变局部的腧穴以贴敷药物，如贴敷犊鼻穴治疗关节炎。

2. 选用阿是穴以贴敷药物，如取病变局部压痛点贴敷药物。

3. 选用经验穴以贴敷药物，如吴茱萸贴敷涌泉穴治疗小儿流涎，威灵仙贴敷身柱穴治疗百日咳等。

4. 选用常用腧穴以贴敷药物，如神阙穴、涌泉穴、膏肓穴等。

（二）贴敷方法

根据所选穴位，采取适当体位，使药物能贴敷牢稳。贴敷药物之前，定准穴位，用温水将局部洗净，或用乙醇棉球擦净，然后敷药。也有使用助渗剂者，在敷药前先在穴位上涂以助渗剂或将助渗剂与药物调和后再用。对于所敷之药，无论是糊剂、膏剂或捣烂的鲜品，均应将其很好地固定，以免移位或脱落，可直接用胶布固定，也可先将纱布或油纸覆盖其上，再用胶布固定。目前有专供贴敷穴位的特制敷料，使用固定都非常方便。

如需换药，可用消毒干棉球蘸温水或各种植物油，或石蜡油轻轻擦去粘在皮肤上的药物，擦干后再敷药。一般情况下，刺激性小的药物，每隔 1 ～ 3 天换药 1 次；不需溶剂调和的药物，还可适当延长到 5～7 天换药 1 次；刺激性大的药物，应视患者的反应和发泡程度确定贴敷时间，数分钟至数小时不等；如需再贴敷，应待局部皮肤愈后再贴敷，改用其他有效穴位交替贴敷。

脐疗法每次贴敷 3～24 小时，隔日 1 次，所选用药物不应为刺激性大及发泡之品。冬病夏治穴位贴敷从每年入伏到末伏，每 7～10 天贴 1 次，每次贴 3～6 小时，连续 3 年为 1 疗程。

色素沉着、潮红、微痒、烧灼感、疼痛、轻微红肿、轻度出水泡属于穴位贴敷的正常皮肤反应。

三、注意事项

1. 凡用溶剂调敷药物，需随调配随贴敷，以防挥发。

2. 若用膏剂贴敷，膏剂温度不应超过 45℃，以免烫伤。

3. 对胶布过敏者，可选用低过敏胶布或用绷带固定贴敷药物。

4. 贴敷后若出现范围较大、程度较重的皮肤红斑、水泡、瘙痒现象，应立即停药，进行对症处理。出现全身性皮肤过敏症状者，应及时到医院就诊。

5. 对于残留在皮肤的药膏等，不宜用刺激性物品擦洗。

6. 贴敷药物后注意局部防水。

四、适应证与禁忌证

（一）适应证

本法适用范围相当广泛，既可治疗某些慢性病，又可治疗一些急性病症。治疗病症主要有：感冒、急慢性支气管炎、支气管哮喘、风湿性关节炎、三叉神经痛、面神经麻痹、神经衰弱、胃下垂、胃肠神经官能症、腹泻、冠心病、心绞痛、糖尿病、遗精、阳痿、月经不调、痛经、子宫脱垂、牙痛、口疮、小儿夜啼、厌食、遗尿、流涎等。此外，还可用于防病保健。

（二）禁忌证

1. 久病、体弱、消瘦、孕妇、幼儿及有严重心肝肾功能障碍者。

2. 贴敷部位有创伤、溃疡者。

第十二节　穴位注射技术

穴位注射技术，是指以中医理论为指导，依据穴位作用和药物性能，在腧穴内注入药物，以防治疾病的方法，又称"水针""穴位注射"。

穴位注射技术是在针刺疗法和现代医学封闭疗法相结合的基础上发展而来，通过针刺对穴位的刺激、中西药物本身对穴位的药理作用和药液对穴位的刺激作用等多重干预作用有机结合的疗法。充分发挥其协同治疗效应，从而可以大大提高临床疗效。本法具有操作简便、用药量小、适应证广、作用迅速等优点，随着现代医学的不断发展，临床选用药物日益丰富，适应病种也日益增多。

一、基本知识

（一）用具

常使用无菌注射器和针头，现在临床多采用一次性注射器。根据使用药物剂量大小及腧穴所在部位，应选用不同规格的注射器和针头，一般使用的型号有 1mL、2mL 和 5mL 注射器，若肌肉肥厚部位，可使用 10mL、20mL 注射器。针头可选用 5 ～ 7 号普通注射针头、牙科用 5 号长针头及封闭用长针头等。

（二）药物

常用药物有以下 3 类。

1. 中草药制剂

常用的中草药制剂有丹参注射液、复方当归注射液、川芎注射液、鱼腥草注射液、银黄注射液、柴胡注射液等。

2. 维生素类制剂

如维生素 B_1、维生素 B_6、维生素 B_{12} 注射液，维生素 C 注射液，维丁胶性钙注射液等。

3. 其他常用药物

如 5% ～ 10% 葡萄糖、生理盐水、泼尼松龙、曲安奈德、盐酸普鲁卡因、利多卡因、三磷酸腺苷、辅酶 A、神经生长因子、甲钴胺、硫酸阿托品、山莨菪碱、加兰他敏、氯丙嗪等。

二、操作方法

（一）选穴

在一般针灸治疗处方原则的基础上，穴位注射选穴强调"少"而"精"，以 1 ～ 2 个穴位为最好，最多不要超过 4 个穴位，一般选取肌肉比较丰厚的部位施术，多取背腰部的背俞穴、胸腹部募穴及四肢部五输穴等。

除可以根据针灸治疗处方原则选穴之外，还常常选用阳性反应点进行诊查，确定注射部位，一般在压痛点等阳性反应点处进行穴位注射，效果往往会更好。

（二）操作

穴位注射操作之前应根据所选穴位或部位、注射剂量，选择适当的注射器及针头。仔细核对病人的客观情况及用药情况，检查注射器质量，确认无误后，将药液吸入针筒，再将注射器内空气排尽。

进针前先揣穴，用手指按压、揣摸或循切的方式探索穴位。局部皮肤常规消毒后，将针头迅速刺入病人穴位处皮肤。进针后，通过针头获得各种不同的感觉，细心分辨出针头在不同组织中的进入情况，然后慢慢推进或上下提插，待针下有得气感后，回抽下，若回抽无血，即可将药推入，并随时观察病人的反应。

一般使用中等速度推入药物；慢性病、体弱者用轻刺激，将药物缓缓轻轻推入；急性病、体强者用强刺激，将药物快速推入。如果注射药物较多时，可以将注射针由深部逐渐退后至浅层，边退针，边推药，或将注射器变换不同的方向进行腧穴注射，注射后缓慢出针，并用无菌棉签或无菌棉球压迫 1 ～ 2 分钟。

（三）针刺角度及深度

根据穴位所在部位与病变组织的不同要求，决定针刺角度和注射的深浅。如头面及四肢远端等皮肉浅薄处的穴位多浅刺，而腰部和四肢肌肉丰厚部位的穴位可深刺。三叉神经痛于面部有触痛点，可在皮内注射形成"皮丘"；腰肌劳损的部位多较深，故宜适当深刺注射。

（四）药物剂量

1 次穴位注射的用药总量应小于该药 1 次的常规肌内注射用量，具体用量因注入的部位和药物的种类不同而各异。肌肉丰厚处用量可较大；关节腔、神经根等处用量宜小；刺激性较小的药物如葡萄糖液、生理盐水等用量可较大；刺激性较大的药物如乙醇，特异性药物如阿托品抗生素等用量宜小。

在 1 次穴位注射中各部位的每穴注射量宜控制在：耳穴 0.1 ～ 0.2mL，头面部穴位 0.1 ～ 0.5mL，腹背及四肢部穴位 1 ～ 2mL，腰臀部穴位 2 ～ 5mL。

（五）疗程

每日或隔日注射 1 次，治疗后反应强烈，可以间隔 2 ～ 3 日注射 1 次，可以将穴位分为几组，交替使用。10 次为 1 个疗程，休息 5 ～ 7 天后再进行下 1 个疗程。

三、注意事项

1. 向病人做好解释说明工作

腧穴注射前，应向病人详细介绍本疗法的特点和施术后可能出现的正常反应，如局部会出现酸胀感、4 ～ 8 小时内局部会有轻度不适，或不适感持续较长时间，但是一般不超过 1 天。

2. 注意药物的性能、药理作用、剂量、配伍禁忌及毒副作用

凡能引起过敏的药物，如青霉素、普鲁卡因等，必须常规皮试，皮试阳性者不可应用。副作用较严重的药物，使用时应谨慎。某些中草药制剂有时也可能有反应，应用时也要注意。不要使用过期药物，要注意药物的有效期。注意检查药液有无沉淀变质等情况，如已变质应停止使用。

3. 操作因人而异

年老体弱及初次接受治疗者，最好取卧位，注射部位不宜过多，药量也可酌情减少，以免晕针。

4. 药物不宜注入关节腔、血管和脊髓腔

若药物误入关节腔，可致关节红肿、发热、疼痛；误入脊髓腔，有损伤脊髓的可能，严重者可导致瘫痪。

5. 应注意避开神经干

在主要神经干通过的部位，做腧穴注射时，应注意避开神经干，以免损伤神经。如针尖触到神经干，有触电样的感觉，应及时退针，更不可盲目地反复提插。

6. 注意针刺深度与方向

背部脊椎两侧腧穴注射时，针尖斜向脊椎为宜，避免直刺引起气胸等。体内有重要脏器的部位，不宜针刺过深，以免刺伤内脏；在眼区要注意角度和深度，不应做提插捻转等行针手法。

7. 耳穴的穴位注射

耳穴注射应选用易于吸收、无刺激性的药物。

四、适应证与禁忌证

（一）适应证

腧穴注射法的适用范围非常广泛，内、外、妇、儿等各科均可以运用。常用于运动系统疾病，如肩周炎、关节炎、腰肌劳损、骨质增生、扭挫伤等；神经、精神系统疾病，如三叉神经痛、面神经麻痹、坐骨神经痛、多发性神经炎、头痛性癫痫、神经衰弱等；消化系统疾病，如胃下垂、胃肠神经官能症、肠易激综合征、痢疾等；呼吸系统疾病，如急慢性支气管炎、上呼吸道感染、支气管哮喘、肺结核等；心血管疾病，如高血压、冠心病、心绞痛等；皮肤疾病，如荨麻疹、痤疮、神经性皮炎等；妇科疾病，如子宫脱垂、滞产；儿科疾病，如小儿肺炎、小儿腹泻等。

（二）禁忌证

1. 孕妇的下腹部、腰骶部及合谷、三阴交等穴，不宜做腧穴注射，以免引起流产。
2. 表皮破损的部位不可进行操作。

第十三节　浮针技术

浮针疗法，是指用特定浮针针具，在引起局限性病痛的患肌周围或邻近四肢的皮下，针刺并留置软套管一定时间的方法。该法行皮下针刺时，多应用扫散手法并配合再灌注活动。

浮针法是传统针灸学和现代医学相结合的产物，具有痛苦小、见效快、疗效显著、适应证广等特点。其优势是所需进针点较少、治疗次数总体较少。

一、针具

浮针是由针芯、软套管和保护套管构成。针芯由不锈钢针和芯座组成，针尖呈斜坡形，可使浮针有足够的刚性，快速进入人体。软套管由软管和管座组成，材料为专门医用材料，以保证在拔出针芯后，软管具有足够的柔软度以利长时间留置（见图3-149）。保护套管为了保护针尖，也有利于保持无菌状态。

目前临床主要使用一种规格的浮针，即针芯直径0.6mm、长52mm。浮针只能一次性使用，即在一个病人身上、一次治疗时使用。

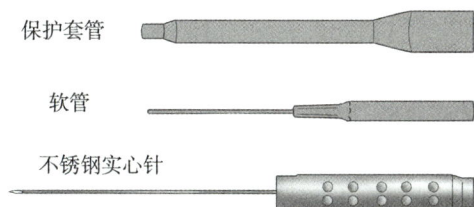

保护套管

软管

不锈钢实心针

图 3-149

二、操作方法

（一）体位选择

治疗时必须根据所选进针点的具体部位，选择适当的体位，便于病人放松，同时便于施术。如体位选择不当，在施术过程中病人紧张，医生进针、行针不便，给病人造成痛苦。

（二）明确患肌

患肌是指在神经系统正常、身体放松状态下，依旧紧张的肌肉。患肌不仅仅产生疼痛，也使得病人相关关节活动范围减小，产生无力感。触摸其肌腹时，医生手下有"紧、僵、硬、滑"的感觉，也有两侧同名肌肉手感不对称的感觉。明确患肌，是浮针疗法不可或缺的重要方面。初学者要用心体会，认真把握规律。

（三）进针点的选择

1.小范围、少患肌，进针点宜近；大范围、多患肌，进针点宜远。对于区域内多个患肌伴有上肢或下肢肌肉异常者，进针点要从远到近（先四肢部，后头面躯干部）。

2.多数情况下，选择在患肌周边，上、下、左、右处；特殊的部位，如在肋间，不必拘泥上下左右，可以斜取进针点。

3.避开皮肤上的瘢痕、结节、破损、凹陷、突起等处，尽量避开浅表血管，以免针刺时出血。

（四）进针步骤

1. 消毒

用碘伏消毒，以进针点为中心、直径
10 ～ 15cm 范围内的皮肤。

2. 进针

现多用进针器辅助进针。进针时，将
进针器向前、向下稍微按压推进，使得进针
器前端皮肤与针尖呈现垂直状态，这样可使
针尖透过真皮的距离最短，引发刺痛的可能
性最小，也可使针尖直达皮下，而不会过深
（见图 3-150）。

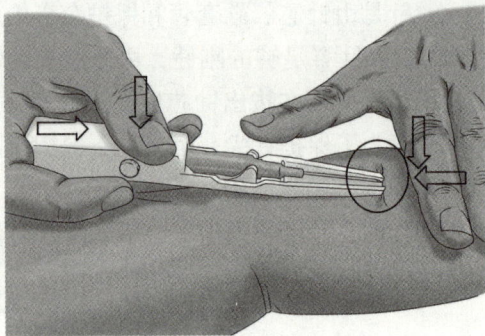

图 3-150

3. 运针、扫散

进针后，确保浮针针尖在皮下后，放倒针身，右手持针沿皮下向前推进。推进时
稍稍提起，使针尖勿向下深入。针体完全平置于皮下后，皮肤呈线状隆起。手持针座
使针尖做扇形运动，角度一般在 30° ～ 45° 之间。扫散时以拇指为支点，示指和无名指
配合前后摆动针座；动作要稳、匀、柔；每个进针点扫散时间一般为 2 分钟，次数为
200 次。

4. 再灌注活动

有时为患肌抗阻运动，有时为患肌无阻力下主动运动。在扫散的同时，根据患肌的
解剖功能活动，引导患者做到最大幅度（等张收缩）或最大强度（等长收缩），与此同
时，医生给予反方向作用力；或者患者做主动运动，医生不给予阻力。再灌注活动遵循
幅度大、速度慢、次数少（不超过 3 次）、间隔长、变化多的原则。

（五）留管

扫散结束后，抽出针芯，以胶布贴附于针座，固定留于皮下的软套管。留管时间一
般为 3 ～ 4 小时，期间针刺局部保持干洁，防止感染，嘱患者勿剧烈运动，若因针体移
动，引起局部刺痛，可自行起管，告诉病人起管时可能出血。

（六）起管

由患者自行起管。起管时，按压针孔或针孔前方 1 ～ 2cm 的部位，防止出血；出管
即刻按压进针点 3 秒（头部浮针按压时间要稍长）。

三、注意事项

1. 患者过于饥饿、疲劳、精神紧张时，不宜立即针刺。
2. 常有自发性出血或损伤后出血不止者，或皮肤有感染、溃疡、瘢痕或肿瘤的部

位，均不宜针刺。

3. 妇女怀孕 3 个月及以上者，腹部、腰骶部不宜针刺。

4. 小儿囟门未闭，头顶部勿针刺。

5. 留管期间，应注意针口密封和针体固定，嘱患者避免剧烈活动和洗澡，以免汗液和水进入机体引起感染。

6. 不适用于感染性病症，不适用于神经元明确受损的病症，不适用于内分泌功能障碍的病症，不适用于占位性病症。

四、适应证

疼痛性疾患，如慢性头痛、颈椎病、肩周炎、网球肘、腱鞘炎、腕管综合征、腰椎间盘突出症、腰肌劳损、膝关节炎、踝关节陈旧性损伤、带状疱疹后遗痛、胆囊炎、胆石症、慢性胃痛、泌尿道结石、痛经等。另外，对慢性良性内科、妇科的非疼痛病症常有显著效果，例如：中短期失眠、嗜睡、抑郁、慢性哮喘的急性发作、咳嗽变异性哮喘、呃逆、习惯性便秘、内痔、漏尿、前列腺炎等。

第四章　技术应用

第一节　部队常见病证

一、发热

（一）概述

发热，是指以体温高出正常标准或自觉身热为主要临床表现的病证，分为外感发热和内伤发热。其中，外感发热，是指人体感受六淫之邪及时行疫疠之气而导致的发热。西医的多种感染性疾病，比如流行性感冒、人禽流感、流行性腮腺炎、新型冠状病毒感染等，可参考外感发热辨证论治。内伤发热，是指由于气血阴阳失衡，脏腑功能失调导致的发热，一般起病较缓，病程较长，热势轻重不一，但以低热为多，或自觉发热而体温并不升高。常见于西医学中的功能性低热、肿瘤、结缔组织疾病、内分泌疾病和某些原因不明的发热等。

外感发热是部队最常见的病证之一。基层部队由于官兵居住相对集中，人员活动范围相对局限，所以一旦有官兵出现外感发热，容易引发群体性发热，如未能及时控制，会导致非战斗减员的群体性卫生事件，降低部队战斗力。因此，外感热病的防治对于基层部队意义重大，本章节针对外感发热的辨证论治进行论述。

（二）诊断要点

1. 临床表现

外感发热具有起病急、变化快、传变迅速、病程短等临床特点。本病证以发热恶寒、汗出异常等为基本临床表现。发热时间，短者几日即退，长者持续十余日或更长时间热势不解。常伴有咳嗽、鼻塞、流涕、口干烦渴、面红、尿少便秘、舌红、脉数等症状。

2. 其他检查

（1）体征　体温升高，腋下温度在 37.3℃以上。

（2）实验室检查　白细胞总数及中性粒细胞升高，血沉增加；或尿中有脓细胞；或大便中有脓细胞、吞噬细胞；或血、尿、骨髓细菌培养阳性。

（3）影像学检查　伴有咳嗽者，X 线检查肺部有炎性改变。

（三）辨证分型

1. 表寒证

发热，恶寒无汗，头身疼痛，舌淡红，苔薄白，脉浮紧。野外驻训、演习期间环境突变、着凉极易引起。

2. 表热证

发热、咳嗽突出，伴有微恶寒或短暂恶寒，咽干痛，舌质淡红，苔薄黄，脉浮数。

3. 邪热壅肺证

高热，烦躁，口渴，汗出，咳嗽，气促气喘，胸闷胸痛，舌红，苔黄而干，脉数。

4. 热入营血证

身热夜甚，口干不甚渴饮，心烦不寐，时有谵语，躁扰不安，或神昏躁狂，吐血，衄血，便血，尿血，斑疹隐隐或斑疹密布，舌质深绛，苔黄，脉细数。

5. 热毒壅盛证

高热，一侧或两侧耳下腮部漫肿胀痛，范围大，坚硬拒按，咀嚼困难，烦躁不安，面赤唇红，口渴欲饮，头痛呕吐，咽红肿痛，尿少而黄，大便秘结，舌质红，苔黄，脉滑数。

（四）中医治疗

1. 中药治疗

（1）感冒清热颗粒　适用于表寒证。冲服，每次1袋，每日2次。

（2）正柴胡饮颗粒　适用于表寒证。冲服，每次1袋，每日3次。

（3）双黄连口服液　适用于表热证。口服，每次20mL，每日3次。

（4）复方双花片　适用于表热证。口服，每次4片，每日4次。

（5）表热清颗粒　适用于表热证。冲服，每次15g，每日3次。

（6）连花清瘟胶囊　适用于邪热壅肺证。口服，每次4粒，每日3次。

（7）清热解毒口服液　适用于邪热壅肺证。口服，每次10～20mL，每日3次。

（8）牛黄醒脑丸　适用于热入营血证。口服，每次1丸，每日1次。

（9）锡类散　适用于热毒壅盛证。外敷，每次取3g，用蜂蜜调和，敷于患处包扎固定，2日1换。

（10）六神丸　适用于热毒壅盛证。外敷，每次取六神丸6～10粒，研碎，加食醋调成糊状，敷于患处，每日换药1次。

（11）橘皮生姜红糖茶　适用于表寒证。橘皮、生姜各10g，切细丝，加水煎至半碗，服用时加入红糖适量，趁热服用。

（12）生姜饮　适用于表寒证。生姜30g，红糖30g，煎汤分3次服用。

2. 针刺疗法

（1）毫针刺法

取穴：大椎、十二井、十宣、曲池、合谷。

随证配穴：风热者，加鱼际、外关；肺热者，加少商、尺泽；气分热盛者，加内庭、厉兑；热入营血者，加中冲、内关、血海；抽搐者，加太冲；神昏者，加水沟、内关。

操作：毫针泻法，留针20～30分钟，每日1次，5～7次为1个疗程。大椎刺络拔罐放血，十宣、井穴点刺出血。

（2）三棱针疗法

取穴：耳尖。

操作：适用于表寒证及表热证的发热症状。耳尖消毒后，用三棱针或注射针头点刺放血。每侧穴位放血5滴（如黄豆大小）。

3. 拔罐疗法

适用于表寒证及表热证。取大椎、风门、肺俞，留罐15分钟，隔日1次。也可在背部两侧膀胱经拔罐或走罐。

4. 艾灸疗法

适用于表寒证。取大椎、肺俞，每穴艾灸10分钟，每日1次。

5. 刮痧疗法

适用于表寒证及表热证的发热、头痛、头晕等症状。先选取颈项部进行刮痧，重点刮拭风府—身柱一线、风池—肩井一线及曲垣、风门、肺俞穴，再刮拭脊柱两侧背俞穴。力度适宜，以出痧为度。

6. 推拿疗法

（1）推抹前额　两拇指指腹分别由印堂至神庭、印堂至太阳进行推抹，5～8次。

（2）按揉太阳　两拇指指腹或大鱼际按揉两侧太阳穴2分钟，力度轻柔和缓，两手力度相同。

（3）按揉风池　拇、示指指腹按揉两侧风池穴2分钟，力度由轻到重，以出现明显的酸胀感为度。

（4）点按大椎　单手拇指点按大椎穴2分钟，力度由轻到重。

（5）按压合谷　两拇指指腹按压两侧合谷穴2分钟，力度由轻到重，两手力度相同，以出现明显的酸胀感为度。

（6）拿肩井　以患者头部微微出汗为度，力度略重为宜。

推拿疗法适用于表寒证及表热证症状较轻者，推拿后若出现轻微出汗，发热就可缓解。

（五）预防调护

1. 在外感发热易感季节，合理安排作息，进行科学训练，增强人体正气，提高官兵抵抗力。

2. 对于出现外感发热的战士，应及时治疗，并根据具体情况采取相应消毒及隔离措施，并对其他战士进行相应的预防措施，以避免疾病在营区内蔓延。

3. 多饮用糖盐水、果汁、西瓜汁、绿豆汤等。饮食方面宜食用清淡流质或半流质，富于营养，但易于消化的食品。也可采用以下方法进行调护。

（1）橘皮生姜红糖茶　橘皮、生姜各 10g 切细丝，加水煎至半碗，服用时加入红糖适量，趁热服用。服后盖被睡觉，有助于退烧，缓解头痛。

（2）生姜饮　生姜 30g，红糖 30g，煎汤分 3 次服用。用于风寒所致发热。

（3）青龙白虎饮　白萝卜 30g，青橄榄 2 枚。白萝卜切片，与青橄榄煎汤代茶饮。

二、头痛

（一）概述

头痛，是指患者以自觉头部疼痛为主要临床表现的一种常见病证。头痛既可单独出现，也可伴见于多种急慢性疾病的过程中。西医学中的偏头痛、紧张性头痛、丛集性头痛及外伤性头痛等，可参考本节辨证论治。

头痛在人群中发病普遍，部队官兵因长期处于高强度训练中，精神高度集中，头痛的发病率也较高。

（二）诊断要点

1. 临床表现

以患者自觉头部疼痛为主要临床表现，可发生在巅顶、前额、两颞、眉棱骨、枕项，甚至全头部。疼痛性质有跳痛、刺痛、胀痛、空痛、隐痛等。头痛发作形式可为突然发作，或缓慢起病，或反复发作，时痛时止。疼痛的持续时间可长可短，可数分钟、数小时或数天、数周，甚则长期疼痛不已。

2. 其他检查

神经系统检查、血常规检查、测量血压，必要时做脑脊液、脑电图检查，头颅 CT，经颅多普勒和 MRI 等检查，有助于明确诊断。

（三）辨证分型

1. 风寒头痛

有感受风寒的病史，多见头痛剧烈，连及项背，时有拘急收紧感，遇风加重，常伴恶风畏寒，头痛喜裹，口不渴，舌淡红，苔薄白，脉浮紧。

2. 风热头痛

多见头痛且胀，发热，面红目赤，口渴喜饮，便秘，小便黄，舌尖红，苔薄黄，脉浮数。

3. 肝阳头痛

多见头胀痛，以两侧为主，头晕目眩，心烦易怒，口苦，舌红苔黄，脉弦数。

4. 痰浊头痛

多见头重痛，昏蒙如裹，胸闷，食欲不振，口渴不欲饮，舌淡苔白腻，脉滑或弦滑。

5. 瘀血头痛

多见头刺痛，痛处固定不移，迁延日久，或有头部外伤史，舌质紫黯，可见瘀斑，瘀点，苔薄白，脉细涩。

6. 气血虚头痛

多见头痛绵绵，劳累后加重，面白无华，舌淡苔白，脉细弱。

7. 肾虚头痛

多见头空痛，伴眩晕，耳鸣，失眠，健忘，精神疲倦，乏力，遗精，舌红，苔少，脉细无力。

（四）中医治疗

1. 中药治疗

（1）川芎茶调丸　适用于风寒头痛。口服，每次 3～6g，每日 2 次。

（2）都梁丸　适用于风寒头痛。口服，每次 1 丸，每日 2 次。

（3）黄连上清丸　适用于风热头痛。口服，水丸或水蜜丸每次 3～6g，大蜜丸每次 1～2 丸，每日 2 次。

（4）天麻钩藤颗粒　适用于肝阳头痛。冲服，每次 10g，每日 3 次。

（5）正天丸　适用于肝阳头痛。口服，每次 6g，每日 3 次。

（6）半夏天麻丸　适用于痰浊头痛。口服，每次 6g，每日 3 次。

（7）元胡止痛片　适用于瘀血头痛。口服，每次 4～6 片，每日 3 次。

（8）养血清脑颗粒　适用于气血虚头痛。冲服，每次 1 袋，每日 2 次。

（9）归脾丸　适用于气血虚头痛。口服，每次 9g，每日 3 次。

（10）六味地黄丸　适用于肾虚头痛。口服，水丸或水蜜丸每次 9g，大蜜丸每次 1 丸，每日 2 次。

2. 针刺疗法

取穴：百会、太阳、风池、列缺、合谷、阿是穴。

随证配穴：巅顶痛，加四神聪、太冲、内关；前额痛，加印堂、攒竹；偏头痛，加外关；风寒头痛，加风门，起针后拔罐或艾灸；风热头痛，加曲池、大椎，大椎可点刺出血；痰浊头痛，加丰隆、阴陵泉；血虚头痛，加血海、三阴交；肾虚头痛，加太溪；心烦失眠，加内关、安眠。

操作：毫针刺法，留针 20～30 分钟，每日 1 次，5～7 次为 1 个疗程。

3. 艾灸疗法

取百会、太阳、头维、合谷，进行艾条灸。每日灸 15～20 分钟，灸至患者感觉舒适，局部皮肤潮红为度，每日 1 次。

4. 刮痧疗法

头颈部：头维、百会、印堂、太阳、风池、风府。背部：大椎、肺俞、肝俞、肾俞。上肢部：合谷、列缺、内关。下肢部：阳陵泉、太冲。按身体的部位，依序为头颈部、背部、上肢及腿部。刮拭时，力度适宜，由轻到重，至局部发红或出痧。

5. 推拿疗法

（1）开天门，分抹前额　双手拇指指腹或中指指腹着力，由印堂穴开始，向上拉抹至前发际正中，再由印堂穴开始，沿着眉弓上缘由内向外，分别向两侧抹至太阳穴，反复 3 ～ 5 遍。

（2）按揉头面部腧穴　拇指指腹按揉印堂、攒竹、太阳、神庭、头维、率谷、百会，每穴约 1 分钟。

（3）拿五经　指腹用力做五指拿法，从前额发际处向后沿五经（督脉、双侧膀胱经、双侧胆经）拿至风池穴处，反复 3 ～ 5 遍。

（4）拿揉风池及颈项　拿揉风池穴，以较强的酸胀感为好，时间 1 ～ 2 分钟。再由风池穴向下沿后项部两侧肌群向下拿揉，反复 3 ～ 5 遍。使患者有酸胀感，以能耐受为度。

（5）按揉肩井　由上至下，按揉肩胛骨内侧膀胱经，反复 3 ～ 5 遍。

（6）拿揉肩部　由颈项根部逐渐向外拿揉至三角肌，反复 3 ～ 5 遍。

（7）拍叩肩部　沿患者背部膀胱经，由上至下，逐渐拍叩至腰部，反复 3 ～ 5 遍。

（五）预防调护

1. 对于酸痛感较明显的穴位或部位，要加强手法，但要以患者能耐受为度。

2. 注意合理作息时间，控制情绪，健康饮食，增强体质，部队官兵进行户外作业时，要注意根据气候做好防护。

3. 保持心情舒畅，保证足够睡眠，头痛剧烈者，宜卧床休息，保持环境安静，光线不宜过强。

4. 避免辛辣刺激饮食，戒烟戒酒。

三、失眠

（一）概述

失眠，中医又称"不寐"，是指以经常不能获得正常睡眠为特征的一种疾病。本病轻重程度不一，轻者难以入睡，醒后不能再睡，或时睡时醒，严重者彻夜不眠。西医学中的神经官能症、更年期综合征、慢性消化不良、贫血等以失眠为主要临床表现时，均属本病范畴，可参照本病辨证论治。

失眠在部队官兵中发病率较高，主要是由于官兵长期处于高强度训练中，精神高度集中，使得军人在精神和体力上产生过度紧张与疲劳。特别是面对现代高科技战争的严酷，军人着眼未来战争如何能打得赢，部队官兵，特别是各级指挥人员，容易产生焦虑与紧张的心理，这种紧张与焦虑导致官兵失眠多发。

（二）诊断要点

1. 临床表现

轻者入睡困难或睡中易醒，醒后不能再睡，连续 3 周以上，重者彻夜难眠。常伴有头痛、头晕、心悸、健忘、神疲、乏力多梦等症状。

2. 其他检查

经过各系统检查和实验室检查，未发现有妨碍睡眠的其他器质性病变。

（三）辨证分型

1. 心脾两虚证

多梦易醒，心悸健忘，神疲食少，伴头晕目眩，乏力，腹胀腹泻，面色无华，舌淡苔薄，脉细无力。

2. 心肾不交证

心烦失眠，入睡困难，心悸多梦，伴头晕耳鸣，腰膝酸软，潮热盗汗，五心烦热，咽干，男子遗精，女子月经不调，舌红苔少，脉细数。

3. 肝火扰心证

不寐多梦，甚则彻夜不眠，急躁易怒，伴头晕头胀，目赤耳鸣，口干而苦，不思饮食，便秘溲赤，舌红苔黄，脉弦而数。

4. 心胆气虚证

虚烦不寐，胆怯心悸，触事易惊，终日惕惕，伴气短，自汗，倦怠乏力，舌淡，脉弦细。

（四）中医治疗

1. 中药治疗

（1）人参归脾丸　适用于心脾两虚引起的失眠。每次 6g，每日 2 次。

（2）龙胆泻肝丸　适用于肝火旺引起的失眠。每次 6g，每日 2 次。

（3）朱砂安神丸　适用于心肝火旺引起的失眠。每次 6g，每日 2 次。

（4）黄连阿胶丸　适用于心肾不交引起的失眠。每次 5g，每日 2 次。

（5）安神定志丸　适用于心胆气虚引起的失眠。每次 6 克，每日 2 次。

2. 针刺疗法

取穴：神门、三阴交、内关、百会。

随证配穴：肝阳上亢，加太冲；心脾两虚，加足三里。

操作：毫针刺，每次留针 20～30 分钟，每日 1 次，10 次为 1 个疗程。

3. 穴位贴敷疗法

吴茱萸 9g、米醋适量，将吴茱萸研为细末，与米醋调成糊状，敷于两足涌泉穴，盖上纱布，胶布固定，每日 1 次。适用于心肾不交证失眠。

4. 推拿疗法

（1）推眼眶　患者仰卧位，双手沿眼眶呈"∞"字形，施一指禅推法，重复 5～8 遍。

（2）抹眼眶　双手拇指或中指由内眼角至外眼角沿眼眶周围，施以抹法，重复

5 ～ 8 遍。

（3）抹前额　由印堂至神庭，印堂至太阳，施以抹法，重复 5 ～ 8 遍。

（4）按揉穴位　依次按揉睛明、攒竹、印堂、太阳、神庭、百会、失眠穴，每穴 1 分钟。

（5）扫散头部　于头两侧，施以扫散法。

（6）拿头皮　两手五指先由前发际至头顶，再由头两侧至头顶，最后在头枕部进行拿揉，反复 5 ～ 8 遍。

（7）拿肩井　在肩井穴，施以拿法。

（五）预防调护

1. 针灸推拿治疗失眠效果良好，尤其是在下午或晚间治疗效果更好。

2. 本病与情绪变化有关，应克服紧张情绪和疑虑，顺其自然，避免情绪激动，保持精神舒畅。

3. 起居要有规律，睡觉前避免从事紧张和兴奋的工作。

4. 睡觉前不宜喝茶、咖啡、酒等。

5. 适当加强体育锻炼，增强体质，作息有序，养成良好的生活习惯。

6. 少食辛辣、煎炸、肥甘厚味等食品，晚餐要少，避免饥饱过度。可采用以下食疗方法进行调护。

（1）酸枣仁汤：酸枣仁 10g，泡茶饮，每晚 1 次。对于血虚所引起的心烦不眠或心悸不安，有良效。

（2）养心粥：取党参 35g，去核红枣 10 枚，麦冬、茯神各 10g，以 2000mL 的水煎成 500mL，去渣后，与洗净的米和水共煮，米熟后加入红糖服用。对于心跳加快、健忘、失眠、多梦者，有明显疗效。

（3）桂圆莲子汤：取桂圆、莲子各二两，煮成汤，具有养心、健脾、宁神、补肾之功效，最适合于中老年人、长期失眠者服用。

（4）枸杞子用蜂蜜浸泡 1 周之后，每日取适量，加温水稀释后饮用，每日 3 次。

7. 每晚睡前头部刮痧。

8. 睡前热水泡脚 15 分钟，之后配合按摩足底涌泉穴 10 分钟。

四、耳鸣

（一）概述

耳鸣，是指患者自觉耳内鸣响，或如闻蝉鸣，或如潮涌的一种病证。西医学的神经性耳鸣、药毒性耳鸣及外伤等各种原因导致的耳鸣，皆可参照本节治疗。

耳鸣在部队较为多发，训练中子弹或炮弹发射时的巨大声响是引起耳鸣的一个主要原因。另外，长期紧张的训练，容易引起部队官兵精神紧张，情绪波动，也是引起本病的重要原因。

（二）诊断要点

1. 临床表现

自觉耳内鸣响，如闻蝉鸣，或如潮涌，时轻时重。可出现在双侧，也可出现在单侧，常伴有眩晕，听力减退。

2. 其他检查

神经系统检查，鼓膜评估，听力检查，用以鉴别诊断。

（三）辨证分型

1. 风热侵袭证

起病较急，耳胀，耳鸣，听力下降，头痛恶寒，发热口干，舌淡红，苔薄黄，脉浮数。

2. 肝火上扰证

耳如雷鸣，生气加重，耳胀耳痛，头痛眩晕，目红面赤，口苦咽干，夜寐不安，便秘尿赤，舌红苔黄，脉弦数。

3. 痰火郁结证

耳如蝉鸣，听力下降，头昏沉重，胸闷脘痞，咳嗽痰多，舌红苔黄腻，脉弦滑。

4. 肾精亏损证

耳如蝉鸣，夜间较甚，听力下降，头晕眼花，腰膝酸软，多梦遗精，舌红少苔，脉细数。

5. 脾胃虚弱证

耳鸣劳累后加重，倦怠乏力，纳差便溏，面色萎黄，舌淡苔白，脉弱。

（四）中医治疗

1. 中药治疗

（1）银翘解毒丸　适用于风热侵袭证。口服，每次 6g，每日 2 次。

（2）龙胆泻肝丸　适用于肝火上扰证。口服，每次 3～6g，每日 2 次。

（3）通窍耳聋丸　适用于肝火上扰证。口服，每次 6g，每日 2 次。

（4）礞石滚痰丸　适用于痰火郁结证。口服，每次 9～15g，每日 2 次。

（5）耳聋左慈丸　适用于肾精亏损证。口服，每次 1 丸，每日 2 次。

（6）益气聪明丸　适用于脾胃虚弱证。口服，每次 9g，每日 2 次。

2. 针刺疗法

取穴：耳门、听宫、听会、翳风、翳明、侠溪、中渚。

随证配穴：风热侵袭，加风池、外关；肝火上扰，加太冲、行间；痰火郁结，加丰隆、阴陵泉；肾精亏损，加太溪、复溜、肾俞；脾胃虚弱，加足三里、三阴交。

操作：毫针刺，每日 1 次，每次留针 20 ～ 30 分钟，5 ～ 7 次为 1 个疗程。

3. 艾灸疗法

选取听宫、听会、完骨、天柱，每穴艾条灸 5 ～ 10 分钟，每日 1 次。

4. 推拿疗法

（1）揉捏耳郭　用示指、拇指，先从上至下揉捏耳郭，然后从下至上揉捏，反复揉捏至双耳微微发热感，反复 3 ～ 5 次。

（2）按揉耳周穴位　用拇指或示指指腹按揉耳门、听宫、听会、翳风，力度由轻到重，每穴约 2 分钟。

（3）击天鼓　两掌搓热，用两掌心掩耳，十指按在后头部。再将示指叠在中指上，敲击枕骨下方，使耳内可闻及类似击鼓的声音，约 3 分钟。

（4）拉拽耳郭　用两手拇指、示指捏住两侧耳郭，向外侧拉拽 3 ～ 5 下。

5. 刮痧调护

（1）头项部　角孙、耳门、听宫、听会、翳风。

（2）背部　肾俞、命门。

（3）上肢　少海、中渚、少泽。

（4）下肢　足三里、太溪、太冲、侠溪。

每次选 6 ～ 8 穴，每穴刮 30 ～ 50 下。

（五）预防调护

1. 避免食用高脂肪类食物，多食富含蛋白质和维生素类食物，耳鸣患者可采用以下方法进行食疗。

（1）菊花粥：取菊花 10g、粳米 6g，每天一次煮粥食用。每日 1 剂，连服数剂。

（2）磁石养肾粥：取磁石 30g，羊肾 1 对，粳米 100g，黄酒少许。将羊肾剖析干净，去内脂，细切。先煎磁石，去渣，后入羊肾及米煮粥。煮熟加入黄酒少许，调匀，稍煮即可。

（3）狗肉黑豆粥：取狗肉 250g，黑豆 60g，粳米 100g。黑豆浸泡半日，狗肉洗净切小块，与粳米同煮为粥。随意服用。

2. 要调节情绪，保持心态平和。

3. 要劳逸结合，不要过度疲劳，保证睡眠，注意保暖，预防感冒。

4. 避免应用耳毒性药物，如庆大霉素、链霉素等。

5. 减少噪声刺激，不要长时间使用耳机，尽量不在声音嘈杂的娱乐场所内停留。

五、胃痛

（一）概述

胃痛，又叫"胃脘痛"，是指以上腹胃脘部经常发生疼痛为主要临床症状的病证。

现代医学的急、慢性胃炎，消化性溃疡，胃神经官能症，胃黏膜脱垂，胃痉挛等疾病引起的胃脘痛者，均属于中医"胃痛"的范畴。

由于军队特殊的生活和作业特点，胃痛发病率较高，尤其以中青年官兵多见。与军事作业的环境、军事作业的强度及情绪因素密切相关。

（二）诊断要点

1. 临床表现

（1）以上腹胃脘部疼痛或压痛为主。

（2）发病常与情志不畅、饮食不节、劳逸失调、受寒等因素有关。

（3）常伴有食欲不振、胃脘胀满、嗳气吞酸等胃失和降的症状。

2. 其他检查

纤维胃镜、上消化道 X 线钡餐透视和病理学检查，可协助诊断。

（三）辨证分型

1. 寒邪客胃证

发病急，遇寒或进食生冷诱发或加重，恶寒喜暖，得温痛减，口淡不渴，或喜热饮，苔薄白，脉弦紧。

2. 饮食伤胃证

多发于暴饮暴食后，胃脘胀满疼痛，疼痛拒按，吐后痛减，大便不爽，苔厚腻，脉滑。

3. 肝气犯胃证

胃脘胀满，脘痛连胁，嗳气频频，心烦易怒，吞酸，太息，大便不畅，每因情志因素而诱发，苔薄白，脉弦。

4. 湿热中阻证

胃脘灼热疼痛，嘈杂泛酸，口干口苦，渴不欲饮，食甜则吐酸水，身重肢倦，小便黄，大便不畅，舌苔黄腻，脉滑数。

5. 脾胃虚寒证

胃痛隐隐，泛吐清水，喜温喜按，空腹痛甚，得食则缓，劳累或受凉后疼痛发作或加重，纳差，神疲，甚或手足不温，大便溏薄，苔薄白，脉虚弱或迟缓。

（四）中医治疗

1. 中药治疗

（1）生姜、红糖煎水饮　适用于寒邪客胃证。

（2）温胃舒胶囊　适用于寒邪客胃证。口服，每次 3 粒，每日 2 次。

（3）保和丸　适用于饮食伤胃证。口服，蜜丸每次 1～2 丸，每日 1～2 次。

（4）疏肝健胃丸　适用于肝气犯胃证。口服，蜜丸每次 1 丸，每日 3 次。

（5）香砂平胃颗粒　适用于湿食互滞证。冲服，每次 10g，每日 2 次。

（6）健脾丸　适用于脾胃虚弱证，补脾胃作用较强。口服，蜜丸每次 1 丸，每日 2 次。

（7）附子理中丸　适用于脾胃虚寒证，温热作用较强。口服，蜜丸，每次 1 丸，每日 3 次。

（8）枳实导滞丸　适用于湿热中阻证。口服，每次 6 ～ 9g，每日 2 次。

2. 针刺疗法

取穴：中脘、内关、足三里、合谷。

随证配穴：寒邪客胃者，加胃俞；饮食停滞者，加下脘、梁门；肝气犯胃者，加太冲、行间、阳陵泉；脾胃虚寒者，加气海、关元、脾俞、胃俞；胃痛甚，加梁丘。

操作：毫针刺，每次留针 20 ～ 30 分钟，每日 1 次，7 ～ 10 次为 1 个疗程。

3. 艾灸疗法

取中脘、足三里、脾俞、胃俞、合谷、梁门，每穴艾炷灸 5 ～ 10 壮，或艾条灸 10 分钟，每日 1 次。适用于寒性胃痛和脾胃虚弱胃痛。

4. 拔罐疗法

选用上腹部和背部脾俞、胃俞拔罐，每次留罐 15 分钟，5 日治疗 1 次，4 次为 1 个疗程。

5. 穴位敷贴疗法

将肉桂、丁香研为细末，用纱布包扎，外敷中脘穴，每次 10 ～ 20 分钟。或将穴位敷贴贴在中脘穴上，留置 24 小时后除去，2 小时后再更换。适用于脾胃虚寒者。

6. 推拿疗法

（1）推摩腹部　患者取仰卧位。在胃部施以一指禅推法，结合摩法，使热量渗透于胃部。

（2）按揉穴位　依次按揉中脘、气海、天枢、曲池、内关、合谷、足三里，每穴 30 秒。

（3）推膀胱经　患者取俯卧位。术者在两侧膀胱经，施以一指禅推法，反复 3 ～ 5 次。

（4）按揉背部穴位　按揉膈俞、肝俞、胆俞、脾俞、胃俞、三焦俞。

（5）辨证治疗　①寒邪客胃：擦脾俞、胃俞，以透热为度。②饮食停滞：加全腹顺时针摩法。③肝气犯胃：加按揉中脘、期门各 10 ～ 15 秒。④脾胃虚寒：加揉按关元、气海，擦脾俞至八髎穴，以透热为度。

7. 刮痧调护

（1）腹部　中脘、气海、关元、滑肉门。

（2）背部　肝俞、脾俞、胃俞、胃仓。

（3）下肢　梁丘、阳陵泉。

（五）预防调护

1.饮食要有规律，发病期间适宜少食多餐，进食清淡、易消化食物，避免烧烤、过冷、过热、过硬、过辣及过分粗糙的食物，对于高寒区域的官兵，饮食提倡多食用温热性食物。

2.重视精神调摄，保持情绪稳定和乐观的心态。

3.注意季节变化，须适当增减衣服，冷暖养护，饮食得当，防止病发。

4.训练结束后，不要马上进食或大量饮水。

5.注意胃部保暖。

6.对受寒引起的胃痛，可用生姜5片切末，加红糖煎水饮用。

附：胃肠痉挛

胃肠痉挛，是指由于胃肠平滑肌突发的、阵发性强烈收缩而引起的剧烈胃痛、腹痛，是临床常见的急腹症。

胃肠痉挛多见于西医的急性胃肠炎、胃溃疡和胃神经官能症，也多见于受寒引起，可反复发作。

1.针刺治疗

针刺合谷、天枢、梁丘、足三里，强刺激，留针20分钟，期间间断行针，针刺后可加艾灸。

2.指针疗法

取至阳穴或背部压痛点，以拇指指腹点压弹拨3～5分钟，间歇5分钟，再重复操作1次。

3.穴位注射

取中脘、天枢、足三里、胃俞、内关穴，每次选取1～3个穴，注射阿托品注射液或2%的利多卡因注射液，每穴0.5mL。

六、呕吐

（一）概述

呕吐，是指由于胃失和降、胃气上逆，迫使胃中内容物上涌，自口中吐出的一种病证。一般认为，有物有声谓之呕，有物无声谓之吐，无物有声谓之干呕，呕与吐常同时发生，故合称为呕吐。多见于西医学的神经性呕吐、急性胃炎、心源性呕吐、幽门梗阻、肠梗阻、急性胰腺炎、急性胆囊炎，以呕吐为主要临床表现时，均属本病范畴，可参照本病辨证论治。

（二）诊断要点

1. 临床表现

（1）以呕吐食物、痰涎、水液等物，或干呕无物为主症，一日数次不等，持续或反复发作。常兼有脘腹不适，恶心纳呆，泛酸嘈杂等症。

（2）起病或缓或急，常先有恶心欲吐之感，多由饮食、情志、寒温不适、闻及不良气味等因素而诱发，也有由服用化学药物、误食毒物所致者。

2. 其他检查

上消化道 X 线检查，纤维胃镜检查，呕吐物的实验室检查等，有助于进行诊断。

（三）辨证分型

1. 寒邪犯胃证

突然呕吐，胸脘满闷，不思饮食，发热恶寒，头身疼痛，舌苔白，脉缓。

2. 饮食停滞证

呕吐酸腐，脘腹胀满，嗳气厌食，得食更甚，吐后缓解，大便或溏或结，舌苔厚腻，脉滑实。

3. 痰饮内停证

呕吐物多为清水痰涎，胸脘满闷，不思饮食，头眩心悸，舌苔白腻，脉滑。

4. 肝气犯胃证

呕吐吞酸，嗳气频繁，胸胁胀痛，烦闷不舒，每因情志不遂而呕吐吞酸加重，舌边红，苔薄白，脉弦。

5. 脾胃虚寒证

饮食稍有不慎，即易呕吐，时作时止，食入难化，脘腹痞满，口淡不渴，面白少华，倦怠乏力，大便溏薄，舌质淡，苔薄白，脉濡弱。

6. 胃阴不足证

呕吐反复发作，或时作干呕，但呕吐量不多，或尽唾涎沫，口燥咽干，胃中嘈杂，似饥而不欲食，舌红少津，脉细数。

（四）中医治疗

1. 中药治疗

（1）藿香正气软胶囊　适用于寒湿犯胃证。口服，每次 2～4 粒，每日 2 次。

（2）保和丸　适用于饮食停滞证。口服，每次 1～2 丸，每日 2 次。

（3）二陈丸　适用于痰饮内停证。口服，每次 9～15g，每日 2 次。

（4）左金丸　适用于肝气犯胃证。口服，每次 3～6g，每日 2 次。

（5）舒肝丸　适用于肝气犯胃证。口服，每次 1/2～1 丸，每日 2 次。

（6）附子理中丸　适用于脾胃虚寒证。口服，每次 6g，每日 2～3 次。

（7）香砂养胃丸　适用于胃阴不足证。口服，每次 3g，每日 2～3 次。

（8）阴虚胃痛冲剂　适用于胃阴不足证。冲服，每次 1 袋，每日 3 次。

（9）山楂麦芽饮　适用于饮食停滞证。山楂与炒麦芽各 10g，将山楂洗净，切薄片，与炒麦芽泡水，代茶饮。

（10）藿香苏子饮　适用于外感夹食之呕吐。藿香 10g，炒苏子 10g，水煎煮后早晚服用。

（11）乌梅蜂蜜膏　适用于胃阴不足证。乌梅肉 150g，蜂蜜 150g，熬膏，每次服用 20mL，每日 3 次。

2. 针刺疗法

取穴：内关、足三里、中脘、胃俞。

随证配穴：外邪犯胃，加合谷、外关；饮食停滞，加内庭、梁门；痰饮内停，加公孙、丰隆；肝气犯胃，加期门、太冲；脾胃虚弱，加脾俞、公孙；胃阴不足，加三阴交、脾俞。

操作：毫针刺，每次留针 20～30 分钟，每日 1 次，5～7 次为 1 个疗程。

3. 艾灸疗法

取合谷、巨阙、内关、足三里、中脘、脾俞、胃俞，每次灸 15～20 分钟，每日 1 次。

4. 拔罐疗法

取中脘、下脘、足三里、上巨虚、下巨虚、脾俞、胃俞、内关、足三里，拔罐，留罐 15 分钟。

5. 刮痧疗法

背部沿膀胱经刮拭肝俞、胆俞、脾俞、胃俞、三焦俞、大肠俞；腹部刮拭任脉上脘至下脘一线；同时，可配合刮拭合谷、内关、足三里，力度由轻到重，以患者能耐受为度。刮 30 次左右，或以局部出痧为度。

6. 推拿疗法

（1）摩腹部　医生掌心在患者腹部以肚脐为圆心，沿顺时针方向，施以摩法，反复 5 分钟。

（2）按揉腧穴　以拇指指腹为着力点，按揉上脘、中脘、下脘、内关、足三里。每穴 1 分钟，力度由轻到重，以患者耐受为度。

（3）按揉背部腧穴　以拇指指腹为着力点，按揉膈俞、肝俞、脾俞、胃俞、三焦俞，每穴 1 分钟，力度由轻到重，以患者耐受为度。

（五）预防调护

1. 生活起居调护

（1）生活规律，增强体质，避免风寒暑湿外邪侵袭。

（2）保持心情舒畅，避免精神刺激。

2. 饮食调护

（1）饮食方面也应注意调理。脾胃虚弱者，饮食不宜过多，同时勿食生冷瓜果等，禁服寒凉药物。若胃中有热者，忌食肥甘厚腻、辛辣香燥、醇酒等物品，禁服温燥药物，戒烟。

（2）日常服用山药薏米粥。山药 50g，薏米 30g，加入大米粥煮粥，常服可以健脾止泻。或冲服山药和薏米粉，每日服用。

3. 经络穴位调护

（1）艾灸 取中脘、足三里穴，每穴艾炷灸 5～10 壮，或艾条灸 10 分钟，每日 1 次。

（2）推拿 按揉腹部穴位。拇指或中指按揉中脘、天枢、气海及下肢的足三里穴，以穴位酸胀为度。

七、腹痛

（一）概述

腹痛，是指胃脘以下、耻骨毛际以上部位发生疼痛为主症的病证。西医学的肠易激综合征、消化不良、胃肠痉挛、不完全性肠梗阻、肠粘连、肠系膜和腹膜病变、泌尿系结石、内疝、急慢性胰腺炎、肠道寄生虫等内科腹痛，可参考本证辨证论治。

由于军队生活的特殊性，加之部队官兵训练强度增加，常处于紧张、应激状态，任务环境多变，或饮食不洁，易导致胃肠功能紊乱，腹痛的发病率较高。

（二）诊断要点

1. 临床表现

（1）以胃脘以下、耻骨毛际以上部位的疼痛为主要表现。其疼痛性质多样，可呈胀痛、刺痛、钝痛、隐痛、绞痛、闷痛、转移性痛等，常伴有腹胀、矢气、饮食、大便的异常。

（2）腹痛的发作和加重，常与饮食、情志、受凉、劳累等诱因有关。

2. 其他检查

血常规、腹部 X 线、B 超、结肠镜、大便常规等相关检查。必要时，可做腹部 CT，以排除外科、妇科腹痛，以及其他内科病证中出现的腹痛症状。

（三）辨证分型

1. 寒邪内阻证

腹痛急起，剧烈拒按，遇寒痛甚，得温痛减，形寒肢冷，口淡不渴，小便清长，大便清稀，舌质淡，苔白腻，脉沉紧。

2. 湿热壅滞证

腹部胀痛，腹满拒按，胸闷不舒，烦渴喜冷饮，身热自汗，大便秘结，或黏滞不爽，小便短黄，舌质红，苔黄燥或黄腻，脉滑数。

3. 饮食停滞证

脘腹胀满，疼痛拒按，嗳腐吞酸，厌食，痛而欲泻，排便后痛减，或大便秘结，舌苔厚腻，脉滑。多有伤食史。

4. 气机郁滞证

腹痛胀闷，痛无定处，痛及胁肋和少腹，时作时止，得嗳气或矢气则舒，遇忧思恼怒则剧，舌质红，苔薄白，脉弦。

5. 瘀血阻滞证

腹痛较剧，痛如针刺，痛处固定，甚则腹中有包块，经久不愈，舌质紫黯，脉细涩。

6. 中脏虚寒证

腹痛绵绵，时作时止，喜温喜按，饥饿劳累后加重，饮食休息后减轻，形寒肢冷，神疲乏力，气短懒言，胃纳不佳，面色无华，大便溏薄，舌质淡，苔薄白，脉沉细。

（四）中医治疗

1. 中药治疗

（1）苏合香丸　适用于寒邪内阻证。口服，每次 1 丸，每日 1～2 次。

（2）藿香正气软胶囊　适用于外感风寒，内伤湿滞引起的脘腹胀痛，呕吐泄泻。口服，每次 2～4 粒，每日 2 次。

（3）枳实导滞丸　适用于湿热壅滞证。口服，每次 6～9g，每日 2 次。

（4）保和丸　适用于饮食停滞证。口服，每次 1～2 丸，每日 2 次。

（5）大山楂丸　适用于饮食停滞证。口服，每次 9g，每日 3 次。

（6）健胃消食片　适用于饮食停滞证。口服，每次 3 片，每日 3 次。

（7）木香顺气丸　适用于气机郁滞证。口服，每次 3～6g，每日 2～3 次。

（8）元胡止痛片　适用于瘀血阻滞证。口服，每次 2～3 片，每日 2～3 次。

（9）小建中颗粒　适用于中脏虚寒证。口服，每次 15g，每日 3 次。

（10）附子理中丸　适用于中脏虚寒证。口服，每次 6g，每日 2～3 次。

（11）茴香红糖水　适用于气机郁滞证。小茴香 10g，水煎取汁，加红糖适量服饮。

（12）良附丸　适用于寒邪内阻证。每次 3～6g，每日 2 次。

2. 针刺疗法

取穴：足三里、中脘、天枢、关元。

随证配穴：寒邪内阻者，配神阙、气海；湿热壅滞者，配阴陵泉、内庭；饮食停滞者，配下脘、梁门；气机郁滞者，配期门、太冲；瘀血阻滞者，配阿是穴、膈俞、血海；中脏虚寒者，加脾俞、胃俞、章门。

操作：毫针刺，每次留针 20～30 分钟，每日 1 次，7～10 次为 1 个疗程。

3. 艾灸疗法

取中脘、下脘、天枢、关元、足三里、神阙，每穴灸 5～10 分钟，每日 1 次。

4. 拔罐疗法

取中脘、下脘、关元、天枢、脾俞、胃俞拔罐，留罐 15 分钟。

5. 刮痧疗法

背部沿膀胱经刮拭肝俞、胆俞、脾俞、胃俞、三焦俞、大肠俞；腹部刮拭任脉中脘至关元一线及两侧天枢；同时可配合刮拭合谷、内关、足三里及梁丘，力度由轻到重，以患者能耐受为度。刮 30 次左右，或以局部出痧为度。

6. 穴位注射疗法

选天枢、足三里。用 100mg 维生素 B_1 和 0.1mg 维生素 B_{12} 混合液，或异丙嗪和阿托品各 50mg 混合液，每穴注入 0.5mL 药液，每日 1 次。

7. 推拿疗法

（1）摩腹部　医生掌心在患者腹部以肚脐为圆心，沿顺时针方向，施以摩法，反复

5分钟。

（2）**按揉腹部腧穴** 以拇指指腹为着力点，按揉中脘、下脘、神阙、天枢、气海、关元，每穴1分钟，力度由轻到重，以患者耐受为度。

（3）**按揉下肢腧穴** 以拇指指腹为着力点，按揉血海、足三里、三阴交穴，每穴1分钟，力度由轻到重，以患者耐受为度。

（4）**按揉背部腧穴** 以拇指指腹为着力点，按揉膈俞、肝俞、脾俞、胃俞、三焦俞，每穴1分钟，力度由轻到重，以患者耐受为度。

（5）**直推背部** 双手掌重叠，以掌根着力，自上而下推督脉及膀胱经3～5遍。

（五）预防调护

1. 生活起居调护

（1）注意腹部的保暖。

（2）保持心情愉悦，劳逸结合，避免紧张和焦虑等不良因素的刺激。

（3）加强卫生宣传，要求官兵注意保暖防寒。

2. 饮食调护

（1）养成良好的饮食习惯，进食清淡易消化的食物，忌食辛辣、生冷、油腻食物。饭前洗手，细嚼慢咽。

（2）饭后不宜立即参加高强度军事训练和战斗任务。

3. 经络穴位调护

（1）**艾灸** 取神阙、足三里、天枢穴，每穴艾炷灸5～10壮，或艾条灸10分钟，每日1次。

（2）**推拿** 按揉腹部穴位。拇指或中指按揉中脘、天枢、气海及下肢的足三里穴，以穴位酸胀为度。

八、便秘

（一）概述

便秘，是指由于大肠传导功能失常导致的以大便排出困难，排便周期延长；或周期不长，但粪质干结，排出艰难；或粪质不硬，虽有便意，但排便不畅为主要表现的病证。西医学上功能性便秘、肠易激综合征、肠炎恢复期肠蠕动减弱、直肠及肛门疾病、内分泌及代谢疾病、肌力减退、药物性等导致的便秘，均属于本病范畴。

便秘在部队官兵中发病率较高，平素训练紧张，饮食偏辛辣，平日排便不规律，尤其驻训期间，摄入水分不足，再加之气候变化，容易出现便秘。

（二）诊断要点

1. 临床表现

本病以大便排出困难，排便时间或排便间隔时间延长，粪质多干硬为主要临床表现。常伴有腹胀，腹痛，嗳气，头晕头胀，食欲不振，心烦易怒，气短乏力，心悸头晕等症状。起病缓慢，多属慢性病变过程。

2. 其他检查

（1）血常规、便常规是常规检查项目。

（2）腹部 X 线平片、纤维结肠镜等有关检查，有助于进行诊断和鉴别诊断。

（三）辨证分型

1. 实秘

（1）肠胃积热证　大便干结，腹中胀满，口干口臭，面红身热，心烦不安，多汗，小便短赤。舌质红，苔黄燥，脉滑数。

（2）气机郁滞证　大便干结，欲便不得出，腹中胀满，胸胁满闷，嗳气呃逆，食欲不振，肠鸣矢气，便后不爽。苔薄腻，或薄白，脉弦。

（3）阴寒积滞证　大便干涩，排出困难，腹痛拘急，喜温恶寒，四肢不温，或呃逆呕吐。舌淡，苔白腻，脉沉紧。

2. 虚秘

（1）气虚便秘　大便并不干硬，虽有便意，但排便困难。便后乏力，汗出气短，面白神疲，肢倦懒言，舌淡苔白，或舌边有齿痕，脉细弱。

（2）血虚便秘　大便干结，努挣难下，面色苍白，头晕目眩，心悸气短，失眠健忘，或心烦口干，潮热盗汗，耳鸣，腰膝酸软，舌淡苔白，或舌质红，少苔，脉细。

（3）阳虚便秘　大便艰涩，排出困难，小便清长，面色㿠白，四肢不温，喜冷怕热，小便清长，或腹中冷痛，拘急拒按，或腰膝酸冷，舌淡苔白，脉沉迟。

（4）阴虚便秘　大便干结，形体消瘦，头晕耳鸣，两颧红赤，心烦少寐，潮热盗汗，腰膝酸软，舌红少苔，脉细数。

（四）中医治疗

1. 中药治疗

（1）三黄片　适用于肠胃积热便秘。口服，每次 3～5 片，每日 3 次。

（2）麻子仁丸　适用于肠胃积热便秘。口服，每次 6g，每日 2～3 次。

（3）木香顺气丸　适用于气机郁滞便秘。口服，每次 1 丸，每日 2 次。

（4）枳实导滞丸　适用于气机郁滞便秘。口服，每次 3～6g，每日 2 次。

（5）苁蓉通便口服液　适用于阴寒积滞便秘。口服，每次 10mL，每日 2 次。

（6）补中益气丸　适用于气虚便秘。口服，每次 1 丸，每日 2 次。

（7）当归片　适用于血虚便秘。口服，每次 2～3 片，每日 2～3 次。

（8）六味地黄丸　适用于阴虚便秘。口服，每次 1 丸，每日 2 次。

（9）桂附地黄丸　适用于阳虚便秘。口服，每次 1 丸，每日 2 次。

2. 针刺疗法

取穴：天枢、大肠俞、上巨虚、支沟、阳陵泉。

随证配穴：肠胃积热者，加合谷、内庭、曲池；气机郁滞者，加太冲、中脘；气虚便秘者，加脾俞、气海；血虚便秘者，加足三里、三阴交；阳虚便秘者，加神阙、关元。

操作：毫针刺，每次留针 20～30 分钟，每日 1 次，7～10 次为 1 个疗程。神阙、关元可配合用灸法。

3. 艾灸疗法

适用于虚秘。取脾俞、气海、太白、三阴交、足三里，每穴灸 5～10 分钟，每日 1 次，5～7 次为 1 个疗程。

4. 拔罐疗法

（1）实秘 选取脾俞、大肠俞、支沟、天枢、上巨虚。留罐 15 分钟，每日 1 次，5 次为 1 个疗程。

（2）虚秘 选取神阙、天枢、气海、关元、足三里。可先艾灸，再拔罐，留罐 15 分钟，每 3 日 1 次，10 次为 1 个疗程。

5. 刮痧疗法

（1）实秘 选取大椎、肾俞、大肠俞、小肠俞、天枢、大椎、内庭。先刮颈后大椎穴，用力要轻柔，不可用力过重，以出痧为度。自上而下刮拭背部肾俞至小肠俞，力度由轻到重，以患者耐受为度，直至皮肤发红、出痧。刮拭腹部天枢穴，力度由轻到重，以患者耐受为度，直至皮肤发红、出痧。最后刮足部内庭穴，30 次，可不出痧。

（2）虚秘 选取大肠俞、小肠俞、天枢、肾俞、足三里、气海、三阴交。自上而下刮拭背部肾俞至大肠俞、小肠俞穴，再刮拭腹部天枢穴及气海穴，力度由轻到重，以患者耐受为度，直至皮肤发红、出痧。最后刮下肢三阴交穴和足三里穴，各 30 次，可不出痧。

6. 推拿疗法

（1）揉腹部：双手掌重叠，在腹部按一定顺序（横向或纵向）用揉法放松腹部，重复 3～5 遍。

（2）按揉腹部腧穴：以拇指指腹为着力点，依次按揉中脘、下脘、天枢、大横、关元穴，力度由轻到重，以患者耐受为度，每穴 1 分钟。

（3）推腹部：两拇指指尖相对，用拇指桡侧缘，从麦氏点开始，沿结肠走向做推法，动作轻柔和缓，重复 3～5 遍。

（4）掌缘顺宿便：患者屈髋屈膝，腹部放松，医生双手虚掌重叠，掌心放于肚脐上，以手掌边缘顺时针方向按揉脐周约 1 分钟，然后嘱患者腹式呼吸，患者呼气时手掌顺势下压，停留 3 秒钟之后迅速抬起。

（5）振腹部：医生双手重叠，掌心置于肚脐上，上下振动约 1 分钟。

（6）摩腹部：医生用一手放于患者脐上，以肚脐为中心，顺时针旋转轻摩腹部，约 1～2 分钟。

（五）预防调护

1. 生活起居调护

（1）养成良好的排便习惯。

（2）保持心情舒畅，加强腹肌锻炼，有助于促进胃肠蠕动，促进排便。

（3）进行适当的体力活动，加强体育锻炼，比如仰卧屈腿，深蹲起立，骑自行车等都能加强腹部的运动，促进胃肠蠕动，有助于促进排便。

2. 饮食调护

（1）合理膳食，以清淡为主，多吃粗纤维食物，勿过食辛辣刺激之品。

（2）润肠食物如黑芝麻、核桃、香蕉、红薯、黑木耳、蜂蜜、绿叶蔬菜、粗粮等。

（3）每天早晨空腹时最好能饮一杯淡盐水或蜂蜜水，以增加肠道蠕动。

（4）决明子茶，决明子 10～15g，沸水冲泡，代茶饮。

3. 经络穴位调护

（1）拔罐　选用上腹部神阙、天枢，背部脾俞、胃俞拔罐，隔日 1 次。

（2）推拿　摩腹部。用掌摩法顺时针摩腹。按揉天枢穴，每日 1 次。

九、腹泻

（一）概述

腹泻，是指以排便次数增多，粪质稀溏，甚至泻出如水样为主症的病证，又称泄泻。腹泻可见于多种疾病，西医学的急慢性肠炎、胃肠功能紊乱、过敏性肠炎、溃疡性结肠炎、肠结核等出现泄泻的临床表现时，均可参考本节进行辨证论治。

（二）诊断要点

1. 临床表现

以大便粪质稀溏为临床主症，或大便次数增多，粪质稀薄，甚则如水样；或次数不多，粪质清稀；或泻下完谷不化。常伴有腹胀、腹痛、肠鸣、纳差。起病或急或缓，常有反复发作史。常由感受外邪、饮食、情志、劳倦等因素诱发或加重。

2. 其他检查

（1）体征　肠鸣音活跃。

（2）实验室检查　便常规可见白细胞或脂肪颗粒；钡剂灌肠 X 线检查，肠道内窥镜检查，有助于诊断与鉴别诊断。

（三）辨证分型

1. 寒湿泄泻证

泄下清稀，甚至如水样，腹痛肠鸣，脘闷食少，或兼有恶寒发热，鼻塞头痛，肢体酸痛，苔薄白或白腻，脉濡数。

2. 湿热泄泻证

腹痛即泻，泻下急迫，势如水注，或泻而不爽，粪色黄褐，烦热口渴，小便短赤，肛门灼热，舌红苔黄腻，脉滑数或濡数。

3. 暑湿泄泻证

夏季盛夏之时，腹痛泄泻，泻下如水，暴急量多，粪色黄褐，发热心烦，胸闷脘痞，不欲饮食，恶心，自汗，口渴，小便黄，舌红苔黄腻，脉濡数。

4. 食滞胃肠证

腹痛肠鸣，泻后痛减，泻下粪便臭如败卵，夹有不消化食物，脘腹痞满，嗳腐酸臭，不思饮食，舌苔厚腻，脉滑。

5. 脾胃虚弱证

大便时溏时泄，完谷不化，反复发作，稍有饮食不慎，大便次数增多，食欲不振，脘腹胀满不舒，面色少华，肢倦乏力，舌质淡，苔白，脉细弱。

6. 肝气郁结证

肠鸣腹痛，腹痛即泻，泻后痛减，每因抑郁恼怒或情绪紧张时发作，平时感觉胸胁胀满，嗳气食少，矢气频作，苔薄白或薄腻，脉细弦。

7. 肾阳虚衰证

黎明前脐周腹痛，肠鸣辘辘有声，痛发即泻，完谷不化，泻后痛减，形寒肢冷，腹部喜按，腰膝酸软，舌苔薄白，脉沉细。

（四）中医治疗

1. 中药治疗

（1）藿香正气丸　适用于寒湿泄泻，水丸每次 9g，每日 2 次。

（2）葛根芩连丸　适用于湿热泄泻，每次 2g，每日 3 次。

（3）甘露消毒丹　适用于暑湿泄泻，每次 2 ～ 3g，每日 3 次。

（4）痛泻宁颗粒　适用于肝气郁结。每次 1 袋，每日 3 次。

（5）加味保和丸　适用于食滞胃肠，每次 6g，每日 2 次。

（6）参苓白术丸　适用于脾胃虚弱，蜜丸每次 1 丸，每日 2 次。

（7）四神丸　适用于肾阳虚衰，每次 9g，每日 2 次。

（8）鲜马齿苋水　鲜马齿苋 250g，水煎服，适用于湿热泄泻。

（9）五倍子贴　五倍子 6g，用醋调成糊状，摊在纱布上，敷于脐部，如腹泻止，则除去该药，时间不可过长。

（10）绿茶干姜饮　绿茶、干姜丝各 3g，以沸水加盖浸泡 10 分钟，代茶频饮，适用于受凉后腹泻。

2. 针刺疗法

取穴：天枢、阴陵泉、上巨虚、足三里、合谷、三阴交、脾俞、胃俞。

操作：毫针刺，每次留针 20 ～ 30 分钟，每日 1 次，7 次为 1 个疗程。热甚，配内庭；食滞，配中脘；肝郁气滞，配太冲；肾阳虚衰，配肾俞、命门。

3. 艾灸治疗

取中脘、天枢、足三里、气海、脾俞、胃俞穴，每次选 3 ～ 4 个穴，每穴艾炷灸 5 ～ 10 壮，或艾条灸 10 分钟，隔日 1 次。10 次为 1 个疗程。除热证腹泻不宜使用外，其余各型均可使用。

4. 拔罐治疗

在神阙、足三里、天枢拔罐，留罐 15 分钟，隔日 1 次，10 次为 1 个疗程。

5. 推拿疗法

（1）推腹部　患者取仰卧位，医者居于右侧，用沉着缓慢的一指禅推法，由中脘慢慢向下移动至气海、关元穴，往复数次。

（2）摩腹部　用掌摩法逆时针摩腹 5 分钟。

（3）按揉腹部穴位　拇指或中指按揉中脘、天枢、气海及下肢的足三里穴，以穴位酸胀为度。

（4）推背俞穴　患者俯卧位，以一指禅推法施于脾俞、胃俞、大肠俞约 3 分钟。

（5）按揉背俞穴　拇指或中指按揉脾俞、胃俞、大肠俞，以穴位酸胀为度。

（6）擦腰部　在腰骶部施以横擦法，以透热为度。

（7）辨证治疗　①湿邪侵袭：重点揉摩神阙、天枢、气海、关元，重按内关、足三里，横擦腰骶部。②食滞胃肠：重点摩腹部，顺时针方向进行约 5～10 分钟。③脾胃虚弱：重点揉按中脘、天枢、气海、关元穴，每穴 2 分钟，接着再顺时针摩胃脘部 5 分钟，逆时针摩下腹部 5 分钟。④肝气郁结：重点按揉章门、期门，以酸胀为度，并擦两胁部以透热为度，达到疏肝理气的功效。⑤肾阳虚衰：横擦气海、关元；直擦督脉；横擦肾俞、命门，逐渐下降到骶部八髎，以透热为度。

（五）注意事项

1. 推拿治疗慢性腹泻效果较好，如急性腹泻或有电解质紊乱者，还应及时对症治疗。

2. 腹泻期间注意控制饮食，宜进食清淡、易消化的食物。

3. 起居有常，调节心情，避免受凉。

（六）预防调护

1. 生活起居调护

（1）保持精神愉快，情绪稳定，避免紧张和焦虑等不良因素的刺激。

（2）起居有常，注意腹部的保暖，避免受凉。

2. 饮食调护

（1）注意控制饮食，宜进食清淡、易消化的食物，勿过食辛辣刺激之品。

（2）鲜马齿苋 250g，水煎服，适用于湿热腹泻。

3. 经络穴位调护

（1）艾灸　取天枢、神阙、足三里、关元，每穴艾炷灸 5～10 壮，或艾条灸 10 分钟，每日 1 次。适用于寒性泄泻、脾胃虚弱及肾阳虚衰型。

（2）拔罐　选用上腹部神阙、天枢，背部脾俞、胃俞拔罐，隔日 1 次。

（3）推拿　摩腹部，用掌摩法逆时针摩腹。按揉腹部穴位，拇指或中指按揉合谷、天枢、气海及下肢的足三里穴，以穴位酸胀为度。

十、湿疹

（一）概述

湿疹，是指以瘙痒、对称性分布为特征的一种常见的过敏性皮肤病，为多种原因刺激体质过敏者所引起。中医的"奶癣""旋耳疮""四弯风"等均属本病范畴。

该病在基层部队多发，又以慢性湿疹多见。部队官兵徒步行军训练或体能训练时，大量出汗，衣物更换不及时，容易发生湿疹。而驻扎在潮湿地区的部队，南方地区梅雨季节时，衣服、被褥比较潮湿，也会引发湿疹。

（二）诊断要点

临床表现：湿疹是一种常见的易复发的变态反应性皮肤病，好发于头面、四肢屈侧及会阴部等部位，常呈泛发或对称性分布。本病可发于皮肤任何部位。急性或亚急性期，皮疹呈弥散性，对称分布，先后有红斑、丘疹、水疱、糜烂、渗液、结痂、脱屑等现象。转为慢性后，皮疹呈局限性，皮肤增厚、苔藓样变，瘙痒难忍，易反复急性发作。

（三）辨证分型

1. 热毒证

发病急，病程短，局部皮损初起，皮肤焮红潮热，轻度肿胀，继而粟疹成片或水痘密集，渗液流津，瘙痒难忍，抓破后有痛感，伴身热口渴，大便秘结，小便短赤，舌质红，舌苔黄腻，脉弦数。

2. 湿热证

起病较缓，局部皮损多为丘疹、丘疱疹及小水泡，皮肤轻度潮红，瘙痒不休，抓破后糜烂渗出液较多，伴有身倦微热，纳呆乏味，大便不干或便溏，小便短涩，舌淡红，苔白腻或黄腻，脉濡数。

3. 血虚证

病情迁延反复，瘙痒无度，皮肤干燥脱屑，粗糙发裂，局部糜烂流少量黄水，皮肤破损呈对称性分布，皮损处有结血痂、鳞屑，大便秘结，小便黄少，舌质红，苔少，脉细数。

4. 湿阻证

病程日久，缠绵不已，皮肤粗糙肥厚，伴明显瘙痒，局部皮损处抓痕、糜烂，抓后，津水淋漓，渗液浸淫，皮疹色暗，泛发全身或局部，身重乏力，胸闷纳差，大便稀溏，小便清长，舌质淡胖，苔白腻，脉濡缓。

（四）中医治疗

1. 中药治疗

（1）牛黄解毒片　适用于热毒证。口服，每次 2～3 片，每日 2～3 次。

（2）银翘散　适用于热毒证。冲服，每次 1 袋，每日 2～3 次。

（3）二妙丸　适用于湿热证。口服，每次 6～9g，每日 2 次。

（4）四物颗粒　适用于血虚证。冲服，每次 1 袋，每日 3 次。

（5）参苓白术丸　适用于湿阻证。口服，每次 8～10 丸，每日 3 次。

（6）湿疹外洗方　生大黄 10g，川黄连 10g，黄柏 10g，苦参 10g，苍耳子 10g，水煎后滤液熏洗患处，每日 3 次。

（7）湿敷方　蒲公英 50g，甘草 50g，水煎后放凉，用 5～6 块纱布浸湿敷患处，每次 10～15 分钟，每日反复数次。

2. 针刺疗法

（1）毫针刺法

取穴：可分两组。甲组：合谷、曲池、三阴交；乙组：曲池，足三里。

操作：穴位常规消毒，两组穴位交替使用，不留针，每日 1 次。

（2）梅花针刺法

取穴：曲池、环跳、阳陵泉。

随证配穴：根据湿疹所在具体部位循经取穴。

操作：叩刺穴位及局部患处，叩打至微见血珠。隔日 1 次，10 日为 1 个疗程，疗程间隔 3～5 天。

3. 艾灸疗法

用艾灸条或艾灸器等灸患处约 20 分钟。适用于急性湿疹渗液较多者。

4. 刮痧疗法

选取背部督脉及膀胱经双侧心俞至肾俞，上肢曲池至手三里，下肢阴陵泉至三阴交。每个部位自上而下进行刮拭，力度由轻到重，以患者能够耐受为度，刮至出痧。痧退后，再进行下一次刮拭。

5. 拔罐疗法

选取背部膀胱经、大椎、三阴交、足三里、血海进行拔罐。留罐 15 分钟，每日 1 次，10 次为 1 个疗程。

（五）预防调护

1. 生活起居调护

（1）保持皮肤清洁，如因清洁不当引发感染，会加重湿疹症状。

（2）贴身衣物选择柔软面料，避免对患处的摩擦刺激。

（3）日光过敏者，应采取避光措施。

（4）保持心情舒畅，避免不良情绪加重病情。

2. 饮食调护

（1）饮食宜清淡。

（2）忌食辛辣、刺激、海鲜等食物。

十一、痤疮

（一）概述

痤疮，又名"粉刺"或"青春痘"，是指一种累及毛囊与皮脂腺的慢性炎症，好发于颜面部，亦可发生在前胸及背部，可呈现粉刺、丘疹、结节或囊肿等多种临床表现，常伴有皮脂溢出，青春初期过后，大部分自然痊愈或减轻。本病具有一定的损容性，各年龄段人群均可患病，但以青少年发病率最高。本病的发生与风热、湿热及痰瘀密切相关，主要涉及肺、脾、胃等脏腑。发病原因与内分泌因素、皮脂腺分泌过多、毛囊内微生物及个人体质等有关。

基层战士多正值青春期，处于皮脂分泌旺盛的时期，若没有良好的饮食、作息习惯，或思虑过多、精神过度紧张、压力过大等，易引发痤疮。

（二）诊断要点

临床表现：在颜面、胸背部，以白头粉刺、黑头粉刺、炎性丘疹、结节、囊肿等为主要表现。多见于青年。

（三）辨证分型

1. 肺经风热证

丘疹多发于颜面、胸背上部，色红，或有痒痛，舌红，苔薄黄，脉浮数。

2. 湿热蕴结证

丘疹红肿疼痛，或有脓疱。伴有口臭、便秘、尿黄，舌红，苔黄腻。

3. 痰湿凝结证

丘疹以囊肿、结节、脓疱、瘢痕为主。伴有食欲下降、腹泻。

4. 冲任失调证

女性患者经期皮疹增多或加重，经后减轻。多伴有月经不调。

（四）中医治疗

1. 中药治疗

（1）栀子金花丸　适用于肺经风热证。口服，每次 9g，每日 1 次。

（2）清热暗疮片　适用于湿热蕴结证。每次 2～4 片，每日 3 次。

（3）大黄䗪虫丸　适用于痰湿凝结证。口服，每次 1～2 丸，每日 1～2 次。

（4）逍遥丸　适用于冲任失调证。口服，每次 8 丸，每日 3 次。

（5）三黄洗剂　配点舌丸或颠倒散，茶调涂患处。每日 2～3 次，或每晚涂 1 次，次晨洗去。

（6）湿敷方　马齿苋 15g、紫花地丁 15g、黄柏 15g，水煎湿敷红色丘疹和脓疱处。每日 2 次，每次 20 分钟。

2. 针刺疗法

（1）毫针刺法

取穴：合谷、曲池、外关、足三里、三阴交。

随证配穴：湿热蕴结，加阴陵泉；肺经风热，加肺俞、大椎、风池；冲任失调，加血海、关元。

操作：毫针刺，每次留针 20～30 分钟，每日 1 次，10 次为 1 个疗程。

（2）三棱针刺法

取穴：大椎。

操作：三棱针点刺大椎穴出血，快速拔上火罐放血，放血量 3～5mL，每周一次，3 次为 1 个疗程。

3. 拔罐疗法

选取两侧膀胱经进行走罐，3～5 天 1 次，3 次为 1 个疗程。

4. 刮痧疗法

选取颈肩部及膀胱经进行刮拭。颈肩部由风池自上而下刮至颈根，再自内向外刮至肩髃；自上而下刮拭两侧膀胱经，力度由轻到重，以患者能够耐受为度，反复刮至出痧。3 天 1 次，3 次为 1 个疗程。

（五）预防调护

1. 注意面部清洁。常用温水、肥皂洗涤面部，如油脂分泌过多，清洁不及时，则易造成毛囊皮脂腺导管的炎症。

2. 患病期间，应戒烟、戒酒，饮食尽量清淡，多吃蔬菜和水果。少食脂肪、甜食及油炸、辛辣刺激、海鲜类食品，要多吃蔬菜、水果，多补充维生素。

3. 患处避免用手挤压，以防炎症深入、扩散，以及手部细菌加重局部感染，延误治疗。

4. 保持心情舒畅。可推荐官兵服用金银花 10g，野菊花 10g，代茶饮。

十二、感冒

（一）概述

感冒，是指感受触冒风邪，邪犯卫表而导致的常见外感疾病。临床表现以鼻塞、流涕、喷嚏、咳嗽、头痛、恶寒、发热、全身不适、脉浮为其特征。其病情轻者，称为"伤风""冒风"或"冒寒"；病情重者，称为"重伤风"。在一个时期内广泛流行，证候多相类似者，称为时行感冒。本病全年可以发生，多发于春、秋季节。西医的上呼吸道感染、流行性感冒，属于本病的范畴。

感冒是基层部队最常见的疾病之一。由于部队人群生活集中，流动性大及任务的特殊性，更易导致感冒的发生与流行。

（二）诊断要点

1. 临床表现

鼻塞、流涕、喷嚏、咳嗽、头痛、恶寒、发热、全身不适；严重者恶寒高热、头痛、周身酸痛、疲乏等。

2. 其他检查

（1）体征　咽部充血。

（2）其他检查　①血常规：病毒感染，白细胞正常或偏低，淋巴细胞比例增多。细菌感染，白细胞、中性粒细胞增多。②胸部X线：有咳嗽、痰多等呼吸道症状者，胸部X线摄片可见肺纹理增粗。

（三）辨证分型

1. 风寒证

轻者鼻塞声重，喷嚏，时流清涕，咽痒，咳嗽，咳痰，痰清稀色白，口不渴或喜热饮；重者恶寒重，发热轻，无汗，头痛，肢节酸痛，苔薄白，脉浮紧。

2. 风热证

发热，微恶寒，汗泄不畅，头胀痛，咳嗽，痰黏而黄，咽干或扁桃体红肿疼痛，流黄浊涕，口渴，舌边尖红，苔薄白或黄，脉浮数。

3. 暑湿证

身热，微恶风，汗少，肢体酸重或痛，头昏重胀痛，咳嗽痰黏，鼻流浊涕，心烦，口渴或口中黏腻，渴不多饮，胸闷、恶心，舌苔薄黄而腻，脉濡数。

4. 体虚证

（1）气虚证　恶寒发热，无汗，鼻塞，头痛，倦怠乏力，咳嗽，咳痰无力。多见于老年人或体虚久病者，舌淡，苔薄白，脉浮而无力。

（2）阴虚证　身热，微恶风，无汗或微汗，头痛，干咳少痰。多见久病之体，平时反复易感，舌红少苔，脉细数。

（四）中医治疗

1. 中药治疗

（1）姜糖水　适用于风寒证。生姜5片切末，葱白2根，加红糖煎水，多次频服。

（2）风寒感冒冲剂　适用于风寒证。冲服，每次1袋，每日3次。

（3）通宣理肺丸　适用于风寒证。口服，每次6g，每日2～3次。

（4）风热感冒冲剂　适用于风热证。冲服，每次1袋，每日3次。

（5）银翘解毒片　适用于风热证。口服，每次1片，每日2～3次。

（6）清热解毒口服液　适用于感冒高热，流感。口服，每次10～20mL，每日

3 次。

（7）藿香正气水　适用于暑湿证。口服，每次 5 ～ 10mL，每日 2 次。

（8）参苏丸　适用于身体虚弱，感受风寒所致感冒。一次 6 ～ 9 克，每日 2 ～ 3 次。

2. 针刺疗法

（1）毫针刺法

取穴：风池、大椎、列缺、合谷、外关。

随证配穴：风寒证，加风门、肺俞；风热证，加风池、尺泽；暑湿证，加中脘、足三里；鼻塞流涕，加迎香；头痛，加太阳、印堂；咽喉疼痛，加少商。

操作：毫针刺，每次留针 30 分钟，每日 1 次。

（2）三棱针刺法

取穴：风热感冒，选用大椎、少商、商阳。

操作：用三棱针点刺放血，每次选用 2 个穴，每穴放血 5 ～ 10 滴，每日 1 次。

3. 艾灸疗法

（1）风寒感冒，选取大椎、风门、肺俞、足三里。可以根据情况选用艾炷灸或艾条灸，时间 5 ～ 10 分钟，每日 1 次，3 ～ 5 次为 1 个疗程。

（2）在感冒流行期，艾灸足三里，每侧 10 分钟左右，每日 1 次，连续 3 天，有预防作用。

4. 拔罐疗法

选取大椎、风门、肺俞，进行拔罐，风热证可先用三棱针点刺出血后再拔罐。每次留罐 15 分钟。也可在背部两侧膀胱经拔罐或走罐。

5. 刮痧疗法

（1）风寒证　刮拭由风池至肩井再至肩髃，再刮拭大椎、风门、肺俞。力度由轻到重，以患者能耐受为度，反复刮拭，直至出痧。

（2）风热证　在风寒证的疗法基础上，再加上刮拭曲池、尺泽。力度由轻到重，以患者能耐受为度，反复刮拭，直至出痧。

6. 推拿疗法

（1）按揉眼周穴　患者取坐位或仰卧位，术者用中指或示指指腹分别按揉印堂、攒竹、太阳，每穴 30 秒，力度由轻到重，两手力度相同。

（2）推抹前额　分别由印堂至神庭、印堂至太阳、迎香至鼻根进行推抹，5 ～ 8 遍。

（3）按揉百会　两手拇指或示指重叠按揉百会，约 1 分钟。

（4）拿揉头皮　两手五指由前发际至头顶，再由头两侧至头顶，再在头枕部进行拿揉，反复 5 ～ 8 遍。

（5）拿揉风池　拇、示指分别放在头两侧拿揉风池，约 1 分钟。

（6）拿颈项　单手拇指和其余四指由枕下向下至颈项根部拿颈项部，反复 5 ～ 8 遍。

（7）点按大椎　单手拇指点按大椎，约 1 分钟（风热证，重点做）。

（8）压肩井　两拇指分别放在两侧肩井上，用力下压约 1 分钟。也可配合揉按。

（9）辨证治疗　①风寒感冒：背部督脉、两侧膀胱经进行擦法，以透热为度。②暑湿感冒：按揉曲池、合谷。

（五）预防调护

1.在感冒多发季节或体虚患者，艾灸足三里、风门，每日1次，连续7天；或自我按摩迎香穴至鼻根部、合谷，每日1次，每次5分钟，有一定的预防作用。

2.增强体质，注意保暖，尤其在冬春之际，基层部队应适当开窗通风，并做好流感疫苗接种工作。经常坚持用冷水洗脸，提高耐寒能力。平时加强体育锻炼，增强体质，能够有效预防感冒。对于流感患者，应该尽量避免近距离接触。

3.治疗期间应注意充足的休息，进食清淡食物，多饮开水。

4.出现高热不退，咳嗽加剧等症时，应尽快采取综合诊治措施。

5.感冒期间，饮食宜清淡，容易吸收，切忌进补。多喝开水。注意休息。

6.患病期间，可以对症服用风寒感冒冲剂、通宣理肺丸、银翘解毒片、清热解毒口服液等。

7.感冒流行季节，反复用盐水冲洗鼻腔或食醋加水熏蒸，预防感冒。

十三、中暑

（一）概述

中暑，是指在高温环境下或集体散热不良时所致的体温调节中枢功能障碍，以高热、汗出、昏厥、抽搐为主要表现的急性外感热病，中医又称为"伤暑""暑厥"等，是夏季的一种常见病。该病在西医学中亦称为中暑，包括先兆中暑、轻症中暑和重症中暑，均可参考本病辨证论治。

本病多发于盛夏酷暑时节，尤其是南方部队高温环境下训练时多发，夏季气温高、湿度大，部队进行高强度的军事训练和演习，易导致大批人员中暑。

（二）诊断要点

本病在盛夏或高温环境下骤然起病，轻者高热汗出或无汗、心慌、头晕、烦渴，严重者则出现昏迷、抽搐等症状。

（三）辨证分型

1. 先兆中暑

体温轻度升高，轻微头晕，头痛，耳鸣，眼花，口渴，乏力。

2. 轻度中暑

除上述症状外，体温升高，达38.5℃，面色潮红，胸闷，皮肤干热或面色苍白，恶心，呕吐，大汗，血压下降，脉细弱。

3. 重症中暑

除上述症状外，出现突然昏倒，或大汗后抽搐，烦躁，口渴，尿少，昏迷等症状。

（四）中医治疗

1. 中药治疗

（1）仁丹 舌下含服或温开水送服，每次 5 ～ 10 粒，每日 3 次。

（2）十滴水 口服，每次 2 ～ 5mL（20 ～ 40 滴），每日 3 次。

2. 针刺疗法

（1）毫针刺法

处方：百会、大椎、合谷、内关、曲泽。

辨证加减：头晕、头痛，加太阳、头维、印堂解热止痛；恶心、呕吐，加中脘、公孙和胃止呕；中暑重症，加曲池、委中；神志昏迷，加水沟、十宣清热开窍醒神；手足抽搐，加阳陵泉、太冲息风止痉；汗出肢冷、脉微欲绝，加关元、气海。

操作：毫针针刺，用泻法。

（2）三棱针刺法

取穴：百会、大椎、太阳、印堂、十宣、曲泽、委中。

操作：选用 2 ～ 3 个穴位，用三棱针点刺出血 5 ～ 10 滴。

3. 刮痧疗法

适用于中暑轻症。选取脊背两侧、颈部、胸胁间隙、肩、臂、肘窝及腘窝等处进行刮拭，力度由轻到重，以患者能够耐受为度，刮至出痧。

（五）预防调护

1. 中暑发病急骤，变化快，需及时抢救。首先是离开高温环境，将患者移到阴凉通风处，如患者无恶心呕吐，可饮含盐的清凉饮料或绿豆汤，既降温又补充水分，可在头部、大血管处冰敷。

2. 针灸治疗中暑疗效肯定，方法简便，可作为急救的首要措施。危重病例应严格观察病情变化，采取综合措施治疗。取大椎、十宣、委中，针刺放血。

3. 夏季应做好防暑降温工作，备用清凉饮料，保持室内通风，合理安排训练时间，注意劳逸结合。

4. 进行预防中暑知识的宣传教育，使作训官兵熟悉中暑的类型及早期症状、预防方法和急救措施，提高官兵自我保护能力和自救互救的能力。可推荐官兵服用双花茶（金银花 10g、绿茶 3 ～ 5g，开水浸泡，代茶饮）、菊花茶（白菊花 10g，开水浸泡，加冰糖适量，代茶饮）、荷叶凉茶（鲜荷叶 20g，开水浸泡，加冰糖少许，凉后饮用）、藿香正气口服液、十滴水等。

十四、眩晕

（一）概述

眩，指眼花或眼前发黑；晕，指头晕或感觉自身或外界景物旋转。二者常同时并见，故统称为"眩晕"。其轻者闭目可止，重者如坐车船，旋转不定，不能站立，或伴有恶心、呕吐、汗出、面色苍白等症状。西医中的梅尼埃病（美尼尔综合征）、高血压病、低血压、脑动脉硬化、椎－基底动脉供血不足、贫血、神经衰弱、晕动症等以头晕或感到旋转等主要症状的疾病，均属于中医眩晕的范畴。

眩晕，多见于中老年人，亦可发于青年人。部队官兵中，眩晕的发病率不低。随着现代化战争的需要，军事训练日益常态化，强度大，精神紧张，饮食不规律，头部意外撞击，训练战备过度疲劳等也是引起官兵眩晕的常见诱因。

（二）诊断要点

1. 临床表现

（1）头晕目眩，视物旋转，轻者闭目即止，重则如坐车船，甚则欲扑。

（2）严重者，可伴有头痛，颈项强直，恶心呕吐，眼球震颤，耳鸣耳聋，汗出，面色苍白等表现。

（3）多有情志不舒、年高体虚、饮食不节、跌扑损伤等病史。

2. 其他检查

测量血压，血红蛋白、红细胞计数、心电图、颈椎 X 线摄片、头部 CT、MRI 等项检查，有助于明确诊断。

（三）辨证分型

1. 肝阳上亢证

眩晕耳鸣，头痛且胀，劳累、恼怒后加重，肢麻震颤，失眠多梦，急躁易怒，舌红苔黄，脉弦。

2. 瘀血内阻证

眩晕，头痛，痛有定处，心悸烦闷，疲倦乏力，唇舌紫暗或舌有瘀斑，脉弦涩或细涩。

3. 气血亏虚证

眩晕动则加剧，劳累即发，面色白，神疲乏力，倦怠懒言，心悸少寐，纳少腹胀，舌淡，苔薄白，脉细弱。

4. 肾精不足证

眩晕日久不愈，精神萎靡，腰酸膝软，少寐多梦，健忘，两目干涩，视力减退。或颧红咽干，五心烦热，舌红，少苔，脉细数；或面色白，形寒肢冷，舌淡嫩，苔白，脉弱尺甚。

5. 痰湿中阻证

眩晕，头重昏蒙，或伴视物旋转，胸闷，恶心，呕吐痰涎，食少多寐，舌苔白腻，脉濡滑。

（四）中医治疗

1. 中药治疗

（1）龙胆泻肝丸　适用于肝阳上亢证。口服，每次 3～6g，每日 2 次。

（2）血府逐瘀口服液　适用于瘀血内阻证。口服，每次 1 支，每日 3 次。

（3）归脾丸　适用于气血亏虚证。口服，水蜜丸每次 6g，小蜜丸每次 9g，大蜜丸每次 1 丸，每日 3 次。

（4）补中益气颗粒　适用于气血亏虚证。冲服，每次 6g，每日 3 次。

（5）六味地黄丸　适用于肾精不足证。口服，每次 1 丸，每日 2 次。

（6）二陈丸　适用于痰湿中阻证。口服，每次 9～15g，每日 2 次。

（7）半夏天麻丸　适用于痰湿中阻证。口服，每次 3～6g，每日 2 次。

（8）白姜散　白果仁 60g，干姜 12g，烘干共研末，分成 8 份，每份 9g，每天早晚饭后，以大枣 12g、黄芪 20g 煎水各服 1 份。

（9）代茶饮　苦丁茶 10g，夏枯草 30g，野菊花 15g，水煎服，每日 3 次。

2. 针刺疗法

取穴：风池、百会、太冲、内关、阳陵泉、足三里。

随证配穴：肝阳上亢者，加太冲、太溪；痰浊中阻者，加中脘、丰隆、阴陵泉；气血亏虚者，加气海、脾俞、胃俞；肾精不足者，加太溪、悬钟、三阴交。

操作：毫针刺，每次留针 20～30 分钟，每日 1 次，7～10 天为 1 个疗程。

3. 刮痧疗法

由百会刮至风府，点刮四神聪，再由风池刮至肩井，最后刮拭背部督脉和背部膀胱经，也可随证配合点刮足三里、三阴交、太冲、涌泉等穴。头部刮痧力度要轻柔，其他部位力度由轻到重，以患者能够耐受为度。

4. 拔罐疗法

选取肺俞、心俞、肝俞、脾俞、肾俞。留罐 15 分钟。隔日 1 次。

5. 推拿疗法

（1）拿揉头皮　以双手指腹拿揉头皮，3 分钟。

（2）分抹前额　以双手拇指或示指指腹由印堂分抹至太阳，反复操作 3 分钟。

（3）按揉腧穴　以拇指指尖依次按揉太阳、百会、风池、心俞、肝俞、脾俞、肾俞，力度由轻到重，边按边揉，以患者能够耐受为度，每穴 30 秒，反复 3 次。

（五）预防调护

1. 保持心情舒畅，情绪稳定，有助于预防本病。

2. 注意劳逸结合，不可过度劳累。

3.饮食以清淡易消化为宜,忌食辛辣刺激及油炸食物,不可暴饮暴食。

4.眩晕发病后,避免突然、剧烈的体位改变及头颈部运动,以防眩晕症状加重。

5.要坚持适当的体育锻炼,增强体质。

6.戒烟戒酒。

第二节 部队常见训练伤

一、颈椎病

(一) 概述

颈椎病,是指由于椎间盘退行性变及其继发性病理改变,引起脊神经、椎动脉、交感神经及脊髓等受累而出现相应临床表现的一类综合征。好发于中老年人,但现在有年轻化的趋势,伏案工作的人群发病率较高,性别差异不明显。颈椎病好发部位依次为颈 5 ~ 6,颈 6 ~ 7,颈 7 ~ 胸 1。

颈椎病在基层部队较为常见,长期伏案工作,负重训练容易诱发本病。

(二) 诊断要点

颈椎病根据临床症状可大致分为颈型、神经根型、脊髓型、椎动脉型、交感神经型、混合型。

1.颈型颈椎病

(1)临床表现 颈部疼痛,可牵扯枕部或肩部,颈肌僵硬,活动受限,甚者一侧疼痛时头偏向另一侧,常用手托住下颌以缓解疼痛。

(2)其他检查 影像学检查:正位 X 线片示颈椎生理弧度在病变节段中断,此节段小关节分开,有时称之为半脱位,因肌痉挛头偏歪;侧位 X 线片示椎体后缘一部分有重影,小关节也有重影,呈双边双突。

2.神经根型颈椎病

(1)临床表现 手臂痛或手指麻木,并按神经根分布向下放射至前臂和手指。轻者持续性酸痛、胀痛,重者如刀割样针刺,皮肤过敏者轻轻抚摸即有触电感,有的麻木如隔布感,颈部后伸等活动或咳嗽、喷嚏、用力大便时疼痛加剧。部分患者会出现手无力,沉重感或持物不稳等。

(2)其他检查 ①体检可见颈部活动受限,颈项肌肉张力增高,在斜方肌、冈上肌、冈下肌、菱形肌或胸大肌区域压痛。上肢及手指的感觉减退,可有肌肉萎缩。②牵引试验、椎间孔挤压试验阳性;痛、温或触觉改变,受损害时神经根分布区会感觉减退;肱二头肌、肱三头肌腱反射早期活跃,久之则反射减退或消失;受损害的神经根所支配的肌肉出现无力或肌萎缩,按分布可发现大鱼际、小鱼际或骨间肌萎缩。③影像学检查:X 线片示颈椎生理弧度平直或呈反弓,第 3 ~ 7 颈椎不同程度退变;动力性侧位片示病变节段失稳；斜位片示椎间孔狭窄。CT 片示椎间盘凸出，侧隐窝狭窄等。MRI 示受累节段神经根水肿。

3. 脊髓型颈椎病

（1）临床表现　慢性进行性四肢瘫痪，早期双侧或单侧下肢发紧、麻木、疼痛、僵硬发抖、无力、打软腿或易绊倒。步态笨拙，走路不稳或有踩棉花感。手部肌肉无力，发抖，活动不灵活，细小动作失灵，如穿针、写小字不能，持物易坠落。重症者可出现四肢瘫痪，小便潴留或失禁，卧床不起。患者常有头颈部疼痛，半边脸发烧，面部出汗异常等。

（2）其他检查　①体检可见颈部活动受限不明显，上肢动作欠灵活。四肢肌张力可增高，腱反射可亢进，重症时常可引出病理反射，如霍夫曼征（Hoffmann sign）、巴宾斯基征（Babinski sign）等，甚至出现踝阵挛或髌阵挛。②影像学检查：X 线片示颈椎生理弧度变直或向后成角，颈椎退行性变。CT 片示直观明显狭窄。MRI 示脊髓水肿或变性。

4. 椎动脉型颈椎病

（1）临床表现　一过性眩晕，甚至猝倒，发作和缓解常常与颈部位置改变有关，可伴有耳鸣耳闷、听力下降、记忆力下降、声音嘶哑、吞咽困难、视物不清、霍纳综合征（Horner syndrome）、心动过速或过缓、多汗或少汗。

（2）其他检查　①体检可见颈椎棘突旁、横突后部压痛，仰头或转头试验阳性。②影像学检查：X 线示寰枢关节、钩椎关节、关节突关节位置关系异常，必要时可行椎动脉磁共振成像（MRA）或椎动脉造影。

5. 交感神经型颈椎病

（1）临床表现　兴奋症状如头痛或偏头痛，头晕特别在转头时加重，有时伴恶心、呕吐，视物模糊或视力下降，瞳孔扩大，眼窝胀痛，心跳加速，心律不齐，心前区痛，血压升高，四肢冰凉，汗多，耳鸣，听力下降，发音障碍等；抑制症状主要表现为头昏，眼花，眼睑下垂，流泪，鼻塞，心动过缓，血压下降及胃肠胀气等。

（2）其他检查　①体检时压痛点较多。②影像学检查：X 线、CT、MRI 等显示上述其他型颈椎病相似。

6. 混合型颈椎病

以上两种及以上类型同时存在。

（三）辨证分型

1. 局部型

局部型颈椎病，也称颈型颈椎病。局部型颈椎病症状和体征都局限于颈部。多数患者发病是由于生活和工作中长时间低头所致。主要表现为枕颈部疼痛，颈活动受限，颈肌僵硬或反复出现落枕情况（本型的辨证论治可参考"落枕"）。

2. 痹痛型

痹痛型颈椎病，也称神经根型颈椎病。痹痛型颈椎病是临床最为多见的一种，主要表现为与脊神经根分布区相一致的感觉、运动障碍及反射变化。

3. 瘫痪型

瘫痪型颈椎病，也称脊髓型颈椎病。瘫痪型颈椎病比较多见，且症状严重，一旦延误诊治，常发展成为不可逆性神经损害。由于主要损害脊髓，且病程多慢性进展，遇诱因后加重，临床上表现为损害平面以下的感觉减退及上运动神经元损伤症状。损害平面以下多表现为麻木、肌力下降、肌张力增加等症状。

4. 眩晕型

眩晕型颈椎病，也称椎动脉型颈椎病。椎动脉第 2 段通过颈椎横突孔，在椎体旁走行。当椎关节增生时，可对椎动脉造成挤压和刺激，引起脑供血不足，产生头晕头痛等症状。

5. 混合型

颈椎病同时合并两种或两种以上症状者，称为混合型。

（四）中医治疗

1. 中药治疗

（1）颈痛片 适用于痹痛型颈椎病。口服，每次 4 片，每日 3 次。

（2）颈复康颗粒 适用于局部型及眩晕型颈椎病。冲服，每次 10 ～ 20g，每日 2 次。

（3）全蝎粉 开水冲服，早晚各服 1.5g。

（4）小活络丸 每次 3g，每日 2 次。孕妇禁用。

（5）追风活络丹 每次服 1 ～ 2 丸（每丸 3g），每日 2 次。

2. 针刺疗法

取穴：风池、大椎、风门、外关、颈夹脊、曲池、合谷、手三里、阿是穴。

随证配穴：神经根型，加小海、后溪、少泽、关冲；椎动脉型出现耳鸣、耳聋，加听宫、外关。

操作：毫针刺，每次留针 30 分钟，每日 1 次，7 次为 1 个疗程。

3. 刮痧疗法

先刮拭颈肩部，由风池刮至肩井，再由风府刮至大椎，再刮背部膈俞，最后刮下肢的血海、昆仑、三阴交。力度由轻到重，以患者能够耐受为度，刮至出痧。

4. 拔罐治疗

选取大椎、大杼、肩井、曲池、合谷、天宗进行拔罐。先用梅花针在上述各穴叩刺 3 ～ 5 遍，以皮肤发红、有少量出血点为度。叩刺后拔罐，留罐 15 分钟，以拔出瘀血为宜。隔日 1 次，10 次为 1 个疗程。

5. 推拿疗法

（1）点按颈项 患者坐位，用拇指点按风池、颈夹脊、肩井、天宗、曲池、肩外俞、缺盆、阿是穴、阳溪、阳谷、合谷等穴，手法由轻到重，逐渐发力，每穴要求点按 1 分钟，以酸胀为度，舒筋通络，使颈肩部痉挛肌肉得以放松。

（2）揉颈肩 以斜方肌为重点，施以揉法于颈项肩背部，约 2 ～ 3 分钟后，接着揉颈及患侧肩部，在揉的同时，配合颈椎屈伸被动运动 3 ～ 5 次。可使局部血液循环加速，促进新陈代谢，有利于消除神经根炎症和水肿。

（3）一指禅推颈项　医者立于患者后方，施一指禅推法于颈项及患侧肩部，进行 3 ～ 5 分钟，以舒筋活络，进一步缓解痉挛的肌肉，通经络而行气血，使颈肩部僵硬的肌肉逐渐趋于柔软和富有弹性。

（4）拔伸颈项　立于患者侧方，一手虎口托住患者枕部，一手以肘部托住患者下颌，手掌环抱患者头部向上牵伸，利用患者自身的体重牵引颈椎，使椎间隙增宽，以扩大椎间孔。

（5）扳颈项　一手扶住头顶，一手托住患者下颌作抱球势，徐徐摇动颈椎，待患者肌肉放松后，医者突然作颈椎后伸位斜扳法，此时可听到颈椎整复的弹响声（手法操作时，不超过颈椎生理活动范围，不强求关节弹响）。

（6）拿颈项　以拿法刺激两侧风池穴、两侧颈椎夹脊穴及两侧肩井穴部位，进行 3 ～ 5 分钟，以松解推拿治疗后的肌肉群。

（7）推颈项　用指、掌从肩井向两侧分推，进行 3 ～ 5 次舒缓局部气血，放松局部组织。

（五）预防调护

1. 生活起居调护

（1）使用舒适、高低适宜的枕头。

（2）避免长时间低头。

（3）防治颈、肩部受寒。

（4）经常活动颈部，做颈部保健操，做颈部前屈、后仰、转左、转右的动作，反复进行，每次 5 分钟。

2. 饮食调护

常吃补肾的食物，如黑芝麻、黑豆、黑米、核桃、枸杞、牛骨等，能够起到一定的强筋壮骨的功效。

3. 经络穴位调护

（1）艾灸　艾灸颈部督脉、夹脊穴处，大椎、肩井、阿是穴，每日 1 次。

（2）热敷　将小茴香适量和粗粒盐半斤炒热，装布袋中，置于颈后部热敷 15 ～ 30 分钟，每日 1 次。使用时避免烫伤。

（3）贴敷　关节止痛膏，贴敷于颈椎疼痛部位，每日 1 次。

二、落枕

（一）概述

落枕，又称"失枕"，是指颈部一侧的肌肉，因睡眠姿势不良或感受风寒而引起痉挛，进而产生颈部的疼痛、功能受限的一种疾患。由外感风寒所致者，患者有恶风怕冷感，风寒刺激后，症状加重。严重者，疼痛可向肩背部或一侧上臂放射。冬春季多发，发病轻者 2～3 天自愈，重者疼痛、活动明显受限，可延至数周不愈。

落枕在青壮年人群中多发，基层部队较为常见，官兵野外驻训、演习等任务时，受环境、条件限制，睡眠姿势不良易引发，好发于冬春季。

（二）诊断要点

1. 临床表现

睡眠后出现颈部疼痛，活动时加剧。主要表现为头部被迫固定于强制体位，颈部㖞斜，头歪向患侧，活动欠利。颈项不能自由旋转后顾，旋头时常需要整个躯干同时转动。疼痛可向肩背部放射，颈项部肌肉痉挛压痛，触之如条索状、块状，受损肌肉部位常有明显压痛，亦可出现肌肉起止点压痛，颈部前屈或向健侧旋转时，因牵拉受损肌肉而疼痛加重。

本病病程较短，1～2 天内即能缓解，1 周内多能痊愈。如痊愈不彻底，易于复发。

2. 其他检查

由于肌肉痉挛，头颈部㖞斜，颈椎 X 线侧位片可见脊柱颈段生理弧度变直，反弓。

（三）辨证分型

1. 瘀滞型

晨起颈项疼痛，活动不利，活动时患侧疼痛加剧，头部歪向患侧，局部有明显压痛点，有时可见筋结舌紫暗，脉弦紧。

2. 风寒型

颈项背部强痛，拘紧麻木。可兼有恶风，微发热，头痛等表证。舌淡，苔薄白，脉弦紧。

（四）中医治疗

1. 中药治疗

（1）舒筋活络丸　适用于瘀滞型落枕。口服，每次 1 丸，每日 2 次。

（2）小活络丸　适用于风寒型落枕。口服，每次 1 丸，每日 2 次。

（3）云南白药膏　贴敷患处。

（4）通络祛痛膏　贴敷患处。

2. 针刺疗法

取穴：悬钟、阿是穴、后溪、落枕、外劳宫。

随证配穴：风寒型，加风门、外关。

操作：毫针刺，先刺远端穴外劳宫，持续捻转行针，同时，嘱患者慢慢活动颈项，一般疼痛即可缓解。再针局部腧穴。每次留针 20～30 分钟，每日 1 次，7～10 天为 1 个疗程。

3. 艾灸疗法

取风池、大椎、风门、外关、后溪、肩外俞，每穴灸 5 ～ 10 分钟，隔日 1 次，10 次为 1 个疗程。

4. 刮痧疗法

先刮肩颈部的大椎、天柱、肩外俞、阿是穴，然后刮手、臂部的后溪、列缺，最后刮下肢悬钟穴。力度由轻到重，以患者能够耐受为度，刮至出痧。

5. 拔罐疗法

取风池、大椎、膈俞、大杼、肩髃、悬钟、阿是穴，进行拔罐，隔日 1 次。也可先用梅花针扣刺阿是穴，至皮肤发红或微微出血，随即进行拔罐，留罐 15 分钟。

6. 推拿疗法

（1）拿揉颈项　患者坐位，医者轻柔地拿揉患侧颈项部 2 ～ 3 分钟，然后拨颈项及肩背部 2 ～ 3 分钟，以缓解肌肉的紧张痉挛，同时作颈部轻微的屈伸和侧屈运动。

（2）点按颈肩　患者坐位，医者用拇指点按风池、肩中俞、秉风、肩井、天宗、缺盆、落枕穴、合谷、手三里等穴。手法由轻到重，逐渐发力，每穴要求点按 1 分钟，以酸胀为度。以达到解痉止痛、松解粘连的作用。

（3）扳颈项　颈部放松，医者站于患者身后，施术者一手托住下颌，一手扶住枕部，使头颈略前屈，下颌内收。医者双手同时用力向上拔伸，并作缓解的屈伸和左右旋转运动头部 3 ～ 5 次，以活动颈椎小关节。最后待颈部充分放松后，再用斜扳法向患侧作快速而稳妥的扳动。此时可发出弹响声，即表示修复成功（运用此手法时，动作要轻柔，用力要适当，切忌暴力蛮力，以防发生意外）。

（4）拿揉颈肩　拿揉患侧颈项部肌肉，约 2 ～ 3 分钟。

（5）擦拍颈肩　轻叩颈后、肩、肩胛内缘、背部 4 ～ 6 次，用擦法擦热颈项及肩、背部。

（五）预防调护

1. 注意保暖，睡觉时不可贪凉开窗吹风，避免受风寒。

2. 选择高度适宜，软硬适中的枕头。

3. 劳逸结合，不可保持一个姿势过久。

三、肩周炎

（一）概述

肩周炎，即肩关节周围炎，是指肩周围肌肉、肌腱、滑囊及关节囊慢性损伤、退变而引起的一种慢性无菌性炎症，因关节内、外粘连而以关节疼痛、活动功能障碍和肌肉萎缩为临床特征。肩关节活动障碍日渐加重，早期肩痛与动作、姿势有明显关系。随病程延长，疼痛范围扩大，牵涉到上臂中段，同时伴有肩关节活动受限。严重时患肢不能梳头和扣腰带。

肩周炎女性多于男性，常发生在单侧肩部，多为中、老年患者，另外在过度体力劳动者中也较为多见。由于部队训练强度大，肩部肌肉损伤较为多见，导致本病在部队训练伤中也占有一定比例。

（二）诊断要点

1. 临床表现

多数病例慢性起病，少数仅有轻微外伤史。主要症状为肩周疼痛、肩关节活动受限，疼痛一般位于肩前外侧。疼痛可为钝痛、刀割样痛，夜间加重，可放射至肘前臂或手、颈、背部。肩关节活动受限，如不能梳理头发、穿衣服等。此病病程为数月至 2 年。

（1）急性期　病期约 1 个月，亦可以延缓 2～3 个月，主要临床表现为肩部疼痛，肩关节活动受限，是由于疼痛引起的肌肉痉挛，韧带、关节囊挛缩所致，但肩关节本身尚能有相当范围的活动度，以肩外展、后伸、外旋时，疼痛加重。

（2）粘连期　病期 2～3 个月，本期患者疼痛症状已明显减轻，其临床表现为肩关节活动严重受限，肩关节因肩周软组织广泛粘连，活动范围小，外展及前屈运动时，肩胛骨随之摆动出现耸肩现象。

（3）缓解期　为本病的恢复期或治愈过程。患者随疼痛的减轻，在治疗及日常生活劳动中，肩关节的挛缩、粘连逐渐消除而恢复正常功能。

2. 其他检查

（1）体格检查　肩部周围有广泛压痛点。局限性压痛常在肩峰下囊、肱二头肌长头肌腱、喙突、冈上肌附着点处。肩关节各个方向活动受限，但以外展、外旋、后伸障碍最显著。用一手触摸肩胛下角，一手将患肩外展，感到肩胛骨随之向外转动，说明肩关节已有粘连。病程久者，可出现肩部肌肉萎缩。

（2）X 线检查　多无异常，病程较长者，可见骨质疏松、冈上肌腱钙化或大结节处有密度增高的阴影。肩关节造影，则有肩关节囊收缩、关节囊下部皱褶消失等改变。

（三）辨证分型

1. 气血虚型

肩部酸痛，劳累后，疼痛加重，伴头晕目眩，气短懒言，心悸失眠，四肢乏力。舌质淡，苔少或白，脉细弱或沉。

2. 风寒湿型

肩部窜痛，遇风寒痛增，得温痛缓，畏风恶寒，或肩部有沉重感。舌质淡，苔薄白或腻，脉弦滑或弦紧。

3. 瘀滞型

肩部肿胀，疼痛拒按，以夜间为甚。舌质暗或有瘀斑，苔白或薄黄，脉弦或细涩。

（四）中医治疗

1. 中药治疗

（1）养血荣筋丸　适用于气血虚型肩周炎。口服，每次 1 丸，每日 2 次。

（2）小活络丸　适用于风寒型肩周炎。口服，每次 1 丸，每日 2 次。

（3）舒筋活络丸　适用于瘀滞型肩周炎。口服，每次 1 丸，每日 2 次。

（4）通络祛痛膏　贴敷患处。

（5）宝珍膏　贴敷患处。

2. 针刺疗法

取穴：肩髃、肩髎、肩贞、肩前、臂臑、阿是穴。

随证配穴：气血虚型，加手三里、足三里、气海；风寒湿型，加外关、合谷、曲池、阴陵泉、风池；瘀滞型，加内关、膈俞。

3. 艾灸疗法

取天宗、臂臑、外关三穴，每穴艾条灸 10 分钟，每日 1 次，10 次为 1 个疗程。

4. 刮痧疗法

依次刮拭肩部的肩前、肩髃、肩髎、肩贞、臂臑、曲池、手三里、外关、阿是穴。力度适宜，至局部发红出痧。

5. 拔罐治疗

取大椎、天宗、肩贞、肩髃、臂臑、膈俞、肝俞、肩中俞、曲池、外关、血海、阳陵泉、阿是穴进行拔罐，隔日 1 次。

6. 推拿疗法

（1）揉肩部：医生沿肩部、肩胛骨区域、腋后区、三角肌施以掌揉，再以指腹揉肩关节前方，手法轻柔和缓，力度逐渐增大，切忌动作粗暴，以免引起疼痛。每个部位 1～2 分钟。

（2）滚肩部：医生一手托起患者前臂，一手在肩部做往返滚动，重复 5～8 遍。

（3）按揉肩部腧穴：医生以拇指指腹依次按揉患侧肩井、肩贞、肩髃、肩前、阿是穴，以患者产生酸胀感为度，动作切忌粗暴。每穴约 30 秒。

（4）弹拨阿是穴：医生以拇指指腹或指端弹拨阿是穴，时间 1～2 分钟。

（5）摇肩部：患者肩部放松，肘关节屈曲。医生一手扶住患者肩部固定，另一手握其腕部并用前臂托住患者肘部，以肩关节为轴心环转摇动，使肩关节做缓慢的顺时针或逆时针方向环转摇动，重复 5～8 遍。

（6）擦肩部：双手掌相对，在肩关节周围施以擦法，以透热为度，时间 1～2 分钟。

（7）揉搓肩部：医生双手对掌，呈抱球状，揉患侧肩关节，1～2 分钟，然后以双手掌面夹持上肢近心端，来回搓动，边搓边向下移动至腕部，搓动频率快，移动速度慢，时间 1～2 分钟。

（8）抖肩部：患者肩部放松自然下垂，医生双手拇指在上、四指在下握住患者患侧腕部，患者上肢与身体约呈 60° 左右，然后两前臂稍用力做连续、小幅度、快频率的上下抖动，将抖动波逐渐上传到肩部。时间 1～2 分钟。有骨折、习惯性肩关节脱位者禁用。

（五）预防调护

1. 合理用枕，仰卧时，枕头高度为本人拳头高度。侧卧时，枕头高度应为一个肩膀的宽度。

2. 应当积极进行上肢的锻炼。多做肩关节的运动，特别是适当做大幅度的运动，可预防肩关节的粘连，肩部软组织的拘紧、挛缩。如弯腰画圈、后伸下蹲、爬墙等动作，每次 10 分钟，每日 1 次。

3. 注意颈肩部保暖，避免风寒侵袭。

四、肘关节扭挫伤

（一）概述

肘关节扭挫伤是常见的肘关节闭合性损伤。凡使肘关节发生超过正常活动范围的运动，均可引起关节内、外软组织损伤。常见的有肘关节尺、桡侧副韧带撕裂，关节囊、肱二头肌腱部分撕裂及其他肘部肌肉、韧带、筋膜撕裂。

在军事训练中跌倒、失足滑倒时，手掌着地，传导暴力可使肘关节过度外展、伸直或扭转，造成关节囊、韧带或肌腱等损伤，严重者可造成肘关节脱位、肱骨髁上骨折、肱骨外髁或内髁骨折、桡骨小头半脱位等。

（二）诊断要点

1. 临床表现

有明显的外伤史。肘部广泛疼痛，呈弥漫性肿胀，重者出现青紫瘀斑，甚至有波动感。肘关节呈半屈伸位，患者以手托肘，关节活动受限。压痛点往往在肘关节的内后方和内侧副韧带附着部。

2. X 线检查

常规拍摄肘关节正、侧位，排除是否合并有骨折等。

（三）辨证分型

本病多以瘀血型为主，肘部疼痛肿胀，痛有定处，活动困难，痛处拒按。

（四）中医治疗

肘关节扭挫伤急性期 24 小时内，采取冷敷，患部制动，抬高患部，外敷消瘀止痛膏；损伤 48 小时后，配合针刺疗法、艾灸疗法、推拿疗法等中医治疗。

1. 中药治疗

（1）云南白药气雾剂　损伤后，即可喷于患处，适量，多次。

（2）正红花油　损伤后 48 小时使用，外敷，适量涂抹患处，每日 3 次。

（3）三七伤药片　口服，每次 3 片，每日 3 次，或遵医嘱。

（4）外敷方　冬青叶适量，捣烂后加田七粉 3g 拌匀，外敷伤处。

2. 针刺疗法

取穴：尺泽、曲池、手三里、合谷、阿是穴。

操作：损伤 48 小时后，毫针刺，每次留针 20～30 分钟，每日 1 次，10 次为 1 个疗程。

3. 艾灸疗法

适用于损伤 48 小时后，在肘部扭挫伤疼痛严重处进行艾条灸，灸至皮肤潮红、微汗为度。

4. 推拿疗法

（1）理筋手法　伤后即来诊治者，宜将肘关节做一次 0°～140° 的被动伸屈，有利于整复微细的关节错位。触摸到压痛点后，以两手掌环握肘部，轻按 1～2 分钟，以减轻疼痛；然后用轻按摩拿捏手法，理顺筋络，以患者有舒适感为度。但不宜反复做，尤其在恢复期，更不能作强力的被动伸屈，这样虽能拉开粘连，但同时又引起血肿，加重损伤，以后粘连更加严重，甚至引起血肿的钙化。

（2）按揉尺泽穴　医生右手托住患者手臂，用左手拇指按揉尺泽穴 2 分钟，左右手交替，以局部感到酸胀佳。

（3）按揉曲池穴　医生左手托住患者手臂，用右手拇指顺时针方向按揉曲池穴 2 分钟，然后逆时针方向按揉 2 分钟，左右手交替，以局部感到酸胀为佳。

（4）按揉手三里　医生用左手托住患者手臂，用右手大拇指顺时针方向按揉手三里约 2 分钟，然后逆时针方向按揉约 2 分钟，左右手交替，以酸胀感为佳。

（5）按揉孔最穴　患者伸前臂掌心向上，医生以手指或指节向下按压，或顺时针方向按揉约 2 分钟，以局部感到酸胀为佳。

（6）按揉列缺穴　医生一手托住患者手腕，用另一手拇指和示指掐按列缺穴 1 分钟，然后按揉 1 分钟，以局部感到酸胀为佳。

（7）按揉合谷穴　以拇指指腹按揉合谷穴 30 次，两手交替，以局部感到酸胀为佳。

（8）点按阿是穴　点按阿是穴 15 分钟，疼痛不严重时，可顺时针方向按揉，若患者不能忍受，由轻到重点按 10 分钟即可。

5. 固定方法

初期用三角巾将患肢置于屈肘 90° 的功能位悬吊胸前，以限制肘关节的伸屈活动，并督促患者多作手指伸屈、握拳活动，以利消肿。

（五）预防调护

1. 固定期间适当多作手指伸屈、握拳活动，以促进血液循环，利于消肿。

2. 经常进行训练伤宣教，以增强官兵自我保护意识。

3. 按摩时，手法宜轻柔，不可用暴力，以免加重损伤。

五、腕关节扭挫伤

（一）概述

腕关节，又称桡腕关节，由桡骨下端的腕关节面与尺骨下端的关节盘形成关节窝，与手舟骨、月骨、三角骨的近侧面联合组成关节头共同构成，属于椭圆关节。损伤后，如治疗不当，后期容易引起腕骨间彼此关系改变，即所谓桡腕关节不稳，亦称"腕部扭挫伤"。

腕关节扭挫伤，是指因外力引起腕部的韧带的损伤和撕裂。伤后患者腕部肿胀，疼痛，或酸痛无力，屈伸活动受限，或不敢持物，或不能用力持物。

本病在部队官兵在训练过程中，如障碍训练、近身搏斗训练中时常有发生。

（二）诊断要点

1. 临床表现

本病多有外伤史或劳损史，根据受力的部位与方向不同，在腕部相应或相反的部位发生肿胀、酸痛无力，局部有压痛，腕关节功能活动受限，有时有皮下瘀血斑。

2. X 线检查

腕关节正、侧位，一般无异常。

（三）辨证分型

本病多以瘀血型为主，腕部疼痛肿胀，或酸痛无力，痛有定处，痛处拒按，活动受限，不敢持物，或不能用力持物。

（四）中医治疗

1. 中药治疗

（1）云南白药气雾剂　损伤后即可喷于患处，适量，多次。

（2）正红花油　损伤后 48 小时使用，外敷，适量涂抹患处，每日 3 次。

（3）三七伤药片　口服，每次 3 片，每日 3 次，或遵医嘱。

（4）海桐皮 50g、桑枝 50g，煎汤熏洗伤痛处。

2. 针刺疗法

取穴：阳溪、阳池、阳谷、合谷、阿是穴。

操作：损伤 48 小时后，毫针刺，每次留针 20 ～ 30 分钟，每日 1 次，10 次为 1 个疗程。

3. 艾灸疗法

损伤 48 小时后，在腕部扭挫伤疼痛严重处进行艾条灸，灸至皮肤潮红、微汗为度。

4. 推拿疗法

（1）按揉腕部　以大鱼际按揉腕部伤处，轻柔和缓，以患者能够耐受为度，按揉

3 ～ 5 分钟。

（2）点按腕部穴　医生以拇指指腹，点按少海、通里、神门、尺泽、列缺、太渊，在点按穴位时，可加以按揉或弹拨，以产生酸麻胀感觉为度。

（五）预防调护

1. 受伤 24 小时后，可适当多作手指伸屈、握拳活动，3 ～ 5 天疼痛消失后，可做腕部活动练习，利于功能恢复。

2. 训练前充分活动腕部，并结合训练伤宣教，以增强官兵自我保护意识。

3. 按摩时手法宜轻柔，不可用暴力，以免加重损伤。

六、腱鞘炎

（一）概述

腱鞘炎，或称为狭窄性腱鞘炎，是指肌腱在腱鞘内较长时间地过度摩擦或反复磨损，导致滑膜充血，渗出增加、增厚等炎性变化，引起腱鞘管壁增厚、粘连或狭窄，肌腱滑动受阻而引发相应部位疼痛、弹响、活动受限等表现的疾病，可发于指、趾、腕、踝及肩部等部位，尤以桡腕部和拇、中指最常见。发于桡骨茎突部的拇长展肌及拇短伸肌腱腱鞘的，称为桡骨茎突狭窄性腱鞘炎；发于手指的拇长屈肌腱或屈指肌腱的狭窄性腱鞘炎，又称"弹响指"或"扳机指"。常见于家务劳动及手工操作者，中老年妇女多见。本病在中医学中属于"筋痹""伤筋"的范畴。

（二）诊断要点

1. 临床表现

手掌部疼痛、压痛，患部屈指不利，活动受限，晨起明显，活动后减轻。疼痛有时向腕部放射，掌指关节屈曲有压痛。严重的时候会产生弹响，患腱鞘炎的手指屈而难伸或伸而不能屈。

2. 查体

手掌远端鞘管起始部有明显压痛，大部分患者可于此处触及结节。

（三）辨证分型

本病除上述临床表现外，舌脉多无变化。

（四）中医治疗

1. 中药治疗

（1）大活络胶囊　口服。每次 1 ～ 2 丸，每日 2 次。

（2）七厘散　外敷，适量加水，敷于患处，每日 2 次。

（3）活血止痛膏　敷于患处。

2.针刺疗法

取穴：患侧大陵、内关、阳溪、阳池、合谷、曲池、手三里、列缺、阿是穴。

操作：①毫针刺：首先按照受累肌腱寻找痛点，阿是穴以压痛点为中心，向四周透刺2～4针，或进行围刺法；余穴常规操作，每次留针20～30分钟，每日1次，10次为1个疗程。②结合电针、灸法：病变局部阿是穴可用电针，疏波或疏密波交替，刺激20～30分钟；可加温针灸法、艾条灸法等。

3.艾灸疗法

在患侧腕部进行温和灸，重点灸阿是穴，灸至皮肤潮红、微汗为度。

4.推拿疗法

（1）㨰前臂　在前部背侧及掌侧，施以㨰法，可配合腕关节屈伸、旋转和手指屈伸，持续5分钟。

（2）按揉前臂腧穴　以拇指指腹，按揉内关、外关、手三里、列缺、阿是穴，每穴1分钟。

（3）弹拨压痛点　以拇指指腹，弹拨压痛点及结节处，持续3分钟。

（4）摇患指　先小幅度摇动患指，适应后可适当加大幅度，可配合屈伸患指，5次。

（5）拔伸患指　适当拔伸患指5次。

（6）擦前臂　以手掌自患侧肘关节至手指做往返擦法，持续2分钟，至局部透热。

（五）预防调护

1.手指、手腕不要过度弯曲或后伸，手指、手腕用力不要过大。

2.工作时保持正确姿势，避免关节的过度劳损，定时休息。

3.注意保暖，防止手部受寒。

4.对于长期伏案办公人员来说，应采用正确的工作姿势，尽量让双手平衡，手腕能触及实物，不要悬空。

5.加强手腕关节锻炼，做360º的旋转，或将手掌用力握拳再放松，或将手指反压或手掌反压几下，都可以有效缓解手部的酸痛。

七、腰椎间盘突出症

（一）概述

腰椎间盘突出症，是指因腰椎间盘纤维环部分或全部破裂，髓核向外凸出，刺激或压迫腰、骶神经根或马尾神经而引起腰腿痛的一组临床症状和体征。本病多见于20～50岁患者。男女之比为4：1～6：1。患者多有弯腰劳动或长期坐位工作史。腰椎间盘突出症多发于L_4～L_5及L_5～S_1椎间盘。

本病在基层部队较为多见，属于长期运动性损伤，士兵执勤时久站、久坐、强力负重、弯腰作业、长时间的驾驶，均是导致此病的诱因。

（二）诊断要点

1. 临床表现

腰腿痛是腰椎间盘突出症最主要的症状。患者常有腰部扭伤病史，损伤后出现严重腰痛，轻者尚可耐受，重者卧床不起，翻身极为困难。卧床后急性腰痛逐渐减轻，数日或数周后感到腿部不适或疼痛，以下位腰椎间盘凸出常见，腰 4、腰 5 和骶 1 神经根受压而出现坐骨神经支配区域疼痛，表现为沿患侧臀部、大腿后侧、小腿外侧和足外侧部麻木或放射痛。当椎间盘凸出较多或中央型凸出，可为两侧下肢疼痛。严重的椎间盘凸出可使马鞍区麻痹、大小便困难和双足麻痹。

腰腿痛可因咳嗽、打喷嚏、用力排便等腹腔内压升高时加剧，步行、弯腰、伸膝起坐等牵拉神经根的动作也使疼痛加剧，屈髋屈膝、卧床休息可使疼痛减轻。故患者在行走时常取前倾位，卧床休息时取弯腰、侧卧、屈髋、屈膝的"三屈位"。严重的患者取膝胸卧位姿势睡觉。

2. 其他检查

（1）体格检查　①腰部畸形、腰活动受限：急性期因保护性腰肌紧张，腰椎各方向活动均受限。慢性期主要以腰部前屈和向患侧侧屈受限较明显，强制弯曲时加重放射痛。②椎旁压叩痛并向同侧下肢放射：腰椎间隙棘突旁有深压痛，压痛点对诊断定位有重要意义。③直腿抬高试验及加强试验阳性：直腿抬高 30° 以下为强阳性，40°～50° 为中等阳性，60° 以上为弱阳性。回落患肢下降至不痛的位置时，做踝关节背屈动作，重新出现腰腿痛为加强试验（＋）。④健侧直腿抬高试验阳性：若健侧直腿抬高活动诱发患侧坐骨神经痛，表明有椎间盘较大的中央型凸出。⑤股神经牵拉试验阳性：为上腰部椎间盘凸出的阳性体征。患者俯卧，膝关节完全屈曲，足跟触及臀部，后伸髋关节，则腰 2 至腰 4 神经根张力增加，股神经受牵拉，患者感到腹股沟及大腿前方疼痛者为阳性。⑥屈颈试验阳性：头颈部被动前屈，使硬膜囊向头侧移动，牵张作用使神经根受压加剧，而引起受累的神经痛者为阳性。⑦颈静脉压迫试验阳性：压迫患者的颈内静脉，使其脑脊液回流暂时受阻，硬膜膨胀，神经根与凸出的椎间盘产生挤压，而引起腰腿痛者为阳性。⑧腱反射异常：患者跟腱反射减弱，说明腰 5、骶 1 神经根受压。神经根受压严重或压迫过久，其相应的腱反射消失。⑨皮肤感觉异常：上腰部脊神经根受压引起的障碍主要出现于大腿前面、小腿内侧，腰部脊神经根受压引起的障碍则出现于大腿后面及小腿上外侧、趾根部，骶 1 神经根受压表现在足外侧及外踝部。中央型椎间盘凸出压迫马尾神经，可出现马鞍区麻木，膀胱、肛门括约肌功能障碍。⑩肌力减弱：腰 3、4 椎间盘凸出，股神经受累时，股四头肌肌力减弱，肌肉萎缩；腰 4、5 椎间盘凸出，坐骨神经受累时，腓肠肌张力减弱，肌力减弱；腰 5、骶 1 椎间盘凸出，骶神经受累时，足跖屈力减弱，病程久者常有足背伸肌群萎缩，胫骨前嵴凸出征象。

（2）X 线检查　正位片可显示腰椎侧弯，椎间隙变窄或左右不等，患侧间隙较宽；侧位片显示腰椎生理前曲减少或消失，发生椎间盘凸出的椎间隙后方宽于前方。后期椎体相对边缘有硬化和隐窝不整表现，椎体边缘有骨赘形成，关节突关节也可随之退变，上、下关节突交错，下关节突变尖插入椎间孔，使之变小，有时可见假性脊椎滑脱。还可排除骨病引起的腰骶神经痛，如骨结核、骨肿瘤等。

脊髓造影检查可提高本病的诊断率。

（3）肌电图检查　根据异常肌电图的分布范围，可判定受损的神经根及其对肌肉的影响程度。通常第4、5腰椎椎间盘凸出，主要累及腓骨长肌和胫前肌；第5腰椎、第1骶椎椎间盘凸出，主要累及腓肠肌内侧头和外侧头；第3、4腰椎椎间盘凸出累及肌肉较多，股四头肌可出现异常肌电位。

（4）CT、MRI检查　可清晰地显示椎间盘凸出的影像，通过断层反映出硬脊膜囊及神经根受压的状态，是目前诊断本病最常用的检查方法。

（三）辨证分型

1. 肝肾亏虚型

腰酸痛，腿膝乏力，劳累更甚，卧则减轻。偏阳虚者，面色苍白，手足不温，少气懒言，腰腿发凉，或有阳痿、早泄，妇女带下清稀，舌质淡，脉沉细。偏阴虚者，咽干口渴，面色潮红，倦怠乏力，心烦失眠，多梦或有遗精，妇女带下色黄味臭，舌红，少苔，脉弦细数。

2. 气血瘀滞型

腰腿痛如刺，痛有定处，日轻夜重，腰部板硬，俯仰旋转受限，痛处拒按。舌紫暗，或有瘀斑，脉弦紧或涩。

3. 外邪侵袭型

腰腿痛、重着，转侧不利，静卧痛不减，受寒及阴雨加重，肢体发凉。舌苔白或腻或黄腻，脉沉紧或濡缓。

（四）中医治疗

1. 中药治疗

（1）舒筋健腰丸　适用于肝肾亏虚型。口服，每次5g，每日3次。

（2）右归丸　适用于肝肾亏虚型。口服，每次1丸，每日3次。

（3）六味地黄丸　适用于肝肾亏虚型。口服，每次1丸，每日2次。

（4）舒筋活血片　适用于气血瘀滞型。口服，每次4片，每日3次。

（5）腰痹通胶囊　适用于气血瘀滞型。口服，每次3粒，每日3次。

（6）风湿骨痛胶囊　适用于外邪侵袭型。口服，每次2～4粒，每日2次。

（7）通络祛痛膏　贴敷患处。

2. 针刺疗法

取穴：阿是穴、环跳、委中、阳陵泉、承山、悬钟等。

操作：毫针刺，每次留针20～30分钟，每日1次，10次为1个疗程。

3. 艾灸疗法

取肾俞、大肠俞、次髎、委中、承山，隔附子片或艾条直接温和灸，各穴10分钟，皮肤潮红、微汗为度。

4. 刮痧疗法

自上而下，由腰部肾俞刮至气海俞，再刮拭腰夹脊穴（第3～5腰椎部分）、次髎，最后刮拭秩边、环跳、阿是穴。力度由轻到重，以患者能够耐受为度，至皮肤发红出痧。

5. 拔罐疗法

选取膈俞、肾俞、大肠俞、次髎、阴陵泉、委中、承山、阿是穴进行拔罐，隔日1次。

6. 推拿疗法

（1）点按腧穴　患者俯卧，以拇指点按承山、委中、殷门、承扶、环跳、大肠俞、肾俞等腧穴及痛点，每穴约1分钟，以酸胀感为度，以解痉止痛。

（2）擦、揉腰背臀　患者俯卧位，先用擦、揉手法，在腰椎两旁骶棘肌往返治疗3～5遍，然后用两手拇指与其余四指对称用力，轻柔地拿揉腰背部肌肉，方向与腰肌垂直，从腰1至腰骶部，由上而下，重点拿揉腰椎两侧骶棘肌和压痛点，反复拿揉2～4分钟。以缓解肌肉痉挛，改善局部血液循环。

（3）摇抖腰背　患者俯卧位，医者一手按其腰部，另一手托起其双大腿部，环形摇动腰部。待其放松后，患者俯卧，上体固定。医者抱握患者双踝和小腿，牵引拔伸，左右摇转，待腰部放松，突然用力上下抖动数次，重复操作2～3次，可改善痉挛状态，促进局部血液循环。

（4）扳摇腰背　患者俯卧，医者一手掌按住腰骶部，另一手肘关节屈曲，用前臂抱住患者一侧大腿下三分之一处施腰部后伸扳法，有节奏地使下肢一起一落，反复做3～5次。患者侧卧位，患肢在上，屈膝屈髋，健侧在下，自然伸直，医者一手扶按肩前，另一手按住臀部，一前一后反向用力，反复摇动腰椎，可进行小幅度快速的斜扳，即可听见复位的弹响声。由于腰椎及其椎间盘产生旋转扭力，从而改变凸出物与神经根的位置，解除压迫、刺激，促使神经根恢复功能。

（5）揉、擦腰背臀　以掌根或小鱼际着力，在患者腰骶部，沿受损伤的神经根及其分布区域施揉按手法，从上而下，先健侧后患侧，边揉按边移动，反复做3～5次，然后用小鱼际直擦腰部两侧膀胱经，横擦腰骶部，以透热为度，促使气血循行加强，使萎缩的肌肉和受损神经逐渐恢复正常功能。

7. 牵引治疗

主要采用骨盆牵引法，适用于早期患者或反复发作的急性患者。患者仰卧于病床上，缚骨盆引带，有时为增加胸胁部力量，可用固定带拴于床头，以增加抗牵引能力，牵引重量可根据患者的感受进行调节，一般在20kg左右，每日牵引1次，每次约30分钟。目前，临床上多采用多功能牵引床牵引，可配合熏蒸疗法。

（五）预防调护

1.睡硬板床，并注意加强锻炼腰背肌。

2.注意腰部保暖，防止感受外邪，可加用腰托固护，避免腰部损伤。

3.进行适当的腰部活动，或进行腰部自我按摩、打太极拳等医疗体育活动，有助于腰痛的康复。

4.加强宣教工作，提高官兵防护意识。

八、腰肌劳损

（一）概述

腰肌劳损，是指腰部肌肉、筋膜及韧带等软组织的慢性损伤，导致局部无菌性炎症，从而引起腰臀部一侧或两侧的弥漫性疼痛。本病又称腰臀肌筋膜炎或功能性腰痛，中医学称为肾虚腰痛，是慢性腰腿痛中常见的疾病之一。临床表现为长期反复发作的腰背部酸痛不适，或呈钝性胀痛，腰部重着板紧，如负重物，时轻时重，缠绵不愈。充分休息、加强保暖、适当活动或改变体位姿势，可使症状减轻；劳累、遇阴雨天气、受风寒湿影响，则症状加重。

由于部队训练强度大，负荷重，再加之驻训条件差，经常在恶劣气候条件下训练，导致腰肌劳损多发。本病是基层部队常见训练伤。

（二）诊断要点

1.临床表现

患者无明显外伤史，部分患者有感受风寒湿邪病史，腰部隐痛反复发作，劳累后加重，休息后缓解。弯腰困难，持久弯腰时，疼痛加剧，适当活动或经常变换体位后，腰痛可减轻。睡觉时用小枕垫于腰部能减轻症状，常喜用两手叉腰，可使腰部感觉舒服并减轻疼痛。

2.其他检查

（1）体格检查　腰部外观多无异常，有时可见生理性前突变小。单纯性腰肌劳损的压痛点，常位于棘突两旁的竖脊肌处，或髂嵴后部，或骶骨后面的竖脊肌附着点处。若伴有棘间、棘上韧带损伤，压痛点则位于棘间、棘突上。腰部活动功能多无障碍，严重者可稍有受限。直腿抬高试验阴性，神经系统检查无异常。

（2）X线检查　可见骨质普遍疏松，椎体可出现鱼尾样双凹形，椎间隙增宽，受累椎体多发、散在。可有脊柱腰段的生理性弯曲改变或有轻度侧弯。有时可发现先天性异常，如第5腰椎骶化、第1骶椎腰化、隐性骶椎裂，或有骨质增生现象等。

（三）辨证分型

1.肾虚型

腰酸痛，腿膝乏力，劳累更甚，卧则减轻。偏阳虚者，面色苍白，手足不温，少气懒言，腰腿发凉，或有阳痿、早泄，妇女带下清稀，舌质淡，脉沉细。

2.气滞血瘀型

腰腿痛如刺，痛有定处，日轻夜重，腰部板硬，俯仰旋转受限，痛处拒按。舌紫暗，或有瘀斑，脉弦紧或涩。

3. 风寒湿型

腰腿痛重着，转侧不利，静卧痛不减，受寒及阴雨加重，肢体发凉。舌淡，舌苔白或腻或黄腻，脉沉紧或濡缓。

（四）中医治疗

1. 中药治疗

（1）右归丸　适用于肾虚型。口服，每次 1 丸，每日 3 次。

（2）六味地黄丸　适用于肾虚型。口服，每次 1 丸，每日 2 次。

（3）舒筋活血片　适用于气滞血瘀型。口服，每次 4 片，每日 3 次。

（4）腰痹通胶囊　适用于气滞血瘀型。口服，每次 3 粒，每日 3 次。

（5）痹祺胶囊　适用于风寒湿型。口服，每次 4 粒，每日 3 次。

（6）云南白药膏　贴敷患处。

（7）伤湿止痛膏　贴敷患处。

（8）正红花油　外敷，适量，每日 3 次。

2. 针刺疗法

（1）毫针刺法

取穴：阿是穴、肾俞、气海俞、命门、腰阳关、足三里、腰痛点、华佗夹脊等。

操作：毫针刺，每次留针 20 ～ 30 分钟，每日 1 次，10 次为 1 个疗程。

（2）三棱针治疗

取穴：委中。

操作：用三棱针点刺出血，10 滴左右。

3. 艾灸疗法

取肾俞、腰阳关、委中，隔附子片或艾条，直接温和灸，各穴 15 分钟。

4. 刮痧疗法

依次刮拭肾俞、腰阳关、次髎、阿是穴、委中、阳陵泉，力度由轻到重，以患者能够耐受为度，至皮肤发红出痧。

5. 拔罐疗法

在膈俞、肾俞、腰阳关、大肠俞、次髎、委中、阿是穴进行拔罐，隔日 1 次。

6. 推拿疗法

（1）按揉腰背部：医生以手掌或掌根自上而下按揉腰背部肌肉，由轻到重，重复 3 ～ 5 遍。

（2）擦腰背部：医生在腰背部由上而下做往返擦动，疼痛部位力量稍重。两侧各重复 3 ～ 5 遍。

（3）按揉腰背部及下肢腧穴：医生以双手拇指指腹依次按揉两侧肾俞、大肠俞、志室、气海俞、委中、承山，力度由轻到重，边按边揉，以患者耐受为度，每穴 1 分钟。

（4）弹拨腰背部：医生以双手拇指指腹、桡侧缘或指端弹拨膀胱经，重点弹拨痛点及肌肉痉挛处，力度由轻到重，需要加大力度可以两拇指叠加进行弹拨，重复 3 ～ 5 遍。

（5）肘压关元俞：医生站于患者一侧，肘关节屈曲，以肘尖部着力于腰部关元俞穴，力度由轻到重逐渐加压，停留 3 ～ 5 秒后由重到轻逐渐放松，重复 3 ～ 5 遍。

（6）擦腰骶部：医生一手扶住腰部，另一手手掌横擦腰骶部，擦热后停留片刻，使热力向深部传导，重复 1 ～ 2 分钟，以透热为度。

（7）直推腰背部：医生肘关节微屈，以双手掌根着力面紧贴患者体表，力度均匀适中，自上而下推两侧膀胱经及督脉，重复 3 ～ 5 遍。

（8）叩击腰骶部：医生双手虚握拳，叩击患者腰骶部，力度由轻到重，以腰部有松快舒适感为宜，重复 3 ～ 5 遍。

（五）预防调护

1. 注意腰部保暖，加强锻炼腰背肌。

2. 避免劳累，适当运动，加强腰背肌锻炼，宜作按摩腰眼，做风摆荷叶等腰部练功活动。

3. 加强宣教工作，提高官兵防护意识。

九、急性腰扭伤

（一）概述

急性腰扭伤，俗称"闪腰"，是指在外力作用下或腰部用力不协调，腰部软组织由于过度牵拉，肌肉、筋膜、韧带等急性损伤，可伴有椎间小关节错位及其关节周围关节囊嵌顿等，致使腰部疼痛，活动受限，而无骨折、脱臼、皮肉破损等症。临床表现为腰部伤后即出现典型的腰痛，疼痛一般较剧烈，呈持续性，部位局限固定，患者多能准确指出疼痛部位。多见于长期从事弯腰工作的人，平时缺乏锻炼、肌肉不发达的人多发，青壮年男性较多，是腰痛疾病中最常见的一种。

战士在训练过程中，由于热身不充分，动作姿势不当，或突然外力损伤，常可导致此病发生。

（二）诊断要点

临床分为急性腰肌筋膜扭挫伤、急性腰部韧带损伤、急性腰椎关节突关节扭伤。

1. 临床表现

（1）急性腰肌筋膜扭挫伤　多有腰部扭挫伤史。腰部一侧或两侧疼痛剧烈，腰部在活动、咳嗽、打喷嚏，甚至深呼吸时疼痛加剧。轻者，伤时疼痛不明显，数小时后或次日症状加重。严重者，腰部当即呈撕裂样疼痛，不能坐立、行走，疼痛有时可牵涉到一侧或两侧臀部及大腿后侧。腰肌呈紧张状态，常见一侧肌肉高于另一侧。有时可见脊柱腰段生理性前曲消失，甚至出现侧曲。患者常用两手撑腰，借以防止因活动而发生更剧烈的疼痛。严重者卧床难起，辗转困难。

（2）急性腰部韧带损伤　有明显外伤史。常发生于弯腰工作或暴力突然迫使腰部前屈，伤时可自觉腰部有一清脆响声或撕裂样感觉，常呈断裂样、刀割样或针刺样锐痛。

有时可伴有下肢反射性疼痛，腰部活动时疼痛加剧。

（3）急性腰椎关节突关节扭伤　均有闪腰、屈腰、旋转等外伤史。疼痛突发，转为剧烈。关节损伤后，局部组织的炎症、水肿可影响神经根，故有时伴有不同程度的下肢放射性疼痛。腰部活动或打喷嚏、咳嗽等腹腔压力增高时，腰部疼痛加剧。

2. 其他检查

（1）体格检查　①压痛点：损伤早期，绝大多数患者有明显的局限性压痛，多位于腰骶关节、髂嵴后部或第3腰椎横突处，同时可扪及腰部肌肉明显紧张，并有压痛。②腰部功能观察：腰部各个方向活动均受限，特别是前屈受限明显，检查时见患者上床、翻身、起坐困难，可与腰椎间盘突出症等压迫神经根引起的下肢痛相鉴别。③直腿抬高试验及拾物试验可呈阳性，但加强试验为阴性。④急性腰部韧带损伤：局部可出现肿胀、瘀斑，腰肌痉挛，棘突间有明显压痛，腰部活动明显受限，前屈受限尤为明显。直腿抬高试验和屈膝屈髋试验均可呈阳性。⑤急性腰椎关节突关节扭伤：腰部肌肉紧张，有时局部肿胀，腰椎向一侧偏歪，腰部活动功能明显受限，压痛明显。

（2）X线检查　可见脊柱腰段生理性前曲消失或轻度侧曲，对诊断或排除骨折、脱位有十分重要的意义。

（三）辨证分型

本病多以瘀血证型为主，腰痛如刺，痛有定处，日轻夜重，腰部板硬，俯仰旋转受限，痛处拒按。舌紫暗，或有瘀斑，脉弦紧或涩。

（四）中医治疗

1. 中药治疗

（1）三七片　口服，每次2～6片，每日3次。

（2）七厘散　口服，每次1g，每日1～3次。

（3）云南白药膏　贴敷患处。

（4）正红花油　外敷，适量，每日3次。

2. 针刺疗法

取穴：肾俞、命门、志室、腰阳关、委中、承山、昆仑、阿是穴、后溪。

操作：损伤48小时后，毫针刺，每次留针20～30分钟，每日1次，10次为1个疗程。

3. 艾灸疗法

损伤48小时后，取肾俞、命门、志室、腰阳关、委中，艾条直接温和灸，各穴15分钟。

4. 拔罐疗法

损伤72小时后，取肾俞、命门、志室、腰阳关、委中、承山、阿是穴，采用刺络拔罐法，用三棱针在扭伤部位的肿痛处、瘀血处及上述各穴，浅刺出血，挤出血数滴后，拔罐，留罐15分钟。

5. 推拿疗法

（1）点按腰背　以拇指点按肾俞、命门、腰阳关、大肠俞、环跳、委中、承山等背俞穴及压痛点，手法由轻到重，逐渐发力，以酸胀为度。

（2）弹拨痛点 在痛点或肌肉痉挛处施弹拨手法，每处 3 ～ 5 次，以解痉止痛，松解粘连。

（3）揉腰背 用揉法在腰椎两旁骶棘肌往返治疗 3 ～ 5 遍。

（4）拿揉腰背 用两手拇指与其余四指对称用力，轻柔地拿揉腰背部肌肉，方向与肌腹垂直，从腰 1 至腰骶部，由上而下，重点拿揉腰椎两侧骶棘肌和压痛点，反复拿揉 2 ～ 4 分钟，以缓解肌肉痉挛，改善局部血循环。

（5）扳、摇腰背 医者一手掌按住腰骶部，另一手肘关节屈曲，用前臂抱住患者一侧大腿下三分之一处，施腰部后伸扳法，有节奏地使下肢一起一落，反复作 5 ～ 8 次，随后摇晃旋转腰骶部，两侧各数次。然后患者侧卧位，患侧腿在上，屈膝，健侧腿在下，自然伸直，医者一手扶按肩前，另一手扶按骶臀部，施以快速的斜扳，即可听到复位的弹响声。

（6）揉按腰背 医者以掌根或小鱼际着力，在患者腰骶部施揉按手法，从上而下，边按揉边移动，反复做 3 ～ 5 次。

（7）擦腰背 用小鱼际直擦腰部两侧膀胱经，横擦腰骶部，以透热为度，以达到舒筋活络，活血止痛的效果。

（五）预防调护

1. 卧床休息，注意腰部保暖，防止受凉。夜眠时，被褥适中，防止受凉，尤其是在夏季，空调不宜直吹。

2. 疼痛缓解后，逐步进行腰部的各种功能锻炼，以锻炼腰背肌。

3. 加强宣教工作，提高官兵防护意识。

十、膝关节滑膜炎

（一）概述

膝关节滑膜炎，是指膝关节受到创伤或长期劳损刺激后，引起的滑膜无菌性炎症反应，以关节疼痛、肿胀、积液、活动受限为主症的一种病证。一般分为急性创伤性炎症和慢性劳损性炎症，急性滑膜炎多因暴力直接打击、挫伤、创伤、关节周围骨折、外科手术的刺激、关节扭伤所致；慢性滑膜炎一般是由急性创伤性滑膜炎治疗不当转化而成，或由于膝关节的慢性劳损导致滑膜的渗出、肥厚、纤维化和粘连。

在军事训练致膝关节损伤中，膝关节滑膜炎较为多见，多发生于正步、跑步等队列训练，可单独发病，但多在膝部其他损伤的情况下并发。

（二）诊断要点

1. 临床表现

膝关节受到创伤或劳损后，关节逐渐肿胀、疼痛、活动受限。急性滑膜炎膝部肿胀、疼痛，一般呈膨胀性疼痛或隐痛，膝关节活动不利，尤以伸直及完全屈曲时，胀痛难忍。慢性滑膜炎，膝关节肿胀、胀满不适、下蹲困难，或上下楼梯疼痛，劳累后加重，休息后减轻。

2. 其他检查

（1）体格检查　①压痛点：不固定，可在原发损伤处有压痛。②浮髌试验：阳性，膝关节屈伸不适或受限。③关节穿刺：抽出液为淡黄色清亮渗出液，表面无脂肪滴。④慢性滑膜炎常有股四头肌萎缩，触之有滑囊壁增厚感。

（2）影像学检查　X线显示，膝关节结构无异常，可见关节肿胀。MRI检查显示，滑膜部肿胀、积液。

（三）辨证分型

1. 气滞血瘀证

有明显的外伤史，伤后膝部肿胀明显，疼痛，皮下青紫或瘀斑，功能障碍。舌质暗或青紫，苔白，脉滑。

2. 脾胃虚寒证

膝部肿胀，微痛或无痛，屈伸不利，全身乏力，面色苍白，饮食不香，腹部不适，喜暖恶寒，大便溏稀。苔白，脉细滑。

3. 风湿痹证

外伤后，又有受风寒或膝部有浸入凉水病史，膝部肿痛、沉重，遇寒冷则疼痛肿胀加重，与天气变化有关。苔白，脉弦紧。

4. 肝肾亏虚证

膝关节外伤后，酸软无力，肿胀不适，下蹲困难，关节僵硬，晨起或静止时疼痛加重，活动后好转。苔白，脉沉细。

5. 气血不足证

伤后腰膝酸软，疲乏无力，膝关节隐隐作痛，休息时好转，劳累或走路后加重，疼痛与天气变化无关，双下肢时有可凹性水肿。舌体胖有齿痕，苔白，脉细弱。

（四）中医治疗

1. 中药治疗

（1）三七片　口服，每次2～6片，每日3次。

（2）七厘散　口服，每次1g，每日1～3次。

（3）滑膜炎冲剂　冲剂，每次1袋，每日3次。

（4）桃红四物丸　适用于气滞血瘀证。口服，每次40粒，每日2次。

（5）参苓白术丸　适用于脾胃虚寒证。口服，每次6g，每日3次。

（6）小活络丹　适用于风湿痹证。口服，每次3g，每日2次。

（7）金匮肾气丸　适用于肝肾亏虚证。口服，每次5g，每日2次。

（8）补阳还五颗粒　适用于气血不足证。口服，每次1袋，每日2次。

2. 针刺疗法

取穴：血海、足三里、阳陵泉、犊鼻、阿是穴。

操作：毫针刺，每次留针20～30分钟，每日1次，10次为1个疗程。

3. 艾灸疗法

取鹤顶、内膝眼、外膝眼、阳陵泉、足三里、阿是穴，艾条直接温和灸，各穴 15 分钟。

4. 推拿疗法

（1）拿揉膝部：医生双手拿揉患者膝前部股四头肌及髌骨周围，以拿法为主，揉法为辅，动作自然流畅，速度不宜过快，并配合揉髌骨手法，时间约 2 ～ 3 分钟。

（2）㨰膝部：医生沿股四头肌至髌骨两侧及小腿前外侧施以㨰法，重点㨰髌骨两侧及小腿前外侧，时间约 3 ～ 5 分钟。

（3）按揉膝部腧穴：医生以拇指腹依次按揉血海、梁丘、鹤顶、犊鼻、内膝眼、足三里、阴陵泉、阳陵泉，每穴约 1 分钟。

（4）活动膝关节：患者屈膝 90°，医生一手握患侧脚踝，另一手按在膝关节上方，顺、逆时针摇转膝关节，各 5 次。而后将膝关节进行屈曲伸直活动，重复 3 ～ 5 遍。

（5）擦膝部：医生双手掌相对，在患者膝关节周围施以擦法，以透热为度，约 1 ～ 2 分钟。擦完一侧再擦另一侧，或者双侧同时擦。

（6）㨰腘窝处：医生在患者大腿后侧、腘窝及小腿后侧施以㨰法，重点㨰腘窝部，时间约 2 ～ 3 分钟。

（7）按揉膝部腧穴：医生以拇指指腹依次按揉殷门、委中、承山穴，每穴约 1 分钟。

（8）推腘窝：医生以单手掌根自上而下直推腘窝处，重复 3 ～ 5 遍。

其中，（1）～（4）患者为仰卧位，（5）～（8）患者为俯卧位。

（五）预防调护

1. 生活起居调护

（1）注意防寒保暖，冬季可戴上护膝，防止寒冷潮湿对关节的刺激。

（2）加强膝关节周围的肌肉训练，避免关节劳累，预防损伤发生。

（3）保持精神愉快，情绪稳定，避免紧张和焦虑等不良因素的刺激。

2. 饮食调护

（1）注意控制饮食，多吃蔬菜，并补充足够的蛋白质。

（2）生姜鸡，生姜 100 ～ 250g，公鸡 1 只，不放油盐，煮熟，隔 1 周或半月吃 1 次。

3. 经络穴位调护

（1）艾灸 取内膝眼、外膝眼、鹤顶，每穴艾炷灸 5 ～ 10 壮，或艾条灸 10 分钟，每日 1 次。

（2）推拿 按揉膝部穴位，拇指或中指按揉内膝眼、外膝眼、鹤顶、阳陵泉、足三里穴，以穴位酸胀为度。

十一、踝关节扭伤

（一）概述

因扭伤引起踝部筋及骨缝损伤并排除外踝部骨折、脱位者，称为踝关节扭伤。临床表现为有明显的踝关节扭伤史，伤后踝部即觉疼痛，活动功能障碍，损伤轻者仅局部肿胀，损伤重时整个踝关节均可肿胀，并有明显的皮下积瘀，皮肤呈青紫色，跛行状态，足不敢用力着地，活动时疼痛加剧。

战士训练过程中动作不当，训练场地地形复杂，训练前未充分热身，皆易引起踝关节扭伤。

（二）诊断要点

根据受伤史、临床症状、体征和影像学检查，可作出诊断。

踝关节扭伤多有明显的扭伤史，受伤后踝关节疼痛、活动受限，活动时疼痛加重。急性踝关节扭伤，可见局部肿胀、压痛，严重者皮下可见瘀斑，踝关节屈、伸、内、外翻功能受限；陈旧性踝关节扭伤，肿胀往往不明显，可在踝部触及压痛点。

X线可以帮助排除内外踝的撕脱性骨折。若损伤较严重者，应做踝关节内翻、外翻应力位 X线检查，可见到距骨倾斜角度增大，甚至可见到移位现象。MRI 检查可以明确韧带及周围肌腱的损伤情况。需注意与踝部骨折鉴别，踝部骨折可有骨畸形、骨擦音，X线可见踝部骨折征象。

（三）辨证分型

本病多以瘀血证型为主，踝关节肿痛，痛有定处，日轻夜重，难以持重，旋转受限，痛处拒按。舌紫暗，或有瘀斑，脉弦紧或涩。

（四）中医治疗

1. 中药治疗

（1）三七片　口服，每次 2～6 片，每日 3 次。

（2）七厘散　口服，每次 1g，每日 1～3 次。

（3）云南白药膏　贴敷患处。

（4）正红花油　外敷，适量，每日 3 次。

（5）足浴方　艾叶 15g，红花 15g，水煎后泡足。

2. 针刺疗法

取穴：血海、昆仑、解溪、丘墟、申脉、足三里、三阴交、阿是穴。

操作：损伤 48 小时后，毫针刺，每次留针 20～30 分钟，每日 1 次，10 次为 1 个疗程。

3. 艾灸疗法

伤后 48 小时，取血海、昆仑、解溪、丘墟、足三里、三阴交，艾条直接温和灸，各穴 10 分钟。

4. 拔罐疗法

伤后 72 小时，取血海、昆仑、解溪、丘墟、足三里、三阴交，踝关节疼痛部位拔罐。留罐 15 分钟，每日 1 次，5 次为 1 个疗程。

5. 推拿疗法

（1）按揉足踝　患者取仰卧位或坐位，医者以按揉法于踝部，先从患部到周围，接着自外踝经小腿外侧至阳陵泉部，进行 3～5 分钟。

（2）一指禅推足踝　一指禅法推患部，进行 3～5 分钟，以达到先从局部向周围活血散瘀的目的。

（3）摇摆足踝　以右手紧握患者足趾，向上牵引，先外翻扩大踝关节内侧间隙，以左手示指压入其间隙内。然后仍在牵引下内翻足部，扩大踝关节外侧间隙，以拇指压入关节间隙内。使拇指夹持踝关节，右手在牵引下将患足左右摇转，内翻与外翻 1～2 次。然后医者左手拇指及示指用力向后下部推按踝关节，然后以右手将患足背伸，跖屈足部，同时拔伸踝关节并做小幅度内外旋被动动作，旋转摇动 3～5 次。

（4）擦足踝　直擦足踝部，直至远端，以透热为度，以达到舒筋活络、活血止痛的效果。

（五）预防调护

1. 踝关节急性损伤，经检查诊断为骨折、脱位、韧带完全断裂者，不宜做手法治疗。内出血严重者，出现大块青紫斑者，也暂不宜施手法和热敷，须在 48 小时后才能进行手法治疗，手法宜轻柔为妥。

2. 注意局部保暖，适当固定，防止背屈内翻动作。

3. 休息时踝部放置要高于臀位，使静脉回流通畅，以防止肿胀不退。

4. 加强宣教工作，提高官兵防护意识。

十二、跟腱炎

（一）概述

跟腱炎，一般指跟腱急慢性劳损后形成的无菌性炎症。以足跟部上方及内部疼痛、酸痛、压痛、僵硬，活动后加剧为主要症状。

在官兵训练过程中，小腿腓肠肌和跟腱承受了反复过度牵张力会导致本病；另外，突然增加锻炼的强度或频率也常会引起跟腱炎。

（二）诊断要点

1. 临床表现

足跟部上方的、内部的疼痛、酸痛、压痛、僵硬，活动后加剧。它可能发生在跟腱的任一区域，痛感通常会在清晨或者剧烈运动后的休息期间发作。肌腱两段受到挤压时，会有强烈疼痛或者压痛。

2. X 片检查

以排除其他可能引起跟腱处疼痛的疾病。

（三）辨证分型

本病多以瘀血证型为主，跟腱部疼痛，肿胀，跛行，活动后加重，偶见局部瘀斑。

（四）中医治疗

1. 中药治疗

（1）乌梅泡脚方　乌梅 200g，加水煮 30 分钟，去乌梅，加白醋 100g，温度适宜后，泡脚。

（2）七厘散　口服，每次 1 ～ 1.5g，每日 1 ～ 3 次。

（3）活血止痛胶囊　口服，每次 6 粒，一日 2 次。

2. 针刺疗法

取穴：太溪、昆仑、足三里、阳陵泉、三阴交、绝骨、阿是穴。

操作：毫针刺，每次留针 20 ～ 30 分钟，每日 1 次，7 ～ 10 次为 1 个疗程。

3. 艾灸疗法

在跟腱的位置，由跟腱向腓肠肌肌腹方向，往返回旋灸，灸至皮肤潮红、微汗为度。

4. 推拿疗法

（1）掌推小腿　以掌跟自腘窝沿小腿，由上至下，推至足跟处，反复 5 次。

（2）点按下肢腧穴　以拇指指腹，点按承山、昆仑、太溪、申脉、照海、三阴交、绝骨，力度由轻到重，以患者承受范围为宜，每个穴位 2 分钟。

（3）按压跟腱痛点　以拇指指腹，逐个按压周围明显痛点，每个痛点 2 分钟。

（4）拿捏下肢　双手自上而下拿捏下肢肌肉，反复 5 次。

（5）摇踝关节　一手托患侧小腿，一手手掌握住足跟，以足跟为中心，摇动踝关节，幅度由小到大，持续 2 分钟。

5. 叩击足底

握拳扣击足底、足跟及跟腱周围软组织，强度不宜过大，有舒适感即可，持续 3 分钟。

（五）预防调护

1. 运动前要热身，运动要逐渐停止下来，运动后做适当的放松活动。

2. 注意休息，避免负重，合理运动。

3. 运动时穿合适的鞋子，选择适合的运动频率。

4. 经常牵拉和加强小腿肌肉训练，在日常运动中逐渐增加登山、爬楼梯项目。如果需要，可逐渐增加速度和距离。

十三、跟痛症

（一）概述

跟痛症，是一组以足跟部疼痛为主要临床表现的多种疾病的总称，是临床常见的足部疾病之一，多发生于 40 ～ 60 岁的中老年人。常由跖腱膜炎、足跟脂肪垫炎、跟下滑囊炎、跟腱滑囊炎等引起。属于中医学"痹证""筋伤"等范畴。

跟痛症在部队较为多见，多因战士久立或行走，长期、慢性损伤引起。

（二）诊断要点

1. 临床表现

起病缓慢，多发一侧，可有数月甚至数年病史。以站立或行走时一侧或两侧足跟部或足底疼痛为主症。足跟部疼痛，行走或承重后加重；典型者，晨起后站立或久坐起身站立时，足跟疼痛剧烈，行走片刻后疼痛减轻，但行走或站立过久后，疼痛又加重。

2. 其他检查

（1）体征　患部局部无明显肿胀或有轻度红肿，在跟骨的跖面或侧面有压痛；若跟骨骨质增生较大时，可触及骨性突起。

（2）X 线检查　跟骨侧位 X 线片可见有骨刺或增厚的骨膜。

（三）辨证分型

1. 气滞血瘀型

足跟痛如刺，痛处固定，拒按，动则更甚。舌质紫暗或有瘀斑，苔薄白或薄黄，脉弦紧或涩。

2. 湿热内蕴型

足跟局部疼痛，轻度红肿，有热感，压痛明显，伴口渴不欲饮。舌苔黄腻，脉濡数。

3. 寒湿痹阻型

足跟痛缠绵日久，反复发作，劳累后加重，休息减轻，腰膝酸软无力，可伴心烦失眠，口苦咽干，舌红少津，脉弦细而数；或伴四肢不温，形寒畏冷，筋脉拘挛，舌质淡胖，苔薄白，脉沉细无力。

4. 肝肾亏虚型

一侧或两侧足跟部疼痛，久立、行走时疼痛加重，常伴腰膝酸软，眩晕耳鸣等症状。舌质淡，脉沉无力。

（四）中医治疗

1. 中药治疗

（1）七厘散　适用于气滞血瘀型。口服，每次 1 ～ 1.5g，每日 1 ～ 3 次。

（2）小活络丹　适用于气滞血瘀及寒湿痹阻型。口服，每次 1 粒，每日 2 次。

（3）二妙丸　适用于湿热内蕴型。口服，每次 9g，每日 2 次。

（4）湿热痹颗粒　适用于湿热内蕴型。冲服，每日 2 次，每次 1 袋。

（5）寒湿痹颗粒　适用于寒湿痹阻型。冲服，每次 1 袋，每日 2 次。

（6）壮骨关节丸　适用于肝肾亏虚型。口服，每次 9g，每日 2 次。

（7）独活寄生颗粒　适用于肝肾亏虚型。冲服，每次1袋，每日2次。

（8）天麻杜仲胶囊　适用于肝肾亏虚型。口服，每次3粒，每日2次。

2. 针刺疗法

取穴：阳陵泉、太溪、悬钟、昆仑、仆参、阿是穴。

随证配穴：气滞血瘀，加三阴交、太冲；寒湿痹阻，加委中、承山；湿热内蕴，加丰隆、阴陵泉。肝肾亏虚，加肝俞、肾俞、复溜。

操作：毫针刺，每次留针20～30分钟，每日1次，7～10次为1个疗程。

3. 艾灸疗法

在足跟疼痛严重处进行艾条灸，灸至皮肤潮红、微汗为度。

4. 推拿疗法

（1）点按腧穴　拇指指腹点按承山、昆仑、太溪、解溪、风市，每穴约1分钟。

（2）弹拨痛点　医者坐于床端，面对足跟部，左手示指固定患肢跟底部，另一手握拇指弹拨痛点处。方向由跟向跖，深顶浅滑，反复5～7次，常可听到"咔嗒"响声。手法要求轻柔缓和，由浅渐深，用力适度。

（3）揉足跟部　医者两手交替着力，一手固定足跟部，另一手掌指着力，反复揉动跟底和跟周5分钟。

（4）摇踝关节　医者左手固定患侧足跟部，右手握住足跖部反复背伸、跖屈和逆时针方向摇动踝关节5～7次。

（5）拔伸踝关节　两手环抱紧握踝关节拔伸1～2分钟。最后，医者一手扶住患肢小腿后侧，另一手掌顶推跟底部，并嘱患者用力下蹬5～7次。

（五）预防调护

1. 尽量避免穿着软的薄底布鞋，适宜穿宽大厚底鞋，鞋内可放置足跟减压垫，以保护足跟。

2. 经常做脚底蹬踏动作，增强跖腱膜的张力，加强其抗劳损的能力，减轻局部炎症。

3. 治疗期间宜休息，并抬高患肢，不宜久行久立。肥胖者注意饮食，控制体重。

第三节　战时伤病

一、战斗应激反应

（一）概述

战斗应激反应，是指战争中产生的巨大心理压力使参战人员突然或逐渐丧失作战能力，并伴有心理生理反应的神经精神综合征。从广义上讲，战斗应激反应包括所有因战争引起的精神异常症状。如战时精神神经症、战时精神病、战时一般性格和行为失常、智力障碍及其他精神症状（夸大的惊骇反应、记忆损害、过多的自发激起、睡眠障碍、战争蹉耗、疲倦、呼吸急促、注意力不集中、无目的的动作、理解执行命令困难等），还有相当多的战斗应激反应并不表现出典型的精神症状，而是以酗酒、物质滥用、违反纪律等行为异常为主要表现。

（二）诊断要点

1. 急性战斗反应

在战斗中亲身经历或目睹发生在他人身上的创伤性事件后，3 天到 1 个月之间发展出的特征性症状，包括呼吸运动浅而快、双目圆睁、战栗、多汗、肌肉紧张、失眠、易疲劳、感觉异常、对噪声过敏、消化道症状如腹泻、恶心、呕吐等；其情绪和行为表现为紧张、焦虑、恐惧、抑郁或烦躁、精神错乱、癔症性痉挛等认知行为障碍。

2. 慢性战斗反应

机体长时间（数周以上）处于战斗应激状态，会产生两眼发直、失眠、体重减轻、便秘、动作技巧丧失、过度饮酒和用药等现象；其情绪和行为表现为抑郁、脱离集体、畏缩、失去斗志、固执己见、人际交往障碍，甚至完全丧失工作能力等。

（三）辨证分型

1. 痰火扰神型

起病先有性情急躁，头痛失眠，两目怒视，面红目赤，突发狂乱无知，不避亲疏，逾垣上屋，或毁物伤人，气力异常，不食不眠。舌质红绛，苔多黄腻或黄燥而垢，脉弦大滑数。

2. 心脾两虚型

神思恍惚，魂梦颠倒，心悸易惊，善悲欲哭，肢体困乏，饮食锐减，言语无序。舌淡，苔薄白，脉沉细无力。

3. 心肾阴虚型

情绪不宁，心悸，健忘，失眠，多梦，五心烦热，盗汗，口咽干燥。舌红少津，脉细数。

4. 火盛阴伤型

癫狂久延，时作时止，势已较缓，妄言妄为，呼之已能自制，但有疲惫之象，寝不安寐，烦惋焦躁，形瘦，面红而秽，口干便难。舌尖红，无苔，有剥裂，脉细数。

（四）中医治疗

1. 中药治疗

（1）礞石滚痰丸　适用于痰火扰神型。口服，每次 9 ～ 15g，每日 2 次。

（2）人参归脾丸　适用于心脾两虚型。每次 6g，每日 2 次。

（3）天王补心丹　适用于心肾阴虚型。每次 2 丸，每日 2 次。

（4）酸枣仁口服液　适用于心肾阴虚型。每次 10mL，每日 3 次。

2. 针刺治疗

取穴：水沟、内关、神门、太冲。痰火扰神者，加内庭、曲池、丰隆、大陵；心脾两虚者，加通里、心俞、脾俞、三阴交；心肾阴虚者，加三阴交、肾俞、心俞、太溪；火盛阴伤者，加行间、太溪、三阴交、中冲。留针 30 分钟，每日治疗 1 次。

3. 耳穴贴压法

取穴：神门、心、交感、皮质下、肝、脾。每次取 3～4 穴，嘱患者每日按压 3～4 次，每穴 1～2 分钟。

（五）战后调护

1. 保持心情舒畅，通过养性调神，增强自身的心理调摄能力。
2. 加强身体锻炼，强健肌肉筋骨，保持身体健康。

二、战伤疼痛

（一）概述

战伤均伴有不同程度的疼痛，其主要特点：①发生率高，所有创伤均伴发疼痛。②发生速度快，均以急性疼痛开始。③程度重，大多表现为中、重度疼痛，常伴有脏器功能损害。这些因素使得战伤疼痛的管理难度明显增加。急性疼痛若不能得到及时有效的治疗，可能转化为慢性疼痛，甚至会诱发创伤后应激障碍等严重并发症。

（二）诊断要点

在战场条件下，参战人员受战场环境、敌方火力攻击等易发生战伤，就受伤部位分类，战伤分颅脑部创伤、颌面部创伤、颈部创伤、胸部创伤、腹部创伤、四肢创伤等，一般创伤引起的疼痛多为急性疼痛，且多为中、重度疼痛。

（三）辨证分型

1. 瘀热内结型
损伤早期损伤局部创面红肿热痛，或兼有大便不通，腹胀拒按，舌青紫，苔黄。

2. 气滞血瘀型
战伤造成机体气滞血瘀，局部肿痛明显，或偶有刺痛，或有痞块，舌紫或有瘀斑，脉弦涩。

3. 神昏窍闭型
战伤导致头部损伤或损伤后气血逆乱，气滞血瘀，邪毒攻心，出现神昏谵语，高热烦躁，尿赤便结，舌红或绛，脉数有力。

4. 筋伤骨折型
战伤最常见的损伤主要是骨折和筋伤，经骨外科处理后，筋骨已连但未坚实，兼有局部肿痛，舌紫或有斑点，脉涩。

5. 气血两虚型

战伤后筋骨受损，内伤气血，长期卧床，出现气血亏损，筋骨萎弱，气短乏力，神疲肢倦，自汗胸闷，心悸失眠，头晕目眩，面色苍白，形体消瘦，舌质淡白，脉细小或芤。

6. 经络阻滞型

战伤后期，气血运行不畅，瘀血未尽，腠理空虚，复感外邪，以致风寒湿邪入络，遇气候变化则局部症状加重。

（四）中医治疗

1. 中药治疗

（1）七厘散　适用于气滞血瘀型。每次 1g，每日 1～3 次。

（2）血府逐瘀口服液　适用于气滞血瘀型。每次 1 支，每日 3 次。

（3）仙灵骨葆胶囊　适用于筋伤骨折型。每次 3 粒，每日 2 次。

2. 耳穴贴压

各战伤疼痛通用，穴位包括扣带回、丘脑、耳中、神门、耳尖。

3. 针刺止痛

（1）头部外伤性头痛　阿是穴、百会、太阳、风池、天柱、合谷、后溪等穴。

（2）颌面部伤疼痛　丰隆、阳辅、跗阳、太冲、公孙、合谷。

（3）颈部伤疼痛　体穴，扶突、合谷、内关、颊车、风池；耳穴，神门、肺、咽喉、颈。

（4）胸部伤疼痛　合谷、内关、郄门、翳风、外关透内关、臂臑透肩髎。

（5）腹部伤疼痛　足三里、上巨虚、三阴交、太冲、阿是穴。

（6）脊柱、脊髓伤救治　耳穴，脊柱、神门透肾、枕透皮质下、交感。

（7）四肢伤疼痛　①肩关节：体穴，合谷、孔最；耳穴，肩透肩关节、肺、肾、神门透交感。②肱骨：体穴，阿是穴；耳穴：肩、臂、神门、枕、耳尖。③肘关节：体穴，肩髃、肩前透肩后、合谷、外关、曲池；耳穴，肘透肩、神门、脾透肺、肾。④臀部：内庭、肾俞、太溪、阳陵泉、委中、足三里。⑤腿部：体穴，环跳、秩边、第15华佗夹脊穴；耳穴，膝、髋、神门、肺。

主要参考书目

1. 郑洪新，杨柱. 中医基础理论 [M]. 北京：中国中医药出版社，2021.

2. 李灿东，方朝义. 中医诊断学 [M]. 北京：中国中医药出版社，2021.

3. 沈雪勇，刘存志. 经络腧穴学 [M]. 北京：中国中医药出版社，2021.

4. 梁繁荣，王华. 针灸学 [M]. 北京：中国中医药出版社，2021.

5. 王富春，岳增辉. 刺法灸法学 [M]. 北京：中国中医药出版社，2021.

6. 房敏，王金贵. 推拿学 [M]. 北京：中国中医药出版社，2021.

7. 井夫杰，杨永刚. 推拿治疗学 [M]. 北京：中国中医药出版社，2021.

8. 周运峰. 推拿手法学 [M]. 北京：中国中医药出版社，2021.

9. 吴勉华，石岩. 中医内科学 [M]. 北京：中国中医药出版社，2021.

10. 黄桂成，王拥军. 中医骨伤科学 [M]. 北京：中国中医药出版社，2021.

11. 周红海，于栋. 中医筋伤学 [M]. 北京：中国中医药出版社，2021.

12. 符仲华. 浮针医学概要 [M]. 北京：中国中医药出版社，2019.

13. 梁凤霞. 针灸特色疗法 [M]. 北京：中国中医药出版社，2020.

14. 凌昌全，周庆辉，顾伟. 腕踝针 [M]. 上海：上海科学技术出版社，2017.

15. 凌昌全，宋德增，顾伟. 军事中医学 [M]. 上海：第二军医大学出版社，2014.